Harn- und Stuhlinkontinenz bei Kindern und Jugendlichen

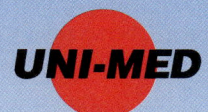

UNI-MED Verlag AG
Bremen - London - Boston

Bachmann, Hannsjörg; Claßen, Martin:
Harn- und Stuhlinkontinenz bei Kindern und Jugendlichen/Hannsjörg Bachmann, Martin Claßen.-
1. Auflage - Bremen: UNI-MED, 2010
(UNI-MED SCIENCE)
ISBN 978-3-8374-1204-8

© 2010   by UNI-MED Verlag AG, D-28323 Bremen,
                International Medical Publishers (London, Boston)
                Internet: www.uni-med.de, e-mail: info@uni-med.de

Printed in Europe

Die Erkenntnisse der Medizin unterliegen einem ständigen Wandel durch Forschung und klinische Er-fahrungen. Die Autoren dieses Werkes haben große Sorgfalt darauf verwendet, dass die gemachten Anga-ben dem derzeitigen Wissensstand entsprechen. Das entbindet den Benutzer aber nicht von der Ver-pflichtung, seine Diagnostik und Therapie in eigener Verantwortung zu bestimmen.

Geschützte Warennamen (Warenzeichen) werden nicht besonders kenntlich gemacht. Aus dem Fehlen eines solchen Hinweises kann also nicht geschlossen werden, dass es sich um einen freien Warennamen handele.

UNI-MED. Die beste Medizin.

In der Reihe UNI-MED SCIENCE werden aktuelle Forschungsergebnisse zur Diagnostik und Therapie wichtiger Erkrankungen "state of the art" dargestellt. Die Publikationen zeichnen sich durch höchste wissenschaftliche Kompetenz und anspruchsvolle Präsentation aus. Die Autoren sind Meinungsbildner auf ihren Fachgebieten.

Vorwort

In den letzten Jahrzehnten haben sich die Behandlungsmöglichkeiten von Kindern mit Harninkontinenz erheblich verbessert. Dazu trugen nicht nur wachsende pathophysiologische Kenntnisse über (Entwicklungs-) Störungen der Blasenkontrolle und der Blasenfunktion bei, sondern auch moderne verhaltenstherapeutische Verfahren, zahlreiche neue Medikamente und technische Möglichkeiten (z.B. "Biofeedback").

Die Kenntnis der Symptombilder und ihrer häufigsten pathophysiologischen und urodynamischen Korrelate eröffnet die Möglichkeit einer gezielten weiterführenden Diagnostik und Behandlung bei kindlicher Harninkontinenz. In den letzten Jahren haben die Bemühungen um eine einheitliche Terminologie bei Harninkontinenz zu einem gewissen Konsens geführt, der im Jahre 2006 in einem Vorschlag *der International Children's Continence Society* zusammengefasst wurde. Für die Praxis ist die klinisch-deskriptive Klassifikation besonders wertvoll. Sorgfältige Anamnese, klinische Untersuchung und einfach durchführbare Basisdiagnostik erlauben meist bereits eine ätiologische bzw. pathogenetische Zuordnung, ohne dass invasive diagnostische Maßnahmen erforderlich werden.

Für den Therapieerfolg ist die differentialdiagnostische Einordnung der verschiedenen Symptombilder essentiell.

Von der monosymptomatischen Enuresis nocturna sind Formen nächtlichen Einnässens abzugrenzen, die mit Tagessymptomen (z.B. vermehrtem Harndrang, Pollakisurie, etc.) einhergehen. Bei funktioneller Harninkontinenz, die zum Einnässen tagsüber führt, lassen sich unter anderem Störungen in der Blasenfüllungsphase z.B. ("Dranginkontinenz" bei Detrusorinstabilität) und in der Miktionsphase (z.B. gestörtes Miktionsmuster bei Detrusor-Sphincter-Dyskoordination) unterscheiden. Differentialdiagnostische Schwierigkeiten können die Kombinationen von Störungsmustern bereiten. Sie sind einer effizienten Therapie manchmal nur schwer zugänglich. Diagnostisch weniger aufwändig, aber therapeutisch ebenso anspruchsvoll sind das Einnässen bei Miktionsaufschub, die *"Giggle*-Inkontinenz", die Stressinkontinenz und die Miktionsstörung bei *"lazy bladder"*. Besondere Beachtung verdienen die häufig mit funktioneller Harninkontinenz assoziierten Harnwegsinfektionen und die Obstipationsneigung bei Kindern mit dyskoordinierter Miktion. Gegenüber der funktionellen Harninkontinenz, die häufig infolge einer komplexen Entwicklungsstörung entsteht, sind Inkontinenzformen bei Anomalien der Harnwege sehr viel seltener.

Die Autoren dieses Buches stammen aus der Kindernephrologie, der Kindergastroenterologie, aus verschiedenen anderen Bereichen der Kinder- und Jugendmedizin sowie aus der Kinder- und Jugendpsychiatrie. Ihr Hauptanliegen ist es, auf der Basis des aktuellen Wissensstandes und persönlicher, langjähriger Erfahrungen Kenntnisse zu vermitteln, die sich unmittelbar in die tägliche Praxis umsetzen lassen. Ein zentrales Kapitel ist der Urotherapie gewidmet – einem jungen Therapiekonzept, das in der Behandlung der Harninkontinenz kognitives Blasentraining, intensive Beratung und Begleitung von Eltern und Kind, aber auch verhaltenstherapeutische Elemente einsetzt.

Das vorliegende Buch spiegelt viele der Fortschritte in Diagnostik und Therapie kindlicher Inkontinenz wider. Es ist zu wünschen, dass es zu einer weiteren Verbesserung der Betreuung von inkontinenten Kindern in Klinik und Praxis beitragen wird.

Mainz, im Juni 2010

Priv.-Doz. Dr. med. Rolf Beetz
Universitätskinderklinik Mainz

Danksagung

Das vorliegende Werk stellt das Ergebnis einer langjährigen, interdisziplinären Auseinandersetzung mit dem Thema Inkontinenz dar. Wir möchten uns bei all denen bedanken, die sich in dieser Zeit gemeinsam mit uns für die Verbesserung der Versorgung inkontinenter Kinder und Jugendlicher aktiv eingesetzt haben.

Besonders verbunden sind wir den Mitarbeiterinnen und Mitarbeitern der Klinik für Kinder- und Jugendmedizin des Klinikums Links der Weser sowie den Aktiven der Konsensusgruppe Kontinenzschulung e. V. für ihre Unterstützung. Herrn Dr. C. Steuber danken wir für die kritische Durchsicht des Manuskripts.

Dem UNI-MED Verlag danken wir für die Realisierung und professionelle Umsetzung der Inhalte.

Bremen, im August 2010

Hannsjörg Bachmann
Martin Claßen

Autoren

Herausgeber

Prof. Dr. Hannsjörg Bachmann
em. Chefarzt der Klinik für Kinder- und Jugendmedizin
Klinikum Links der Weser
Senator-Weßling-Str. 1
28277 Bremen

Kap. 1.1., 4.1., 5.

Dr. Martin Claßen
Klinik für Kinder- und Jugendmedizin
Kontinenzzentrum
Klinikum Links der Weser
Senator-Weßling-Str. 1
28277 Bremen

Kap. 1.2.2., 1.3.2., 2.4.2.1., 2.5.3.1., 3.1., 3.2., 3.3.1., 3.4., 3.5., 3.6.1., 3.7.1., 5.

Coautoren

Dr. Christian Bachmann
Klinik für Psychiatrie, Psychosomatik und Psychotherapie des Kindes- und Jugendalters
Charité – Universitätsmedizin Berlin
Campus Virchow-Klinikum
Augustenburger Platz 1
13353 Berlin

Kap. 1.5., 2.4.2.3, 2.5.2.2., 2.5.3.3., 3.5.3.2., 3.7.3., 3.7.4.2.

Dr. An Bael, Ph.D.
Dept. of Pediatrics
University Hospital Antwerp
Wilrijksstraat 10
2650 Edegem
Belgien

Kap. 2.5.2.3.

Prof. Dr. Gerd Glaeske
Universität Bremen
Zentrum für Sozialpolitik – Barkhof
Parkallee 39
28209 Bremen

Kap. 1.4.

Dr. Thomas Henne
Altonaer Kinderkrankenhaus
Pädiatrische Nephrologie
Bleickenallee 36-38
22763 Hamburg

Kap. 2.1., 2.3.1.1., 2.5.1.1.

Dr. Falk Hoffmann
Universität Bremen
Zentrum für Sozialpolitik – Barkhof
Parkallee 39
28209 Bremen

Kap. 1.4.

Ellen Janhsen
Klinik für Kinder- und Jugendmedizin
Kontinenzzentrum – Urotherapie
Klinikum Links der Weser
Senator-Weßling-Str. 1
28277 Bremen

Kap. 2.5.2.1., 4.3.

Dr. Eberhard Kuwertz-Bröking
Universitätsklinikum Münster
Klinik und Poliklinik für Kinder- und Jugendmedizin
Allgemeine Pädiatrie, Pädiatrische Nephrologie
Waldeyerstr. 22
48149 Münster

Kap. 2.3.1.2., 2.4.1., 2.4.2.2., 2.5.1.2., 2.5.3.2.

Dr. Eberhard Schmiedeke
Klinik für Kinderchirurgie und Kinderurologie
Klinikum Bremen-Mitte
St. Jürgen Str. 1
28177 Bremen

Kap. 3.3.2., 3.5.2., 3.6.2., 4.5.

Prof. Dr. Daniela Schultz-Lampel
Schwarzwald-Baar Klinikum
Kontinenz-Zentrum Südwest
Röntgenstr. 20
78054 Villingen-Schwenningen

Kap. 2.3.1.2., 2.5.1.2.

Dr. Christian Steuber
Klinik für Kinder- und Jugendmedizin
Kontinenzzentrum
Klinikum Links der Weser
Senator-Weßling-Str. 1
28277 Bremen

Kap. 1.2.1., 1.3.1., 2.2., 2.3.2., 2.5.2.1., 2.5.2.4., 4.4.

Inhaltsverzeichnis

3. Stuhlinkontinenz und Komorbiditäten   75

4.   Interdisziplinäre Betreuung   97

5.   Arbeitsmaterialien (H. Bachmann, M. Claßen)   102

6.   Informationsquellen   122

7.   Abkürzungsverzeichnis   123

Index   124

1. Kontinenz und ihre Störungen

1.1. Normale Kontinenzentwicklung

Aus den Daten, die in den beiden Züricher Longitudinalstudien erhoben wurden, lässt sich die normale Kontinenzentwicklung – die Entwicklung der Darmkontrolle, der Blasenkontrolle am Tag und der Blasenkontrolle in der Nacht – mit hoher Zuverlässigkeit ablesen. Beide Studien sind prospektiv geplant und in ihrem Design einzigartig.

Die erste Züricher Longitudinalstudie erfolgte in den 50er Jahren, die zweite in den späten 70er und frühen 80er Jahren. In die erste Studie wurden 320, in die zweite Studie 309 Kinder eingeschlossen. Die Datenerhebung erfolgte im 1. Lebensjahr 3-monatlich, im 2. Lebensjahr 6-monatlich, danach in jährlichen Abständen. Während der 1. Studie praktizierten die Eltern ein extrem früh beginnendes und sehr intensives Sauberkeitstraining. Im Alter von 12 Monaten war dieses Training schon bei 96 % der Kinder in Gang gesetzt worden. In der 2. Züricher Longitudinalstudie (unter völlig anderen Rahmenbedingungen – mit einem an den Bedürfnissen des Kindes orientierten Erziehungsstil und bei Verfügbarkeit von Wegwerfwindeln) wurde das Sauberkeitstraining durch die Eltern deutlich später als in der 1. Studie aufgenommen und weniger intensiv durchgeführt. Das Sauberkeitstraining wurde gewöhnlich erst dann begonnen, wenn das Kind durch unterschiedliche Signale erkennen ließ, dass es fähig war, Stuhl- bzw. Harnabgang wahrzunehmen; der Start des Sauberkeitstrainings erfolgte in der zweiten Studie ca. 2 Jahre später als in der 1. Studie. Im Alter von 36 Monaten wurden 90 % der Kinder "trainiert". Die Daten der 2. Züricher Longitudinalstudie bilden deshalb am ehesten den natürlichen Verlauf in der Entwicklung der Darm- und Blasenkontrolle ab. Aus dem Vergleich beider Studien lässt sich erkennen, welchen Effekt ein frühes und intensives Sauberkeitstraining auf den Erwerb einer stabilen Kontrolle der Darm- und Blasenfunktionen hat.

Eine stabile **Darmkontrolle** (☞ Abb. 1.1) – unabhängig von der elterlichen Kontrollfunktion – erreicht die Mehrzahl der Jungen und Mädchen im 3. und 4. Lebensjahr. Im Alter von 36 Monaten sind 54 % der Jungen und 82 % der Mädchen, im Alter von 48 Monaten 92 % der Jungen und 99 % der Mädchen stuhlkontinent.

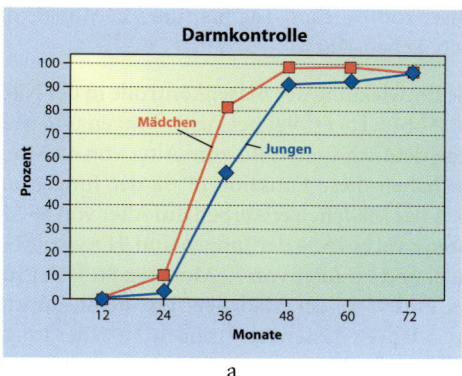

a

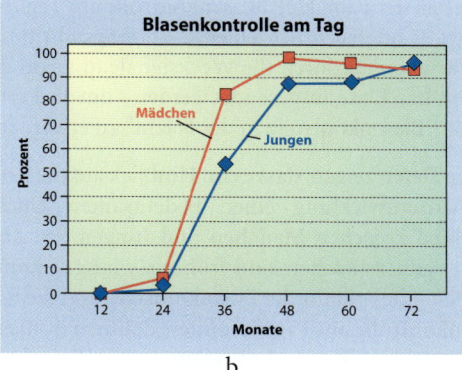

b

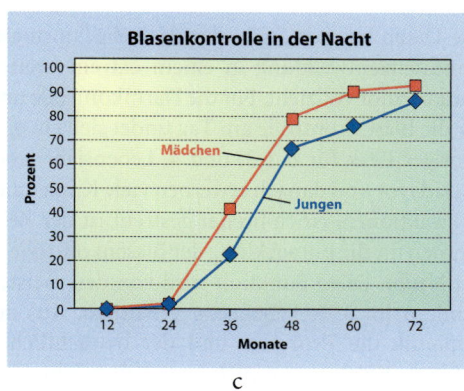

c

Abb. 1.1a-c: Normale Kontinenzentwicklung bei Jungen und Mädchen.
a: Darmkontrolle, **b:** Blasenkontrolle am Tag, **c:** Blasenkontrolle in der Nacht (Daten der 2. Züricher Longitudinalstudie, 1996).

Fast identisch sind die Daten für den Erwerb der **Blasenkontrolle am Tag** (☞ Abb. 1.1b). Im Alter von 36 Monaten haben 53 % der Jungen und 84 % der Mädchen, und im Alter von 48 Monaten 88 % der Jungen und 98 % der Mädchen diese Funktion erworben. Weitere 8 % der Jungen erwerben eine Blasenkontrolle am Tag bis zum 72. Monat (d.h. im 6. Lebensjahr).

Die Entwicklung der **Blasenkontrolle in der Nacht** (☞ Abb. 1.1c) erfolgt bei vielen Jungen und Mädchen deutlich später. Bis zum Alter von 48 Monaten haben diese Funktion 67 % der Jungen und 80 % der Mädchen erworben. Im Alter von 60 Monaten sind es 76 % der Jungen und 91 % der Mädchen, und im Alter von 72 Monaten 86 % der Jungen und 93 % der Mädchen. Das heißt, im Alter von 5 Jahren nässen nachts noch 24 % der Jungen und 9 % der Mädchen, und im Alter von 6 Jahren noch 14 % der Jungen und 7 % der Mädchen ein. Neben der Fähigkeit "Blasenkontrolle am Tag" bedarf es offensichtlich eines 2. Reifungsschrittes – Wachwerden durch die Wecksignale, die von der gefüllten Blase ausgesendet werden – um die Funktion "Blasenkontrolle in der Nacht" zu erwerben.

Die Daten zeigen, dass es im Hinblick auf die Kontinenzentwicklung einen bedeutsamen **Unterschied zwischen Mädchen und Jungen** (☞ Abb. 1.1) gibt. Mädchen sind früher als Jungen kontinent – dies gilt für die Darmkontrolle und die Blasenkontrolle am Tag; besonders deutlich ist dieser Unterschied in der Entwicklung der Blasenkontrolle in der Nacht.

Die Daten belegen auch, dass sich die "normale" Kontinenzentwicklung in einem **extrem breiten Zeitkorridor** vollzieht. Für die Darmkontrolle und für die Blasenkontrolle am Tag findet sich ein eindeutiger Peak für das 3. und 4. Lebensjahr; aber auch davor und danach erwerben viele Kinder diese Funktionen. Noch breiter gestreut ist der Zeitrahmen für die Entwicklung der Blasenkontrolle in der Nacht. Diese Funktion wird von den meisten Kindern im 3.-5. Lebensjahr erworben. Aus der Dynamik des Prozesses und der beträchtlichen Zahl von Kindern, die auch im 6. Lebensjahr noch keine stabile Blasenkontrolle während der Nacht erworben haben (14 % der Jungen, 7 % der Mädchen) lässt sich schließen, dass die normale Entwicklung der Blasenkontrolle in der Nacht bis zu diesem Zeitpunkt noch nicht abgeschlossen ist.

Der Vergleich beider Studien belegt, dass ein frühes und intensives Sauberkeitstraining den Zeitpunkt der Kontinenzentwicklung (Darmkontrolle, Blasenkontrolle tagsüber, Blasenkontrolle nachts) weder positiv noch negativ beeinflusst.

Die Daten der Züricher Studien sprechen dafür, dass die Kontinenzentwicklung nach einem für jedes Kind individuellem Muster verläuft. Wenige Kinder erwerben diese Kompetenzen schon im Alter von 12 oder 24 Monaten (= **Frühentwickler**), bei der Mehrzahl der Kinder (= **Normalentwickler**) vollzieht sich dieser Prozess im 3. und 4. Lebensjahr (Stuhlkontrolle, Blasenkontrolle am Tag) bzw. im 3.-6. Lebensjahr (Blasenkontrolle in der Nacht). Nicht exakt definieren lässt sich, bei wie vielen Kindern die normale Kontinenzentwicklung im Alter von 60 Monaten (mit 5 Jahren) noch nicht abgeschlossen ist (= **Spätentwickler**).

Kinder, die ihr für die jeweilige Funktion individuelles Reifealter erreicht haben, zeigen dies gewöhnlich durch bestimmte Signale (non-verbal und/oder verbal) an. Die Züricher Daten belegen, dass es eine enge zeitliche Korrelation zwischen dem Auftreten der **Signale (Signale der Eigeninitiative)** und dem Erwerb der Stuhl- und Blasenkontrolle am Tag gibt. Durch das Vorbild von Geschwistern und/oder Eltern – der Toilettengang erfolgt nicht im Verborgenen, sondern in Gegenwart des Kindes – kann der Prozess des Kontinenzerwerbs positiv unterstützt werden.

Literatur

Largo RH, Stutzle W. Longitudinal Study of Bowel and Bladder Control by Day and at Night in the First Six Years of Life. I. Epidemiology and Interrelations between Bowel and Bladder Control, 1977. Dev Med Child Neurol 19:598-606

Largo RH, Stutzle W. Longitudinal Study of Bowel and Bladder Control by Day and at Night in the First Six Years of Life. II. The Role of Potty-Training and the Child's Initiative, 1977. Dev Med Child Neurol 19:607-13

Largo RH, Molinari L, von Siebenthal K, Wolfensberger U. Does Profound Change in Toilet-Training affect Development of Bowel and Bladder Control? 1996. Dev Med Child Neurol 38: 1106-16

1.2. Definitionen und Terminologie

1.2.1. Harninkontinenz

Die Definitionen der Symptome und diagnostischen Entitäten der Harninkontinenz sind in den gebräuchlichen Klassifikationssystemen (WHO, ICD 10, DSM-IV, ICCS) nicht einheitlich. Die Abbildung der Diagnosen ist im System der *International Children's Continence Society* (ICCS) am differenziertesten und entspricht dem aktuellen Stand der Forschung. Die im Folgenden verwendete Terminologie basiert daher auf dem ICCS-System.

1.2.1.1. Symptome

Harninkontinenz bezeichnet das Symptom des unfreiwilligen Urinverlusts, unabhängig von der Ursache oder der Tageszeit (☞ Abb. 1.2). Dabei kann die Harnblase teilweise oder vollständig entleert werden. Die Harninkontinenz ist ein Symptom der **Blasenspeicherphase**.

Die Begriffe "Einnässen" und "Harninkontinenz" werden im deutschen Sprachraum synonym verwendet. Von Harninkontinenz spricht man, wenn Kinder das 5. Lebensjahr vollendet haben. Dies bedeutet jedoch nicht, dass damit zwangsläufig ein pathologischer Prozess verbunden ist. Vielmehr kann jenseits des 5. Lebensjahres eine Harninkontinenz auch Ausdruck eines verspätet einsetzenden Reifungsprozesses der Ausscheidungsfunktion sein.

Üblicherweise ist die Harninkontinenz **intermittierend**, d.h. sie erfolgt in einzelnen, voneinander abgrenzbaren Portionen.

Mit **nächtlicher Harninkontinenz** wird das Einnässen im Nachtschlaf bezeichnet. Die Begriffe "Enuresis", "Enuresis nocturna" und "nächtliche Harninkontinenz" werden synonym verwendet. Für die vollständige unfreiwillige Blasenentleerung wurde früher der Begriff Enuresis gebraucht, für die partielle unfreiwillige Blasenentleerung der Begriff Harninkontinenz. Da es – zumindest für das nächtliche Einnässen – in der Regel schwer zu klären ist, ob die Blase vollständig entleert wird oder nicht, hat man die Differenzierung der Begrifflichkeit nach dem Ausmaß der Blasenentleerung aufgegeben.

Mit **Harninkontinenz tagsüber** wird das Einnässen am Tage bezeichnet. Der Begriff "Enuresis diurna" wird nicht mehr verwendet.

Sehr selten tritt eine Harninkontinenz **kontinuierlich** auf, dann liegt immer eine organische Ursache vor (z.B. Fehlmündung des Ureters).

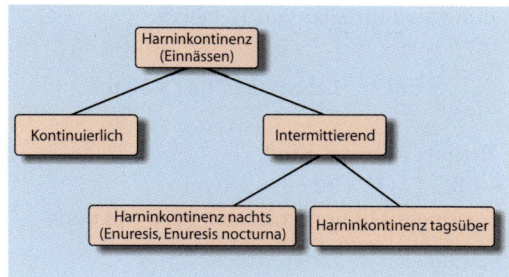

Abb. 1.2: Unterteilung des Symptoms Harninkontinenz.

Mit den Begriffen "Harninkontinenz" und "Enuresis (nocturna)" wird das *Symptom* des unfreiwilligen Urinverlusts beschrieben. Sie treffen keine Aussage über die zugrunde liegende *Ursache*. Ein Kind mit dem Symptom Harninkontinenz kann also beispielsweise noch physiologischerweise einnässen; es kann aber auch eine nicht-physiologische (d.h. organische oder funktionelle) Störung haben.

▶ Weitere Symptome der Blasenspeicherphase

(Dokumentation in Blasentagebuch und 14-d-Protokoll, ☞ Kap. 5.2. und 5.3.)

- **Verminderte Miktionsfrequenz**: 3 oder weniger Miktionen pro Tag
- **Erhöhte Miktionsfrequenz**: 8 oder mehr Miktionen pro Tag
- **Geringes Miktionsvolumen:** Das maximale Miktionsvolumen beträgt weniger als 2/3 der erwarteten Blasenkapazität (EBC) (Berechnungsformel siehe Merkkasten)
- **Großes Miktionsvolumen:** Das maximale Miktionsvolumen beträgt mehr als das 1,5fache der EBC
- **Imperativer Harndrang** *(Urgency):* Der Harndrang kommt plötzlich, unerwartet und heftig
- **Haltemanöver:** Erhöhung des Blasenauslasswiderstands bei imperativem Harndrang oder Miktionsaufschub, z.B. Beinekreuzen oder Hockstellung

- **Nykturie:** Nächtliche Blasenentleerung auf der Toilette infolge von Harndrang

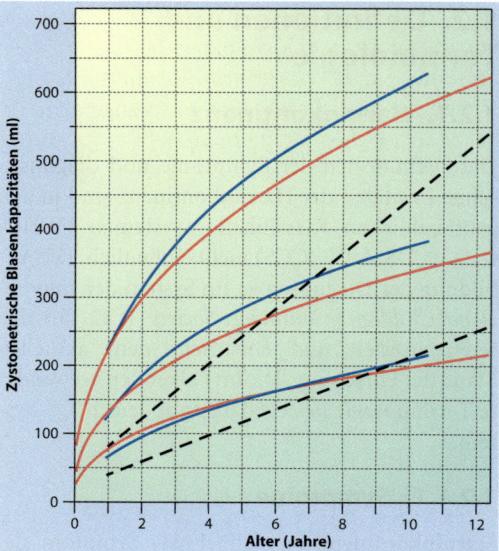

Erwartete Blasenkapazität (EBC)

Rechnerische Formel zur Abschätzung der altersentsprechenden Miktionsvolumina und damit der funktionellen Blasenkapazität. Anwendung bis zum Alter von 12 Jahren.

$$EBC = (Lebensalter + 1) \times 30 \text{ ml}$$

Beispiel 7jähriges Kind:
- EBC: $(7+1) \times 30$ ml = 240 ml
- geringes Miktionsvolumen: max. Miktionsvolumen $<2/3 \times EBC \leq 160$ ml
- großes Miktionsvolumen: max. Miktionsvolumen $>1,5 \times EBC \geq 360$ ml

Wichtig: Die linearen EBC-Formeln sind Hilfskonstrukte, mit denen man sich den physiologischen Prozessen lediglich annähert. Ihre rechnerische Bandbreite (66-150 % der EBC) spiegelt die Tatsache wieder, dass Miktionsvolumina unter Alltagsbedingungen eine enorme intra- und interindividuelle Variabilität aufweisen. Epidemiologische Studien zu Miktionsvolumina unter Alltagsbedingungen existieren nicht. Zystometrische Messungen der Blasenkapazität (CBC) ergeben eine logarithmische Beziehung von Alter und Blasenkapazität und höhere maximale Miktionsvolumina als nach der EBC-Formel zu erwarten (☞ Abb. 1.3).

Abb. 1.3: Zystometrische Blasenkapazitäten (CBC) bei Kindern (nach Bael 2008).
Gestrichelte Linie: Lineare Grenzen der EBC-Formel, rote Linien: 5.-50.-95. Percentilen der CBC bei 2066 US-amerikanischen Kindern (Kaefer et al. 1997), blaue Linien: 5.-50.-95. Percentilen der CBC bei 386 europäischen Kindern (Internationale Refluxstudie; Bael et al. 2006).

▶ Symptome der Blasenentleerungsphase

- **Verzögertes Ingangkommen der Miktion** *(Hesitancy)*
- **Bauchpresse** *(Straining):* Die Miktion durch Erhöhung des abdominellen Drucks
- **Schwacher Harnstrahl**
- **Portionsweise Blasenentleerung** *(Intermittency)*
- **Gefühl der unvollständigen Entleerung**
- **Nachträufeln:** Harninkontinenz unmittelbar nach Miktion

1.2.1.2. Störungsbilder

▶ Physiologische Harninkontinenz

Die Besonderheit des Einnässens im Kindesalter besteht darin, dass die Symptomatik im engen Zusammenhang mit der Entwicklung steht: Das Phänomen ist für einen bestimmten Zeitraum völlig physiologisch. Der Zeitpunkt, zu dem ein Kind trocken sein soll, ist stark von sozialen Erwartungen geprägt, die in Familien und Gesellschaft erheblich differieren. Die Zuordnung einer Diagnose zum 5. Geburtstag eines Kindes – und damit die implizite Unterstellung, es liege eine Erkrankung vor – ist arbiträr. Epidemiologische Daten zeigen, dass viele Kinder zu diesem Zeitpunkt ihre Ausscheidungsentwicklung noch nicht abgeschlossen haben, ohne dass ein pathologischer Prozess besteht (☞ Abb. 1.1). Diese Kinder sind sogenannte "Spätentwickler". Andererseits können Kinder unter 5 Jahren eine pathologische Harninkontinenz haben, z.B. bei organischen Störungen.

Grundsätzlich wird bei Kindern zwischen physiologischer und nicht physiologischer Harninkontinenz unterschieden. Kennzeichen der physiologischen Harninkontinenz sind normale Befunde für Blasenfunktion, körperliche Untersuchung und Sonographie.

▶ Nicht-physiologische Harninkontinenz

Man unterscheidet funktionelle und organische Formen (☞ Abb. 1.4).

Funktionelle/nicht-organische Harninkontinenz bedeutet Harninkontinenz in Abwesenheit struktureller Anomalien von Niere und Harntrakt oder neurogener Läsionen. Sie ist sehr viel häufiger als organische Harninkontinenz.

- **Monosymptomatische Enuresis (nocturna), (MEN).** Nächtliche Harninkontinenz ohne Tagessymptome bei Kindern, die das 5. Lebensjahr vollendet haben

- **Nicht-monosymptomatische Enuresis (nocturna) (Non-MEN).** Nächtliche Harninkontinenz mit Tagessymptomen wie auffällige Miktionsfrequenz, Harninkontinenz tagsüber, imperativer Harndrang, verzögertes Ingangkommen der Miktion, portionsweise Blasenentleerung etc.

- **Isoliertes Einnässen tagsüber mit Blasendysfunktion.** Kein nächtliches Einnässen, Tagessymptome wie bei Non-MEN.
Formen der Blasendysfunktion sind:

  - **Überaktive Blase mit oder ohne Dranginkontinenz:** Leitsymptom imperativer Harndrang. Besteht daneben eine Harninkontinenz, liegt eine Dranginkontinenz vor.

  - **Dyskoordinierte Miktion:** Blasenentleerungsproblematik durch Beckenbodenanspannung während der Miktion und Symptome einer Harnspeicherstörung mit Inkontinenz. Dranginkontinenz und dyskoordinierte Miktion werden im englischen Sprachgebrauch

auch als **"non-neurogenic bladder-sphincter-dysfunction (NNBSD)"** zusammengefasst.

- **Miktionsaufschub:** Leitsymptom ist der Aufschub der Miktion unter Einsatz von Haltemanövern, primär liegt eine normale Blasenfunktion vor.

- **Andere Formen** (Vaginaler Reflux, Blase mit verminderter Aktivität, Belastungsinkontinenz, Lachinkontinenz)

- **Misch- und nicht eindeutig zuzuordnende Formen**

Alle Störungsbilder der funktionellen Harninkontinenz werden nach dem Zeitverlauf unterschieden:

- **Primär:** Kind war zwischenzeitlich weniger als 6 Monate trocken

- **Sekundär:** Wiedereinsetzen der Harninkontinenz nach einer mindestens sechsmonatigen Phase des Trockenseins

Organische Harninkontinenz bedeutet das Vorliegen einer Harninkontinenz aufgrund einer strukturellen Anomalie von Niere und Harntrakt oder einer neurogenen Läsion im Bereich des Rückenmarks oder ZNS.

Literatur

Bael AM, Lax H, Hirche H, Hjalmas K, Tamminen-Möbius T, van Hoeck KM, van Gool JD. Reference ranges for cystographic bladder capacity in children-with special attention to vesicoureteral reflux. J Urol 2006, 176:1596-600

Bael AM. Functional urinary incontinence in children: clinical and urodynamic diagnosis, comorbidity, and interventions in a multicenter controlled trial. PhD thesis, Universität Antwerpen. Hellas & Rome, Utrecht 2008

Kaefer M, Zurakowski D, Bauer SB, Retik AB, Peters CA, Atala A, Treves ST. Estimating normal bladder capacity in children. J Urol 1997,158:2261-4

Largo RH, Stutzle W. Longitudinal Study of Bladder and Bowel Control by Day and at Night in the First Six Years of Life. I: Epidemiology and Interrelations between Bowel and Bladder Control. Dev Med Child Neurol 1977, 19:598-606

Largo RH, Molinari L, von Siebenthal K, Wolfensberger U. Does a profound change in toilet-training affect development of bowel and bladder control? Dev Med Child Neurol 1996,38:1106-16

Neveus T, von Gontard A, Hoebeke P, Hjälmås K, Bauer S, Bower W, Jørgensen TM, Rittig S, Walle JV, Yeung CK, Djurhuus JC. The Standardization of Terminology of

Lower Urinary Tract Function in Children and Adolescents: Report from the Standardisation Committee of the International Children's Continence Society. J Urol 2006,176:314-24

Neveus T. The new International Children's Continence Society's terminology for the paediatric lower urinary tract – why it has been set up and why we should use it. Pediatr Nephrol 2008,23:1931-2

1.2.2. Stuhlinkontinenz

Während man in der Erwachsenenmedizin fast nur noch von Stuhlinkontinenz spricht, ist der Begriff Enkopresis oder Enkoprese im Bereich der Pädiatrie weithin üblich. Enkopresis ist nach ICD10 definiert als *"willkürliches oder unwillkürliches Absetzen von Stuhl an nicht dafür vorgesehenen Stellen bei einem chronologischen Alter >4 Jahre und einer Frequenz von mindestens einmal pro Monat; Dauer der Störung >6 Monate"*. Der Begriff Stuhlschmieren wird weniger präzise definiert; in der Umgangssprache versteht man darunter unwillkürliches Absetzen kleiner Stuhlmengen. Stuhlschmieren ist insofern ein typisches Symptom einer Obstipation mit Überlauf. Benninga et al. (2005) haben vorgeschlagen, auch in der Pädiatrie nur noch den Begriff Stuhlinkontinenz zu benutzen und dies zu definieren als *"Entleerung von Stuhl an einem dafür nicht vorgesehenen Ort"*.

Als Unterteilungen werden angegeben:

- **Organische Stuhlinkontinenz**, z.B. als Folge von neurologischen Erkrankungen und Erkrankungen des Analsphincters

- **Funktionelle Stuhlinkontinenz**, die wiederum in zwei Typen unterteilt werden kann:
  - **Mit Obstipation verbundene Stuhlinkontinenz**
  - **Stuhlinkontinenz ohne Obstipation** (*"Non-retentive fecal incontinence"*)

Von **primärer Enkopresis** bzw. **primärer Stuhlinkontinenz** spricht man, wenn es nie längere Phasen (>6 Monate) mit kompletter Stuhlkontrolle gegeben hat. Als **sekundäre Enkopresis** bezeichnet man solche Störungen, die nach einer Phase von mindestens 6 Monaten kompletter Kontinenz wieder auftreten. Die klinische Erfahrung zeigt, dass diese Unterscheidung für das klinische Management der Patienten weniger wichtig ist als die Differenzierung in die Unterformen der mit Obstipation assoziierten Stuhlinkontinenz und der nicht Obstipations-assoziierten Form.

Eine wesentliche ursächliche Rolle bei der Entstehung einer Stuhlinkontinenz spielt bei den meisten Kindern ohne eine angeborene Fehlbildung die Obstipation (☞ Kap. 3.1.).

Wegen der großen altersabhängigen Variabilität der Defäkationsfrequenz bei Kindern sind Erwachsenendefinitionen, die sich an der Stuhlfrequenz orientieren, nicht gut anwendbar (Rasquin-Weber et al. 1999). Die gängigste Definition der Obstipation als Symptom stammt von Loening-Baucke (1990). Es sei besonders darauf hingewie-

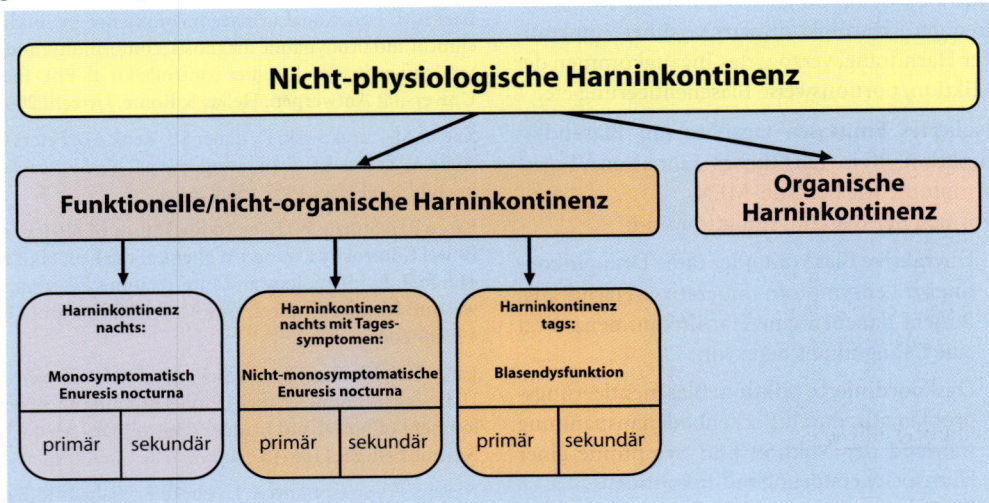

Abb. 1.4: Unterteilung der nicht-physiologischen Harninkontinenz.

sen, dass die Inkontinenz als ein Teilsymptom in der Definition enthalten ist.

Definition der Obstipation bei Kindern
(Loening-Baucke 1990)

Vorliegen von mindestens zwei der folgenden Kriterien:

- Defäkationsfrequenz <3 ×/Woche
- Zwei oder mehr Enkopreseepisoden pro Woche
- Periodisches Absetzen sehr großer Stuhlmengen 1 ×/7-30 Tage
- Tastbare Stuhlmassen im Abdomen oder im Rectum

Der neueste Definitionsversuch einer pädiatrisch-gastroenterologisch orientierten Expertengruppe *(Paris Consensus on Childhood Constipation Terminology Group PACCT)* lehnt sich weitgehend an die Definition von Loening-Baucke an (Benninga et al. 2005).

Da eine Obstipation häufig funktionelle Ursachen hat, wird die neueste Definition der funktionellen Obstipation gemäß der ROME-III-Klassifikation im Text zugrundegelegt:

Funktionelle Obstipation – diagnostische Kriterien Definitionen nach ROME III
(Rasquin et al. 2006)

Es müssen mindestens zwei der folgenden Kriterien erfüllt sein bei einem Kind mit einem Entwicklungsalter von mindestens 4 Jahren:

- Zwei oder weniger Defäkationen auf der Toilette pro Woche
- Mindestens eine Episode von Stuhlinkontinenz pro Woche
- Beobachtung von Haltemanövern
- Anamnese von schmerzhaften oder harten Stühlen
- Nachweis einer großen Stuhlmasse im Rectum
- In der Vorgeschichte großkalibriger Stuhl, der die Toilette obstruiert

Diese Kriterien müssen mindestens einmal pro Woche für mindestens 2 Monate vor Diagnosestellung erfüllt sein.

1.3. Epidemiologie der Harn- und Stuhlinkontinenz

Bei der Interpretation von Prävalenzdaten zur Inkontinenz muss berücksichtigt werden, dass in epidemiologischen Untersuchungen verschiedene Definitionen von Harn- und Stuhlinkontinenz verwendet werden. Die Nomenklatur nach ICCS bzw. Rome III ist erst wenige Jahre alt und daher in den meisten Studien noch nicht berücksichtigt.

1.3.1. Epidemiologie der Harninkontinenz

▶ Harninkontinenz nachts (Enuresis)

In einigen Studien wird die Enuresis diagnostiziert, wenn die Kinder mindestens zweimal wöchentlich einnässen, in anderen Studien wird die Diagnose gestellt, wenn das Einnässen mehr als ein- oder zweimal monatlich auftritt. Manche Untersuchungen unterscheiden nicht zwischen monosymptomatischer und nicht monosymptomatischer Enuresis, auch primäre und sekundäre Enuresis werden nicht immer unterschieden. Besonders wertvoll sind prospektive Studien, die auch Auskunft über Verlaufsdaten geben (Züricher Longitudinalstudien, ALSPAC-Studie).

Alle Untersuchungen zeigen, dass Jungen bis zu zweimal häufiger nachts einnässen als Mädchen.

Altersgruppe	Prävalenz der Harninkontinenz nachts
5-7 Jahre	10-20 %
8-10 Jahre	7-13 %
11-15 Jahre	3-7 %
Erwachsene	0,5-3,0 %

Tab. 1.1: Altersbezogene Prävalenz der Harninkontinenz nachts.

Als Spontanremissionsrate für das nächtliche Einnässen wird eine Quote von etwa 15 % pro Jahr angegeben.

▶ Harninkontinenz tagsüber

Die Datenbasis über die Prävalenz einer Inkontinenz am Tag ist schmaler. Die Einnässfrequenz in den meisten Studien wurde mit einmal monatlich oder häufiger angegeben. In allen Altersgruppen sind Mädchen etwa 1,5 mal so häufig wie Jungen betroffen.

Altersgruppe	Prävalenz der Harninkontinenz tagsüber
5-7 Jahre	ca. 10 %
8-10 Jahre	2-9 %
11-15 Jahre	2-6 %
Erwachsene	10-35 %

Tab. 1.2: Altersbezogene Prävalenz der Harninkontinenz tagsüber.

Verlässliche Daten zur Häufigkeit der unterschiedlichen Formen der Harninkontinenz tagsüber (z.B. überaktive Blase, Miktionsaufschub) gibt es bislang nicht.

Daten zur Prävalenz der Harninkontinenz bei Kindern und Jugendlichen in Deutschland sind auch im Rahmen der KiGGS-Studie erhoben worden. Eine Auswertung ist noch nicht publiziert.

Zusammenfassend gilt, dass die Harninkontinenz im Vergleich zu anderen Symptomen und Erkrankungen des Kindesalters eine hohe Prävalenz aufweist. Die exakte Häufigkeit ist schwer zu bestimmen, da in den Studien unterschiedliche Populationen untersucht und verschiedene Definitionen der Harninkontinenz zugrunde gelegt werden.

1.3.1.1. Epidemiologie von Komorbiditäten der Harninkontinenz

▶ Harnwegsinfektionen

Die Koinzidenzen sind hoch, wenngleich die Datenlage schmal ist. In den Daten der prospektiven *European Bladder Dysfunction Study* (EBDS) gab es in der Gruppe der Kinder mit Dranginkontinenz (n=97) 48 Harnwegsinfektionen, in der Gruppe der Kinder mit dyskoordinierter Miktion (n=105) 102 Harnwegsinfektionen – jeweils vor Beginn der Therapiephase. Im Jahr nach Ende der Therapiephase reduzierte sich die Zahl der Harnwegsinfektionen auf 23 bzw. 42. In beiden Gruppen waren ausschließlich Mädchen betroffen.

▶ Obstipation/Stuhlinkontinenz

Stuhlentleerungsprobleme findet man bei bis zu 35 % der Kinder mit Harninkontinenz.

▶ Kinder- und jugendpsychiatrische Komorbiditäten

Kinder mit primärer monosymptomatischer Enuresis haben keine erhöhte Rate von psychiatrischen Komorbiditäten. Für die sekundäre MEN und die anderen Formen der Harninkontinenz sind psychiatrische Komorbiditäten

- insgesamt zwei- bis viermal häufiger als in der Normalpopulation
- häufiger bei Kindern, die tags einnässen, als bei Kindern, die nachts einnässen
- am häufigsten bei Kindern mit Harninkontinenz bei Miktionsaufschub
- häufiger bei dyskoordinierter Miktion als bei überaktiver Blase

▶ Entwicklungsstörungen

Kinder mit Enuresis nocturna weisen statistisch eine geringfügige (klinisch inapparente) Verminderung der Intelligenz auf, die aufgrund der großen Fallzahl der prospektiven ALSPAC-Studie statistisch signifikant war und als Ausdruck einer diskreten Reifungsverzögerung des ZNS interpretiert wird.

▶ Schlafstörungen

Epidemiologische Daten zur Häufigkeit der Assoziation von Harninkontinenz mit Schlafstörungen liegen nicht vor.

Literatur

Bael AM, Benninga MA, Lax H, Bachmann H, Janhsen E, de Jong TPVM, Vijverberg M, van Gool J. Functional urinary and fecal incontinence in neurologically normal children: symptoms of one 'functional elimination disorder'? BJU Int 2007,99:407-12

Bael A. Functional Urinary incontinence in children. Clinical and urodynamic diagnosis, comorbidity, and interventions, in a multicenter controlled trial. PhD Thesis, Antwerp University, 2008.

Duel BP, Steinberg-Epstein R, Hill M, Lerner M. A survey of voiding dysfunction in children with attention deficit-hyperactivity disorder. J Urol 2003,170:1521-4

Hellström AL, Hanson E, Hansson S, Hjälmas K, Jodal U. Micturition habits and incontinence at age 17 -reinvestigation of a cohort studied at age 7. Br J Urol 1995,76:231-4

Joinson C, Heron J, Butler R, von Gontard A, Butler U, Emond A, Golding J. A United Kingdom Population-Based Study of Intellectual Capacities in Children With and Without Soiling, Daytime Wetting, and Bed-Wetting. Pediatrics 2007,120:308-16

Largo R, Gianciaruso M, Prader A. Die Entwicklung der Darm- und Blasenkontrolle von der Geburt bis zum 18. Lebensjahr. Schw med Wschr 1978,108:155-60

Robert Koch-Institut (Hrsg.). Harninkontinenz. In: Gesundheitsberichterstattung des Bundes, Heft 39, Berlin 2007

von Gontard A, Neveus T. The management of disorders of bladder and bowel control in childhood. Clinics in Development Medicine No. 170. Mac Keith Press London, 2006

Zink S, Freitag CM, von Gontard A. Behavioral comorbidity differs in subtypes of enuresis and urinary incontinence. J Urol 2008,179:295-8

1.3.2. Epidemiologie von Obstipation und Stuhlinkontinenz

Die Prävalenz der **Obstipation** bei Kindern ist weltweit sehr unterschiedlich; die Daten variieren nach einer neuen Metaanalyse zwischen 0,7 und 29,6 %, wobei hierfür sowohl unterschiedliche Diagnosekriterien als auch kulturelle Gewohnheiten verantwortlich sind (van den Berg 2007). In Großbritannien haben 34 % der Kinder zwischen 4 und 11 Jahren Obstipationssymptome; diese dauerten bei 5 % (1,7 % bezogen auf Gesamtpopulation) länger als 6 Monate an (Yong & Beattie 1998). In einer allgemeinen Vorsorge-Sprechstunde in den USA lag bei Kindern zwischen 4 und 17 Jahren bei sonst gesunden Kindern die Prävalenz der Obstipation bei 22,6 % (funktionell bei 18 %; akut bei 4,6 %). Bei 4,4 % der Kinder lag eine funktionelle Inkontinenz vor (bei 95 % zusammen mit einer Obstipation). Wenn eine Harninkontinenz vorlag, war eine Obstipation doppelt so häufig wie sonst (Loening-Baucke 2007).

Ca. 3 % der Patienten beim niedergelassenen Kinderarzt werden wegen Obstipation vorgestellt (Loening-Baucke 1994), beim pädiatrischen Gastroenterologen liegt die Rate bei 25 % (Loening-Baucke 1993).

Das Geschlechterverhältnis Jungen zu Mädchen liegt in einigen Studien bei 2 : 1 (van der Plas et al. 1996, van Ginkel et al. 2001), andere gehen von einem ausgeglichenen Verhältnis aus, je nach Studienpopulation (Corazziari et al. 1985, Levine 1975). Es gibt Anzeichen dafür, dass die Prävalenz der Obstipation über die letzten Jahrzehnte als Folge der ballaststoffarmen Ernährung und der verminderten Bewegung der Kinder angestiegen ist (Sonnenberg & Koch 1989).

Daten zur Prävalenz der **Stuhlinkontinenz** bei Kindern sind u.a. aus den Züricher Längsschnittuntersuchungen zu entnehmen (Largo et al. 1999).

Bei Schulkindern liegt die Stuhlinkontinenz-Frequenz zwischen 1 % und 3,1 % mit einer deutlich höheren Rate bei Jungen (bis 4,2 %) und einem Geschlechterverhältnis von w:m 1:3. Auch die schwedischen Daten zeigen eine ähnliche Prävalenz: 2,2 % bis zum 5. Lebensjahr, 1,9 % bis zum 6. Lebensjahr und 1,5 % bis zum 7. Lebensjahr (Bellmann 1966). Der Beginn der Sauberkeitserziehung scheint keinen Einfluss auf die Rate von Stuhlinkontinenz zu haben. Möglicherweise spielen aber Art und Weise des Toilettentrainings (Zwänge) und spätes bzw. nicht adäquat durchgeführtes Training als Risikofaktor eine Rolle (Fishman et al. 2002).

Literatur

Corazziari E, Cucchiara S, Staiano A, Romaniello G, Tamburrini O, Torsoli A, Auricchio S. Gastrointestinal transit time, frequency of defecation, and anorectal manometry in healthy and constipated children. J Pediatr 1985,106:379-382.

Fishman L, Rappaport L, Cousineau D, Nurko S. Early constipation and toilet training in children with encopresis. J Pediatr Gastroenterol Nutr 2002,l34:385-388.

Largo RH, Molinari L, von Siebenthal K, Wolfensberger U. Does a profound change in toilet-training affect development of bowel and bladder control? Dev Med Child Neurol 1996,38:1106-1116.

Levine MD. Children with encopresis: A descriptive analysis. Pediatrics 1975,56:412-416.

Loening-Baucke V. Prevalence rates for constipation and faecal and urinary incontinence. Arch Dis Child 2007, 92:486-9.

Loening-Baucke V. Chronic constipation in children. Gastroenterol 1993,105:1557-64.

Loening-Baucke V. Constipation in children. Curr Opin Pediatr 1994,6:556-561.

Sonnenberg A, Koch TR. Physician visits in the United States for constipation: 1958-1986 Digest Dis Science 1989,34:606-611.

van den Berg MM, Benninga MA, Di Lorenzo C. Epidemiology of childhood constipation: a systematic review. Am J Gastroenterol 2006,101:2401-9.

van der Plas RN, Benninga MA, Büller HA, Bossuyt PM, Akkermans LMA, Redekop WK, Taminau JA. Biofeedback training in treatment of childhood constipation: a randomised controlled study. Lancet 1996,348:776-780.

van Ginkel R, Büller HA, Boeckxstaens GE, van der Plas RN, Taminiau JA, Benninga MA. The effect of anorectal manometry on the outcome of treatment in severe childhood constipation: a randomised, controlled trial. Pediatrics 2001,108, E9.

Yong D, Beattie RM. Normal bowel habit and prevalence of constipation in primary-school children. Amb Child Health 1998,4:277-282.

1.4. Gesundheitsökonomische Aspekte bei Kindern/Jugendlichen mit Inkontinenz

▶ Hintergründe

Zunehmend werden seit einigen Jahren auch in Deutschland Begriffe wie Kosten und Wirtschaftlichkeit im Zusammenhang mit Fragen der Gesundheits- und Krankenversorgung diskutiert. Die effiziente Ressourcenverwendung in diesem Bereich ist auch ein wichtiges Themenfeld von *Public Health* und der Versorgungsforschung, mit der Analysen zur Qualität der Behandlung und zu Über-, Unter- und Fehlversorgung durchgeführt werden. Trotz der Relevanz dieses Gebiets steht allerdings noch immer keine einheitlich und umfassende Definition des Begriffes Gesundheitsökonomie zur Verfügung (Hessel et al. 2002, Schulenburg 2008). Die von Schulenburg (2008) vorgeschlagene Definition als *"die Analyse der wirtschaftlichen Aspekte des Gesundheitswesens unter Verwendung von Konzepten der ökonomischen Theorie"* ist vergleichbar mit der Definition der medikamentösen Therapie als einer Therapie mit Medikamenten, also eher tautologisch als informativ und umfassend.

Grundsätzlich, und hierüber besteht Einigkeit, unterscheidet man in der Gesundheitsökonomie zwischen vergleichenden und nicht vergleichenden Analysen. Zu den letztgenannten nicht vergleichenden Analysen gehören die Krankheitskosten-Studien (engl. *Cost-of-illness studies),* bei denen isoliert die Kosten einer Erkrankung bzw. einer bestimmten Maßnahme und deren Folgen ermittelt werden. Dies ist die einfachste Form einer ökonomischen Untersuchung. Bei vergleichenden Analysen findet die Gegenüberstellung von zwei oder mehreren Alternativen statt. Bei den Kosten-Nutzen-Studien (engl. *Cost-benefit studies)* werden sämtliche Kosten und der gesamte Nutzen der zu evaluierenden Maßnahmen in Geldeinheiten bewertet und gegenübergestellt. Dies ist jedoch aufgrund der Besonderheiten des Gesundheitswesens nicht unumstritten. Bei Kosten-Wirksam-

keits- bzw. Kosten-Effektivitäts-Analysen (engl. *Cost-effectiveness analysis)* werden die Kosten den Effekten der medizinischen Maßnahmen gegenübergestellt. Bei diesen messbaren Erfolgsgrößen kann es sich um physische Einheiten (z.B. Senkung des Blutdrucks, Veränderung des Körpergewichts) oder um eher globale Erfolgskriterien (z.B. Anzahl erfolgreich behandelter Fälle, Lebensverlängerung in Jahren) handeln.

▶ Gesundheitsökonomische Studien und Inkontinenz

Um es bereits an dieser Stelle vorwegzunehmen: Gesundheitsökonomische Studien zur Inkontinenz bei Kindern und Jugendlichen wurden offensichtlich bislang nur ungenügend durchgeführt, jedenfalls liegen bisher kaum "belastbare" Daten vor. Im Folgenden soll daher eine Diskussion darüber geführt werden, warum dieses Defizit in einem keineswegs unwichtigen Bereich der medizinischen Versorgung entstanden ist. Die möglichen Schwierigkeiten werden anhand eines schweizerischen Beispiels verdeutlicht.

Schulpen (1997) hat in diesem Zusammenhang treffend darauf hingewiesen, dass Inkontinenz bei Kindern zwar ein häufiges Problem ist, allerdings mit vergleichsweise geringem Schweregrad *("low-severity and high-prevalence").* Weil aber dieses Krankheitsbild zu einem vergleichsweise großen Anteil spontan ausheilt, selten hohe Folgekosten verursacht bzw. kaum aufwendige Therapien erfordert, ist es aus Perspektive des Gesundheitssystems eher wenig relevant, Daten bezüglich der Krankheitskosten auszuwerten. Im Vergleich dazu sind chronische und bisher unheilbare Erkrankungen, wie beispielsweise der Diabetes mellitus, wesentlich bedeutsamer: Vor allem die Komplikationen (wie Nephropathien mit der Folge von Dialyse oder Angiopathien mit der Folge von Amputationen) verursachen hier hohe Kosten für das Gesundheitssystem. Die häufigsten Folgen von Inkontinenz, vor allem schmutzige Wäsche, die gereinigt werden muss, gehören hingegen nicht zu den Leistungen der Sozialversicherung, sondern werden von den betroffenen Familien getragen (Schulpen 1997).

Vergleichende gesundheitsökonomische Analysen können neben individualmedizinischen Maßnahmen, wie beispielsweise der Anwendung von Arzneimitteln, auch komplexe Interventionen bzw.

Maßnahmen, wie beispielsweise die Urotherapie, in den Mittelpunkt einer Analyse stellen. Die meisten gesundheitsökonomischen Studien werden allerdings für Arzneimittel durchgeführt, was letztlich auch zur Etablierung der "Unterdisziplin" Pharmakoökonomie geführt hat. Dies lässt sich vor allem damit begründen, dass bei Arzneimitteln per se bereits für die Zulassung eine Reihe von Daten vorgelegt werden muss. Dies ist für nicht-medikamentöse Maßnahmen bei der "Behandlung" von Inkontinenz bei Kindern, wie z.B. für Alarmsysteme, nicht der Fall, da ein klinischer Wirksamkeitsnachweise für Hilfsmittel nicht erforderlich ist. Zum anderen liegt bei komplexen Interventionen wie der Urotherapie oder verhaltenstherapeutischen Maßnahmen, im Gegensatz zu Arzneimitteln, in aller Regel kein ausgeprägtes kommerzielles Interesse vor, klinische und/oder gesundheitsökonomische Daten umfassend für Marketingzwecke zu erheben und zu verwerten (Schöffski & Schulenburg 2008). Zudem sind solche komplexen Interventionen nicht in gleicher Weise standardisiert wie ein Medikament und dementsprechend deutlich schwieriger bezüglich der Kosten (Wie ist der zusätzliche Ausbildungsaufwand zu bewerten?) und Wirksamkeit (Was würde passieren, wenn nicht alle Maßnahmen umgesetzt werden?) zu beurteilen.

Ein Beispiel

Im Jahr 2006 wurde eine durch einen Hersteller von Alarmsystemen finanzierte Kosten-Effektivitäts-Analyse zum "Kostenvergleich von verschiedenen Therapieformen gegen Enuresis Nocturna" aus der Schweiz veröffentlicht (Telser & Becker 2006). Die Autoren beschränkten sich dabei auf den Vergleich zwischen dem Medikament Desmopressin und dem Einsatz von Alarmsystemen. Daten zur Wirksamkeit (Erfolgs- bzw. Rückfallquote) wurden vorhandenen Studien entnommen. Die Behandlungskosten wurden auf Basis der Marktpreise für diverse Szenarien ermittelt, da die Kosten aufgrund verschiedener Präparate (Darreichungsform, Packungsgröße, Dosierung) bzw. Hersteller variierten. Als Erfolgsquote für die Arzneimitteltherapie wurde im Basisszenario 50 % angenommen, beim optimistischen bzw. pessimistischen Szenario lagen die Werte bei 70 % bzw. 30 %. Für Alarmsysteme wurde im Basisszenario die Erfolgsquote auf 66 % festgelegt (optimistisches bzw. pessimistisches Szenario 85 % bzw. 50 %). Die Berechnungen wurden mit einer Therapiedauer von 84 Tagen durchgeführt. Die Kosten, die aufgewendet werden müssen, um bei einem Patienten eine vollständige "Trockenheit" zu erreichen, also auch einen Rückfall zu vermeiden, liegen beim Basisszenario je nach Gerät für die Alarmsysteme zwischen 719 und 982 CHF (475-648 Euro), für die Pharmakotherapie mit 1.570-3.519 CHF (1.036-2.323 Euro) dagegen deutlich höher. Auffällig ist, dass die Kosten zwischen dem optimistischen und pessimistischem Szenario vor allem bei Desmopressin stark schwanken (826-9.124 CHF; entsprechend: 545-6.023 Euro). Die Ergebnisse sind also erheblich von den jeweiligen Annahmen abhängig.

Um überhaupt vergleichende gesundheitsökonomische Studien durchführen zu können, müssen die Ergebnisse der Interventionen daher in gleichen Einheiten, standardisiert und im gleichen Kollektiv erhoben werden. Dies kann vor allem dann problematisch werden (und war es bei der vorgestellten Studie auch), wenn die Auswertungen auf Basis vieler Annahmen, die aus unterschiedlichen Datenquellen stammen, zustande kommen. Idealerweise sollten deshalb Kosten-Effektivitäts-Analysen auf der Grundlage von randomisierten kontrollierten *Head-to-Head*-Studien, bei denen die entsprechend zu beurteilenden Maßnahmen direkt miteinander verglichen werden, durchgeführt werden. Die auf Basis der Marktsituation in der Schweiz gewonnenen Ergebnisse sind außerdem nicht direkt auf Deutschland übertragbar, da hier andere Präparate und Apparate bzw. andere Preise vorliegen. Zudem werden Alarmsysteme in Deutschland nicht vermietet wie dies in der Schweiz wohl möglich ist, sondern die Kosten werden in Deutschland nach der Verschreibung vollständig von der Krankenkasse übernommen, abgezogen werden lediglich die Zuzahlungen.

▶ Fazit

Obwohl Inkontinenz bei Kindern und Jugendlichen ein häufiges und für die betroffenen Familien oft belastendes Problem ist, liegen dazu vergleichsweise wenig gesundheitsökonomische Studien vor. Krankheitskostenstudien liefern einen Überblick über aktuelle Ressourcenverbräuche, allerdings liegen diese eher für chronische Erkrankungen mit hohen Folgekosten vor. Vergleichende Analysen stellen Kosten (und Nutzen) verschiedener Alternativen gegenüber. Internationale Studien, wie der Vergleich zwischen Desmopressin und Weckapparaten aus der Schweiz, sind nur bedingt auf den deutschen Kontext übertragbar. Daher erscheint es dringend an der Zeit, entsprechende Untersuchungen im Rahmen einer methodisch anspruchsvollen Versorgungsforschung auf der Basis von Routinedaten der gesetzlichen Krankenkassen durchzuführen, um aussagekräftige und "belastbare" Daten für unser Gesundheitssystem vorlegen zu können.

Literatur

Hessel F, Wasem J, Buchner F, Greß S (2002): Gesundheitsökonomie- Eine Einführung in Themenbereiche, Methoden und Einsatzgebiete. In: Kolip P (Hrsg.): Gesundheitswissenschaften. Eine Einführung. Weinheim, München: Juventa, S. 125-147.

Schöffski O, Schulenburg JM Graf v.d. (2008) (Hrsg.): Gesundheitsökonomische Evaluationen (3. Auflage). Berlin, Heidelberg: Springer.

Schulenburg JM Graf v.d. (2008): Die Entwicklung der Gesundheitsökonomie und ihre methodischen Ansätze. In: Schöffski O, Schulenburg JM Graf v.d. (Hrsg.): Gesundheitsökonomische Evaluationen (3. Auflage). Berlin, Heidelberg: Springer, S. 13-22.

Schulpen TW. The burden of nocturnal enuresis. Acta Paediatr 1997,86(9):981-4.

Telser H, Becker K (2006): Kostenvergleich von verschiedenen Therapieformen gegen Enuresis Nocturna. Verfügbar unter: http://www.soi.uzh.ch/staff/HT/publications/Kostenvergleich-Enuresistherapien_2006.pdf (letzter Zugriff: 19.09.2009).

1.5. Gesundheitsbezogene Lebensqualität bei Harn- und Stuhlinkontinenz

▶ Lebensqualität

In den vergangenen Jahren hat zunehmend der Begriff der gesundheitsbezogenen Lebensqualität (im Folgenden: LQ) Eingang in die Medizin gefunden. Unter LQ wird die subjektive Dimension der Gesundheit verstanden, sozusagen die "erlebte Gesundheit". LQ wird als ein multidimensionales Konstrukt aufgefasst, das körperliche, mentale, soziale und verhaltensbezogene Komponenten des Wohlbefindens und der Funktionsfähigkeit aus Patienten- und/oder Beobachtersicht beinhaltet (Bullinger 2007). Nachdem die Erfassung der LQ sich zunächst vorwiegend auf den Erwachsenenbereich beschränkte, hat sich in jüngerer Zeit die LQ als Zielkriterium bei der Evaluation medizinischer Maßnahmen zunehmend auch im Bereich der Kinder- und Jugendmedizin etabliert und wird

z.B. bei Studienplanungen – neben der klinischen Symptomatik – als wichtiger Endpunkt miterfasst.

Die Erfassung der LQ erfolgt hauptsächlich über Fragebögen, die vom Patienten selbst oder von externen Beobachtern wie z.B. Eltern, Therapeuten oder anderen Bezugspersonen bearbeitet werden. Es werden hierbei zwei Arten von Fragebögen unterschieden: Sog. generische Fragebögen zielen auf die allgemeine LQ des Betroffenen ab und liefern so ein globales Bild der LQ eines Individuums. Krankheitsspezifische Fragebögen hingegen versuchen, die Auswirkungen speziell einer (meist chronischen) Erkrankung auf die LQ des Patienten zu erfassen. Für den Bereich der Kinder- und Jugendmedizin sowie der Kinder- und Jugendpsychiatrie gibt es inzwischen verschiedene, gut etablierte generische Messinstrumente zur Erfassung der LQ (z.B. CHQ, DISABKIDS, ILK, KINDL-R, PedsQL etc.; Übersicht bei Noeker 2006).

▶ Funktionelle Harninkontinenz

Als generische Verfahren wurden bisher der DCGM-10/-12 (Bachmann 2009b) sowie der KINDL-R (Stauber 2007) erfolgreich zur Messung der LQ von Kindern und Jugendlichen mit Einnässen eingesetzt. Zur krankheitsspezifischen Erfassung der LQ von Kindern und Jugendlichen mit Einnässen liegen in deutscher Sprache bisher nur zwei Fragebogen-Verfahren vor: Dies sind zum einen der PinQ (*Pediatric Incontinence Questionnaire*)-Fragebogen mit 21 Items (Bower 2006, deutsche Version: Bachmann 2009a) und zum anderen der PEMQOL-SF (*Pediatric Enuresis Module to assess Quality of Life, Short Form*) (Landgraf 2007, Bachmann, im Druck) mit 16 Items. Der PinQ steht in einer Selbst- und einer Fremdbeurteilungsversion zur Verfügung, wohingegen der PEMQOL-SF nur von den Eltern ausgefüllt wird, die auf zwei Skalen sowohl die LQ ihres Kindes (*"child impact scale"*) als auch die eigene LQ bzw. die der gesamten Familie (*"family impact scale"*) bewerten. Während der PinQ gute Gütekriterien aufweist, ist dies beim PEMQOL-SF in seiner gegenwärtigen Form nicht durchgängig der Fall, so dass in der klinischen Routine vorerst nur der PinQ verwendet werden sollte.

Die Datenlage zur LQ von Kindern und Jugendlichen mit funktioneller Urininkontinenz ist bislang noch schmal: Gladh et al. (2006) wiesen bei der Untersuchung von pädiatrischen Patienten mit funktioneller Inkontinenz mithilfe eines gemischt generisch-spezifischen Fragebogens eine gegenüber Gesunden deutlich verringerte LQ nach. In einer Studie mit dem DCGM-10-Fragebogen an Kindern und Jugendlichen mit funktioneller Harninkontinenz und deren Eltern fanden Bachmann et al. (2009b) eine LQ, die auf ähnlichem Niveau wie bei anderen chronisch kranken Kindern (z.B. Asthma, Neurodermitis, Epilepsie) lag (☞ Abb. 1.5).

In einer Arbeit von Beattie et al. (2006) hatten Kinder mit Zerebralparese die schlechteste LQ, gefolgt von Kindern mit Neurodermitis, cystischer Fibrose, Asthma, Epilepsie, Enuresis und Diabetes. Die Scores für die vier letztgenannten Krankheitsbilder lagen dabei sehr eng beieinander, so dass sich ein ähnliches Bild wie in der vorgenannten Studie ergibt.

Insgesamt stimmen Patienten- und Elternsicht in der Beurteilung der LQ in hohem Maße überein (Bachmann 2009a, 2009b).

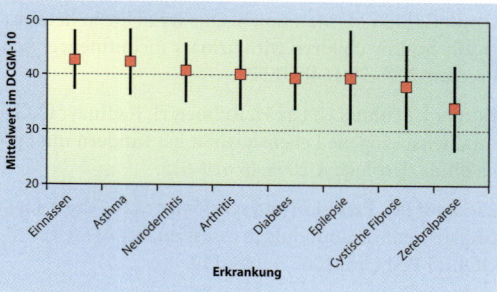

Abb. 1.5: Vergleich der Lebensqualität von Kindern und Jugendlichen (Selbsteinschätzung der Patienten) bei verschiedenen chronischen Erkrankungen (höhere DCGM-10-Werte entsprechen besserer Lebensqualität).

Bei der Untersuchung von die LQ von Kindern und Jugendlichen mit funktioneller Harninkontinenz beeinflussenden Faktoren fand Bower (2008) folgende Merkmale, die mit verminderter LQ assoziiert waren: Kombination von Symptomen nachts und tagsüber, männliches Geschlecht und komorbide Stuhlinkontinenz bzw. Obstipation. Natale et al. (2009) konnten zeigen, dass die LQ von Kindern mit Miktionsaufschub schlechter als von Kindern mit *Overactive bladder* ist, was wahrscheinlich durch die höhere Rate psychiatrischer Komorbidität in der erstgenannten Gruppe bedingt ist. In

zwei Studien von Bachmann et al. (2009a, 2009b) konnten die Ergebnisse von Bower (2008) allerdings nur zum Teil repliziert werden.

Nicht zuletzt ist auch die LQ der Eltern betroffener Kinder zu betrachten: Wenngleich hierzu bisher nur eine Studie vorliegt, die zudem nur die LQ betroffener Mütter untersuchte, zeigte sich in dieser Arbeit deutliche Hinweise auf eine Beeinträchtigung der LQ im Sinne einer signifikant höheren Depressivität bei Müttern von Kindern mit MEN (Egemen 2008).

▶ Neurogene Harninkontinenz

Körner et al. (2006) untersuchten Kinder und Jugendliche mit Harninkontinenz bei Spina bifida mit dem generischen KINDL-R-Fragebogen. Hier zeigte sich erstaunlicherweise kein Unterschied der LQ gegenüber Gesunden. Zum gleichen Ergebnis kamen auch Lemelle et al., die 160 Jugendliche mit Spina bifida mit einem generischen Messinstrument (VSP) untersuchten (Lemelle 2006).

▶ Funktionelle Stuhlinkontinenz

Zur Messung der LQ von Kindern und Jugendlichen mit funktioneller Stuhlinkontinenz liegt bisher nur ein krankheitsspezifisches Instrument vor: die *Defecation Disorder List* (DDL) (Voskuijl 2004). Die DDL ist zur Selbstbeurteilung der Patienten konzipiert und umfasst 37 Items auf vier Skalen, wobei nicht alle Skalen gute psychometrische Kennwerte zeigen.

Zur LQ liegen bisher zwei Publikationen vor: Bongers et al. (2009) fanden in einer Studie mit der DDL einen Zusammenhang zwischen einer erhöhten Frequenz inkontinenter Episoden und erniedrigtem "emotional functioning" und "social functioning".

In der Arbeit von Youssef et al. (2005) wurde die LQ von Kinder mit Obstipation (n=80) mit drei Kontrollgruppen verglichen (chronisch-entzündliche Darmerkrankung, gastroösophagealer Reflux, gesunde Kinder). Kinder mit Obstipation hatten in der Selbst- und Fremdbeurteilung mit dem PedsQL die signifikant niedrigste LQ, gefolgt von Kindern mit gastroösophagealem Reflux und chronisch-entzündlicher Darmerkrankung. In der Fremdbeurteilung beeinflusste eine längere Dauer der Obstipation die LQ negativ.

▶ Neurogene Stuhlinkontinenz

Zur Messung der LQ bei Kindern mit Stuhlinkontinenz bei Spina bifida entwickelten Nanigian et al. (2008) den FIC QOL-Fragebogen *(Fecal Incontinence and Constipation Quality of Life)*. Der FIC QOL wird von Eltern ausgefüllt und enthält 51 Items, die 7 Skalen zugeordnet sind (Darmfunktion, Ernährung, Symptome, Reisen/soziale Kontakte, familiäre Beziehungen, Belastung der Eltern, finanzielle Belastung). In einer ersten Überprüfung zeigte sich bei Kindern mit Spina bifida eine im Vergleich mit gesunden Kindern schlechtere LQ.

Insgesamt zeigen die dargestellten Befunde, dass Inkontinenz – ob Harn- oder Stuhlinkontinenz, ob organisch oder nicht-organisch bedingt – die Lebensqualität der betroffenen Kinder erheblich beeinträchtigen kann.

Angesichts der vorstehend dargestellten spärlichen Datenlage erscheint es wünschenswert, weitere Studien zur LQ dieser Patientengruppe durchzuführen. Ein besonderer Schwerpunkt sollte hierbei auf longitudinal angelegten Untersuchungen zur Frage einer Veränderung der LQ unter therapeutischen Interventionen wie z.B. einer Kontinenzschulung liegen.

Eine positive Veränderung der LQ unter Therapie wäre sicherlich nicht nur gegenüber Eltern und Patienten, sondern insbesondere gegenüber den entsprechenden Kostenträgern (neben objektiven Parametern wie z.B. Reduktion der Häufigkeit inkontinenter Episoden) ein gewichtiger Wirksamkeitsnachweis der entsprechenden Maßnahmen.

Literatur

Bachmann C, Lehr D, Janhsen E, Steuber C, Gaebel E, von Gontard A, Bachmann H. German version of the Pediatric Incontinence Questionnaire for urinary incontinence health-related quality of life. J Urol 2009a,182: 1993-1999.

Bachmann C, Lehr D, Janhsen E, Sambach H, Muehlan H, von Gontard A, Bachmann H. Health-related quality of life in a tertiary referral center population with urinary incontinence using the DCGM-10 questionnaire. J Urol 2009b,182:2000-2006.

Bachmann C, Ackmann C, Janhsen E, Steuber C, Bachmann H, Lehr D. Clinical evaluation of the short-form Pediatric Enuresis Module to assess Quality of Life. Neurol Urodyn, im Druck

Beattie PE, Lewis-Jones MS. A comparative study of impairment of quality of life in children with skin disease and children with other chronic childhood diseases. Br J Dermatol 2006,155:145-151.

Bongers ME, van Dijk M, Benninga MA, Grootenhuis MA. Health related quality of life in children with constipation-associated fecal incontinence. J Pediatr 2009,154: 749-753.

Bower WF. Self-reported effect of childhood incontinence on quality of life. J Wound Ostomy Continence Nurs 2008,35: 617-621.

Bower WF, Sit FKY, Bluyssen N, Wong EMG, Yeung CK. PinQ: A valid, reliable and reproducible quality-of-life measure in children with bladder dysfunction. J Ped Urol 2006,2: 185-189.

Bullinger M, Schmidt S, Petersen C, Erhart M, Ravens-Sieberer U. Methodische Herausforderungen und Potentiale der Evaluation gesundheitsbezogener Lebensqualität für Kinder mit chronischen Erkrankungen im medizinischen Versorgungssystem. Med Klin 2007,102: 734-745.

Egemen A, Akil I, Canda E, Ozyurt BC, Eser E. An evaluation of quality of life of mothers of children with enuresis nocturna. Pediatr Nephrol 2008,23:93-98.

Gladh G, Eldh M, Mattsson S. Quality of life in neurologically healthy children with urinary incontinence. Acta Paediatr 2006,95:1648-1652.

Körner I, Schlüter C, Lax H, Rübben H, Radmayr C. Gesundheitsbezogene Lebensqualität bei Kindern mit Spina bifida. Urologe A 2006,45:620-625.

Landgraf JM. Precision and sensitivity of the short-form pediatric enuresis module to assess quality of life (PEM-QOL). J Ped Urol 2007,3: 109-117.

Lemelle JL, Guillemin F, Aubert D, Guys JM, Lottmann H, Lortat-Jacob S, Mouriquand P, Ruffion A, Moscovici J, Schmitt M. Quality of life and continence in patients with spina bifida. Qual Life Res 2006;15:1481-1492.

Nanigian DK, Nguyen T, Tanaka ST, Cambio A, DiGrande A, Kurzrock EA. Development and validation of the fecal incontinence and constipation quality of life measure in children with spina bifida. J Urol 2008,180: 1770-1773.

Natale N, Kuhn S, Siemer S, Stöckle M, von Gontard A. Quality of life and self-esteem for children with urinary urge incontinence and voiding postponement. J Urol 2009,182:692-698.

Noeker M. Psychologische Diagnostik bei chronischer Erkrankung. Monatsschr Kinderheilkd 2006,154:326-337.

Stauber T, Petermann F, Bachmann H, Bachmann C, Hampel P. Cognitive-behavioral stress management training for boys with functional urinary incontinence. J Pediatr Urol 2007,3:276-281.

Voskuijl WP, van der Zaag-Loonen HJ, Ketel IJ, Grootenhuis MA, Derkx BH, Benninga MA. Health related quality of life in disorders of defecation: the Defecation Disorder List. Arch Dis Child 2004;89:1124-1127.

Youssef NN, Langseder AL, Verga BJ, Mones RL, Rosh JR. Chronic childhood constipation is associated with impaired quality of life: a case-controlled study. J Pediatr Gastroenterol Nutr 2005,41:56-60.

2. Harninkontinenz und Komorbiditäten

2.1. Entwicklung von Blasenfunktion und -kontrolle in den ersten Lebensjahren

▶ Wie wird man trocken?

Früher ging man davon aus, dass die Miktion bei Neugeborenen und Säuglingen ein einfacher spinaler Reflex ist, der nicht unter höherer zentraler Kontrolle steht. Das Gegenteil scheint der Fall zu sein. Schon beim Fötus ist die Miktion fast ausschließlich an den Wachheitszustand gebunden und tritt üblicherweise im Schlaf nicht auf. Wird bei Säuglingen im Schlaf die Blase gefüllt, zeigen diese Grimassieren, Bewegungen der Gliedmaßen, EEG Hinweise auf corticale Erregung oder komplettes Erwachen. Schlafende Säuglinge wachen auf, bevor sich die Blase entleert, weinen evtl. kurz und schlafen dann wieder ein. Dieses spricht für die Beteiligung höherer zentraler Strukturen bei der Kontrolle der Miktion bereits im Säuglingsalter.

Ab dem ersten Geburtstag entwickelt sich das bewusste Gefühl der Blasenfüllung. Die Fähigkeit, unabhängig von der Blasenfüllung zu miktionieren oder dieses hinauszuzögern, entwickelt sich im Regelfall im zweiten bis vierten Lebensjahr (☞ Kap. 1.1.). Die Möglichkeit, zentral den Miktionsreflex zu dämpfen, ist dabei essentiell in der Erlangung der Blasenkontrolle. In den ersten Lebensjahren nimmt die Blasenkapazität überproportional im Vergleich zur Körpergröße zu und die Miktionsfrequenz ab (☞ Tab. 2.1), dieses ist wahrscheinlich Ausdruck einer zunehmenden zentralen Detrusordämpfung. Die Entwicklung der oben genannten Fähigkeiten ist ein bislang nicht aufgeklärter Reifungsprozess im ZNS, der wahrscheinlich durch unterschiedliche Sauberkeitserziehungsstile kaum beeinflussbar ist, sondern in gewissem Rahmen einem individuellen Programm folgt.

	Miktionsfrequenz/Tag	Blasenkapazität (ml)
Neugeborene	24	30
6-12 Monate	10-15	60
2-3 Jahre	8-10	90-120
12 Jahre	4-6	300-400

Tab. 2.1: Normalbereich – Miktionsfrequenz und Blasenkapazität.

Wichtig zum Verständnis funktioneller Blasenstörungen im späteren Kindesalter ist, dass in den ersten zwei Lebensjahren die Miktion häufig (in >50 % gesunder Kinder) dyskoordiniert, dennoch meist restharnfrei mit hohen Detrusordrucken erfolgt. Dieses eröffnet die Perspektive, dass es sich bei der idiopathischen Detrusorsphincterdyskoordination evtl. bei einigen Patienten um ein nicht ausgereiftes, persistierendes infantiles Miktionsmuster handelt. In Analogie dazu wird angenommen, dass bei Kindern mit überaktiver Blase und Dranginkontinenz eine Reifungsverzögerung der zentralen Detrusorhemmung vorliegt. Das früher angenommene Konzept, die Säuglingsblase sei "instabil" im Sinne von während der Füllphase auftretender häufiger Detrusorkontraktionen mit und ohne Urinverlust, wie es bei vielen älteren Kindern mit überaktiver Blase der Fall ist, konnte allerdings in urodynamischen Untersuchungen nicht bestätigt werden.

Literatur

Franco I: The overactive bladder of children. Part 1: Pathophysiology. J Urol 2007,178:761-768

Largo RH, Molinari L, von Siebenthal K, Wolfensberger U: Does a profound change in toilet-training affect development of bowel and bladder control? Dev Med Child Neurol 1996,38:1106-16

Ohel G, Haddad S, Samueloff A: Fetal urine production and micturition and fetal behavioral state. Am J Perinatol 1995,12:91-92

Sillen U: Bladder function in healthy neonates and its development during infancy. J Urol 2001,166:2376-2381

Tekgül S, Nijman RJM, Hoebeke P, Canning D, Bower W, von Gontard: Diagnosis and management of urinary incontinence in childhood. in Abrams P, Cardozo L, Khoury S, Wein A: Incontinence 4th Edition 2009:703-706

Yeung CK: Normal bladder function in infants and children. In Campbell-Walsh Urology. Saunders Elsevier, Philadelphia 2007.

2.2. Klinik

2.2.1. Physiologische Harninkontinenz

Diese Kinder nässen ein, ohne dass ein pathologischer Prozess vorliegt. Die Abgrenzung zu den funktionellen Formen der Harninkontinenz ist nicht gut definiert und daher oft schwierig. Klinische Kennzeichen der physiologischen Harninkontinenz sind:

- Einnässen tagsüber und/oder nachts
- Das Alter: in der Regel sind die Kinder jünger als 5 Jahre, aber auch ältere Kinder können noch physiologischerweise einnässen. Umgekehrt können auch Kinder unter 5 Jahren nicht-physiologische Formen der Harninkontinenz haben.
- Normale Miktionsfrequenz, d.h. in der Regel 4 bis 7 Miktionen am Tag
- Normale maximale Miktionsvolumina
- Keine Komorbiditäten
- Normale körperliche und psychische Entwicklung
- Sonographische und uroflowmetrische Normalbefunde
- Scheinbar fehlende Wahrnehmung von Harndrang: die Eltern beschreiben, dass Inkontinenz insbesondere bei vertiefter Beschäftigung mit Spielen, Büchern oder elektronischen Medien auftritt. Die Kinder lassen auch auf Nachfrage nicht erkennen, dass sie Harndrang verspüren.

2.2.2. Funktionelle Harninkontinenz

2.2.2.1. Monosymptomatische Enuresis nocturna (MEN)

Leitsymptom ist das isolierte nächtliche Einnässen von großen Mengen in einer, maximal zwei Portionen. Die Kinder sind schwer erweckbar (☞ Abb. 2.1). Sie werden von der vollen Windel oder dem nassen Bett nicht wach. Werden sie spät abends von den Eltern zum Toilettengang hochgenommen, bleiben sie in einer Art Halbschlaf und können sich in der Regel morgens nicht an diese Prozedur erinnern. Gelegentlich kommt es mit dieser Maßnahme zum trockenen Durchschlafen bis

zum nächsten Morgen. Sind erfolglose Weckapparattherapien vorangegangen, schildern die Eltern in typischer Weise, dass die ganze Familie außer dem betroffenen Kind durch das Klingelzeichen geweckt wurde. Familiarität ist häufig.

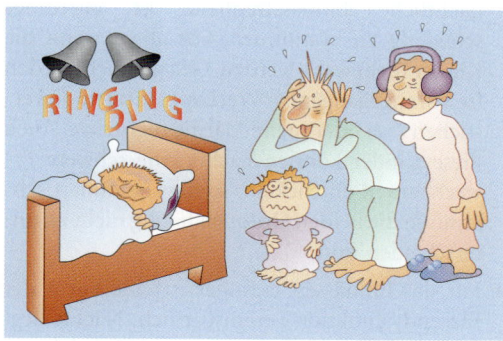

Abb. 2.1: Erschwerte Erweckbarkeit bei MEN.

Tagessymptome wie Einnässen, imperativer Harndrang, unphysiologische Miktionsfrequenz oder Miktionsvolumina gibt es nicht. Ausnahme sind Schlafenszeiten tagsüber (Mittagsschlaf), in denen es wie in der Nacht zum Einnässen kommen kann.

Bei der primären MEN liegt keine Häufung von Komorbiditäten vor. Bei der sekundären MEN finden sich häufig auslösende psychosoziale Belastungsfaktoren (Geburt eines Geschwisters, Schuljahresbeginn, Trennungssituationen, Wohnungswechsel). Die sekundäre MEN ist mit einer erhöhten Rate von psychiatrischen Komorbiditäten verbunden.

Sonographische und urodynamische Befunde sind normal.

2.2.2.2. Nicht-monosymptomatische Enuresis nocturna (Non-MEN)

Leitsymptom ist das nächtliche Einnässen in Kombination mit Symptomen einer Blasendysfunktion tagsüber. Die Tagessymptomatik besteht nicht immer aus Einnässen, sondern kann sich auch in anderen Symptomen der Blasendysfunktion zeigen (z.B. imperativer Harndrang, hohe Miktionsfrequenz, kleine maximale Miktionsvolumina). Die Formen der Blasendysfunktion, die im Rahmen der Non-MEN bestehen können, werden im Abschnitt 2.2.2.3 beschrieben.

Kinder mit Non-MEN sind im Prinzip zwei Gruppen zuzuordnen:

- Für das Einnässen nachts und die Tagessymptome ist ausschließlich eine Blasendysfunktion verantwortlich. Meistens liegt dann eine ausgeprägte Form der überaktiven Blase mit Dranginkontinenz vor. Diese Kinder haben häufig eine Nykturie oder nässen nachts mehrmals ein. Die nächtliche Einnässfrequenz ist allerdings schwierig zu bestimmen, vor allem wenn die Kinder nicht wach werden. Gelegentlich werden in vorangegangenen Weckapparattherapieversuchen drei oder mehr Alarme registriert. Auch diese Kinder können nachts eine schwere Erweckbarkeit entwickeln, so dass anamnestisch-klinisch die beiden Gruppen häufig nicht zu unterscheiden sind.
- Für das Einnässen tagsüber ist eine Form der Blasendysfunktion verantwortlich. Nachts liegt eine Problematik wie bei einer MEN vor. Im Grunde genommen haben diese Kinder also zwei Störungsbilder gleichzeitig.

Die Non-MEN ist die häufigste Form der funktionellen Harninkontinenz. Auch sie wird in primäre und sekundäre Formen unterteilt.

Sonographische und urodynamische Befunde bei Non-MEN entsprechen den zugrunde liegenden Blasendysfunktionen (☞Abschnitt 2.2.2.3).

2.2.2.3. Isolierte Harninkontinenz tagsüber mit Blasendysfunktion

Im engeren Sinne werden mit "Blasendysfunktion" *("lower urinary tract conditions")* die Formen der funktionellen Harninkontinenz zusammengefasst, die isolierte Tagessymptome aufweisen. Tritt Einnässen nachts hinzu, besteht eine Non-MEN.

▶ Überaktive Blase mit oder ohne Dranginkontinenz

Leitsymptom ist der imperative Harndrang, häufig in Verbindung mit Haltemanövern (z.B. Fersensitz, Zusammenklemmen der Beine). Imperativer Harndrang ist ein subjektiv wahrgenommenes Symptom, das Kinder je nach Alter selbst noch nicht adäquat beschreiben können, so dass die Einordnung häufig auf den Beobachtungen der Eltern beruht. Sie kann durch eine professionelle, urotherapeutische Miktionsbeobachtung bestätigt werden. Nicht immer kommt es zum Einnässen; ist dies der Fall, spricht man von Dranginkontinenz. Eine erhöhte Miktionsfrequenz ist nicht immer vorhanden, denn gelegentlich haben die Kinder ihre Trinkmenge soweit reduziert, dass die Zahl der Toilettengänge normal ist. Im Blasentagebuch (☞ Abb. 2.2) findet man in ausgeprägten Fällen ein niedriges maximales Miktionsvolumen, dann spricht man auch von "kleinkapazitärer Blase".

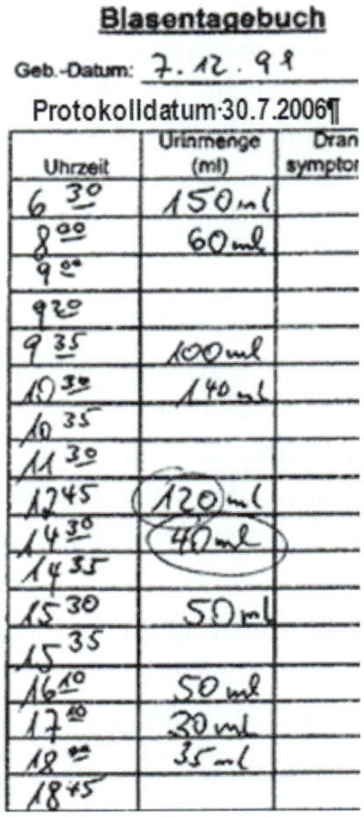

Blasentagebuch

Geb.-Datum: 7.12.99

Protokolldatum·30.7.2006¶

Uhrzeit	Urinmenge (ml)	Dran symptor
6 30	150 ml	
8 00	60 ml	
9 00		
9 20		
9 35	100 ml	
10 30	140 ml	
10 35		
11 30		
12 45	120 ml	
14 30	40 ml	
14 35		
15 30	50 ml	
15 35		
16 10	50 ml	
17 10	30 ml	
18 00	35 ml	
18 45		

Abb. 2.2: Blasentagebuch eines 7jährigen Mädchens mit überaktiver Blase: Hohe Miktionsfrequenz (10/d), niedriges max. Miktionsvolumen (ohne ersten Morgenurin) (120 ml, altersentsprechende EBC:160-360 ml; ☞ Kap. 1.2.1.1.).

Uroflowmetriebefunde sind bis auf kleine Miktionsvolumina normal, sonographisch kann eine verdickte Blasenwand vorliegen.

▶ Miktionsaufschub

Habitueller Aufschub der Miktion in bestimmten Situationen. In ausgeprägter Form sind die Miktionsfrequenz niedrig und die Miktionsvolumina hoch und es kann im seltenen Extremfall zu irreversiblen Blasenstörungen kommen *("underactive bladder")*. Leitsymptom sind imperativer Harndrang und Haltemanöver, so dass insbesondere bei leichten Formen mit normaler Miktionsfrequenz die Abgrenzung zur Dranginkontinenz schwierig sein kann. Prinzipiell gehört der gelegentliche Aufschub zur normalen Blasenkontrolle dazu, so dass die Abgrenzung zwischen physiologischen und pathologischen Formen nicht gut definiert ist. Differenziert werden kann zwischen bewusstem Aufschub ("ich habe Harndrang und gehe nicht") und unbewusstem Aufschub (die Kinder scheinen den Harndrang nicht zu spüren und gehen deshalb nicht zur Toilette). Diese Unterscheidung ist schwer zu treffen, gelegentlich gelingt es in der urotherapeutischen Miktionsbeobachtung (☞ Kap. 2.4.1.2.). Vor allem in der zweiten Gruppe finden sich wahrscheinlich viele Kinder mit physiologischer Harninkontinenz ("Spätentwickler") (☞ Kap. 1.1.).

Mit der ausgeprägten Form des Miktionsaufschubs ist eine erhöhte Rate an psychiatrischer Komorbidität assoziiert.

Uroflow- und Sonographiebefunde sind in der Regel normal. Restharnbildung kann bestehen.

▶ **Dyskoordinierte Miktion**

Leitsymptom ist die portionsweise Entleerung der Blase mit abgeschwächtem oder unterbrochenem Harnstrahl. Typischerweise kommt es zu rezidivierenden Harnwegsinfektionen, meist afebril. Anamnestisch gibt es häufig Hinweise auf auslösende Ereignisse, die die Fehlsteuerung des Miktionsablaufs getriggert haben (Zystitis, Vulvitis, Obstipation, Lichen sclerosus etc.). Sonographisch findet man häufig eine verdickte Harnblasenwand und eine signifikante Restharnbildung. Die Uroflowmetrie zeigt reproduzierbar einen Staccato- oder fraktionierten Fluss, das Beckenboden-EMG eine pathologische Anspannung während der Miktion. Häufig liegt eine Obstipation vor.

▶ **Andere Formen**

- Wie eine neurogene Blasenentleerungsstörung zeigt sich das "**Hinman-Syndrom**", jedoch ohne dass eine neurologische Ursache nachzuweisen ist. Es wird daher auch als "Syndrom der nicht-neurogenen neurogenen Blase" bezeichnet.
- **Vaginaler Reflux:** Vor allem bei Mädchen mit Adipositas zu beobachtendes Übertreten des entleerten Urins in die Vagina, so dass es innerhalb weniger Minuten nach Ende der Miktion zur Harninkontinenz kommt.
- **Blase mit verminderter Aktivität** (*"underactive bladder"*, früher *"lazy bladder"*): Sehr selten. Niedrige Miktionsfrequenz und Einsatz der Bauchpresse zur Miktion. Die Uroflowmetrie zeigt fraktionierte Miktion.
- **Belastungsinkontinenz:** Im Kindes- und Jugendalter sehr selten. Verlust kleiner Urinmengen bei intraabdomineller Druckerhöhung (Sport, Defäkation).
- **Lachinkontinenz:** Im Kindes- und Jugendalter sehr selten. Vollständige Blasenentleerung, die ausschließlich durch Lachen ausgelöst wird.

▶ **Misch- und nicht zuzuordnende Formen**

Eine eindeutige Zuordnung zu einer der o.g. Subgruppen gelingt nicht immer. Es gibt Mischformen, die anamnestische, klinische, urodynamische oder sonographische Elemente aus verschiedenen Subgruppen aufweisen. Zudem ändert sich die Symptomatik im Zeitverlauf häufig. Noch wichtiger als eine Zuordnung zu einer der o.g. Subgruppen ist daher die deskriptive Dokumentation der wesentlichen klinischen Parameter im Zeitverlauf (Blasentagebuch, 14-Tage-Protokoll):

- Häufigkeit der Inkontinenz
- Miktionsfrequenz
- Miktionsvolumina, insbesondere maximales Miktionsvolumen
- Trinkmenge

2.2.3. Organische Harninkontinenz

- **Neurogen:** Offene Meningomyelozelen sind gut zu erkennen, geschlossene dysraphische Störungen können Hautzeichen aufweisen (sakrale Grübchen, Behaarung, Hautveränderungen). Das klinische Bild neurogener Blasenstörungen ist heterogen und muss für jeden Einzelfall evaluiert und definiert werden (☞ Abschnitt 2.3.1.1.)
- **Nephrologisch:** Hierzu zählen alle polyurischen Erkrankungen (Niereninsuffizienz, Tubulopathien, Diabetes insipidus, Diabetes mellitus). Leitsymptome sind Polyurie (Diurese >2000 ml/m²KOF/24 h oder >40 ml/kg/24 h) und Polydipsie. Warnsymptom ist das regelmäßige nächtliche Trinken (sehr häufige DD: habituelle Polydipsie; ☞ Abschnitt 2.3.1.2.).
- **Urologisch:** Hierzu gehören Fehlbildungen, die z.T. wie Blasenekstrophie und Epispadie gut zu erkennen sind; subtiler kann die Symptomatik bei ektoper Mündung des Ureters sein. Leitsymptome hierfür sind das Harnträufeln und das Fehlen "staubtrockener" Tage oder Nächte (☞ Abschnitt 2.3.1.2.).

2.2.4. Komorbiditäten

Funktionelle Harninkontinenz wird überzufällig häufig von Komorbiditäten begleitet. Diese können…

- der Harninkontinenz vorausgehen und somit als Auslöser wirken (z.B. Harnwegsinfektionen oder Obstipation als Trigger für eine dyskoordinierte Miktion, psychiatrische Erkrankungen als Auslöser für sekundäres Einnässen)
- gemeinsame pathophysiologische oder neurobiologische Faktoren haben (z.B. Beckenbodendyssynergie bei Obstipation und dyskoordinierter Miktion, Assoziation mit dem Aufmerksamkeitsdefizit-Hyperaktivitäts-Syndrom, Entwicklungsstörungen)
- Folge der Harninkontinenz sein (z.B. Harnwegsinfektionen durch Restharnbildung, psychiatrische Symptome bei starker Belastung durch die Problematik)
- zufällig gleichzeitig vorliegen, eine Kausalbeziehung besteht nicht

Harninkontinenz und komorbide Störungen können sich in unterschiedlichem Maß gegenseitig unterhalten oder begünstigen. Der Erkennung der Komorbiditäten kommt daher große Bedeutung zu.

2.2.4.1. Kindernephrologische Komorbiditäten

Viele Kinder mit funktioneller Harninkontinenz leiden unter rezidivierenden, meistens afebrilen Harnwegsinfektionen. Fast ausschließlich Mädchen sind betroffen, Altersgipfel liegen bei 6-7 Jahren und Pubertätsbeginn. Symptome können Dysurie, häufiger Harndrang, verstärktes Einnässen, übelriechender Urin und Bauchschmerzen sein. Leukozyturie, Nitriturie und Bakteriurie im Mittelstrahl-, Clean-catch-, Katheter- oder Blasenpunktionsurin bestätigen die Diagnose. Bei Fieber >38,5°C muss man von einer Pyelonephritis ausgehen.

Ein niedriggradiger, primärer vesico-ureteraler Reflux (VUR) ist ohne Einfluss auf die Entstehung einer Harninkontinenz; ein hochgradiger VUR kann in seltenen Fällen über ein Pendelvolumen zu unphysiologischer Blasenfüllung und Pseudorestharnbildung führen, der wiederum Harnwegsinfektionen begünstigen und zur Ausbildung einer Blasendysfunktion führen kann. Ein sekundärer VUR entsteht infolge pathologisch hoher intravesikaler Drücke, wie sie bei neurogener Blase oder anderen Blasenentleerungsstörungen (z.B. Hinman-Syndrom) auftreten können.

2.2.4.2. Kindergastroenterologische Komorbiditäten

Eine Stuhlinkontinenz oder eine chronische Obstipation werden von den Familien häufig nur auf Nachfrage angegeben oder erst durch das 14-Tage-Protokoll erfasst. Beide Störungsbilder werden ausführlich in Kap. 3. beschrieben.

2.2.4.3. Kinder- und jugendpsychiatrische Komorbiditäten

Expansive, externalisierende Störungen treten etwa doppelt so häufig auf wie emotionale, internalisierende Störungen. In Bezug auf spezifische Störungsbilder findet man gehäuft folgende Assoziationen mit den Formen der Harninkontinenz:

- emotionale, internalisierende Störungen bei Kindern mit sekundärer Enuresis nocturna
- oppositionelle Störungen des Sozialverhaltens bei Kindern mit Harninkontinenz bei Miktionsaufschub
- hyperkinetisches Syndrom mit oder ohne Störung des Sozialverhaltens bei Kindern mit primärer nicht-monosymptomatischer Enuresis nocturna.

2.2.4.4. Entwicklungsstörungen

Bei Kindern mit Einnässen ist die Rate an Teilleistungsstörungen und spezifischen Entwicklungsdefiziten im Allgemeinen erhöht, insbesondere kommen Störungen der Sprache und des Sprechens sowie motorische, feinneurologische Auffälligkeiten (*"soft signs"*) vor.

2.2.4.5. Schlafstörungen

Die Beseitigung einer Obstruktion der oberen Atemwege mit dadurch bedingtem Schlafapnoe-Syndrom führt in Einzelfällen zum Sistieren einer Enuresis nocturna.

Literatur

Konsensusgruppe Kontinenzschulung (Hrsg.). Bachmann H, Steuber C: Kontinenzschulung im Kindes- und Jugendalter. Manual für die standardisierte Diagnostik, Therapie und Schulung bei Kindern und Jugendlichen mit funktioneller Harninkontinenz. Pabst Publisher, 2010.

Neveus T, von Gontard A, Hoebeke P, Hjälmås K, Bauer S, Bower W, Jørgensen TM, Rittig S, Walle JV, Yeung CK, Djurhuus JC. The Standardization of Terminology of Lower Urinary Tract Function in Children and Adolescents: Report from the Standardisation Committee of the International Children's Continence Society. J Urol 2006,176:314-24.

Neveus T. Enuretic sleep: deep, disturbed or just wet? Pediatr Nephrol 2008,23:1201-2.

von Gontard A. Enuresis und funktionelle Harninkontinenz. In: Schmidt MH, Poustka f (Hrsg.): Leitlinien zur Diagnostik und Therapie von psychischen Störungen im Säuglings-, Kindes- und Jugendalter. Deutscher Ärzte Verlag, Köln, 3. überarbeitete Auflage 2007,327-42.

von Gontard A, Neveus T. The management of disorders of bladder and bowel control in childhood. Clinics in Development Medicine No. 170. Mac Keith Press London, 2006.

Weissbach A, Leiberman A, Tarasiuk A, Goldbart A, Tal A. Adenotonsilectomy improves enuresis in children with obstructive sleep apnea syndrome. Int J Pediatr Otorhinolaryngol 2006,70:1351-6.

Zink S, Freitag CM, von Gontard A: Behavioral comorbidity differs in subtypes of enuresis and urinary incontinence. J Urol 2008,179:295-8.

2.3. Ursachen der Harninkontinenz

2.3.1. Organische Harninkontinenz

2.3.1.1. Neurogene Ursachen der Harninkontinenz

Die neuronale Kontrolle der Blasenfunktion ist komplex und involviert sowohl das periphere als auch das zentrale sowie das autonome und das somatische Nervensystem (☞ Abb. 2.3). Zentral sind für die Kontrolle des Miktionsreflexes das Zusammenspiel aus Zentren im Cortex, dem pontinen Miktionszentrum im Hirnstamm und dem sakralen Miktionszentrum im Rückenmark verantwortlich. Zentrale neurogene Blasenfunktionsstörungen (NB) können durch direkte Schädigungen dieser Zentren oder auch der verbindenden Neuronen entstehen. Peripher entstammen die sympathischen Fasern dem Thorakolumbalmark, die parasympathischen und somatischen dem Sakralmark. Reine periphere Störungen sind im Kindesalter eher selten.

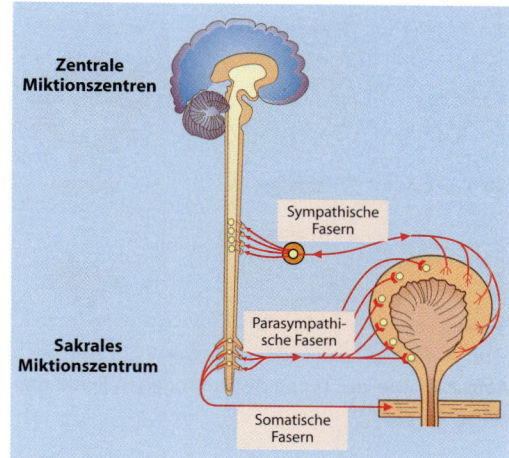

Abb. 2.3: Neuronale Kontrolle der Blasenfunktion.

▶ Myelomeningocele (MMC)

Die MMC ist die mit Abstand häufigste Ursache einer NB im Kindesalter. Sie entsteht durch Defekte im Neuralrohrverschluss, der zwischen Tag 18 und 35 der Schwangerschaft – also in der Regel bevor die Mutter die Schwangerschaft wahrnimmt – erfolgt. Eine adäquate Folsäuresupplementation aller Frauen im gebärfähigen Alter vermag 50 % der Neuralrohrdefekte zu verhindern. Die Inzidenz der MMC bei Neugeborenen beträgt 0,1 %. Assoziiert mit der MMC ist in 80-90 % der Patienten eine Arnold-Chiari-Malformation mit einem therapiepflichtigen Hydrocephalus und möglicher Hirnstammsymptomatik. Hierdurch, durch die Myelodysplasie und die Schädigung der spinalen Nervenwurzeln liegt oft eine gemischte zentrale und periphere NB vor. Am häufigsten sind lumbosakrale Defekte. Der Typ der NB ist anhand der Höhe des Defektes nicht vorhersehbar und kann sich im Laufe des Wachstums der Kinder ändern, so dass regelmäßige Kontrollen erforderlich sind. Die Kombination eines über- oder unteraktiven Sphincters mit einem über- oder unteraktiven Detrusor lässt grob die Einteilung in 4 Typen zu (☞ Abb. 2.4), die sich, auch wenn prinzipiell jedes Kind eine individuelle Störung hat, im klinischen Alltag bewährt hat. Die höchste Gefahr für den oberen Harntrakt besteht bei einer Detrusorsphincterdyssynergie, der Kombination einer Detrusor- und Sphincterüberaktivität. 10 % der Patienten mit MMC haben keine erfassbare Blasenfunktionsstörung.

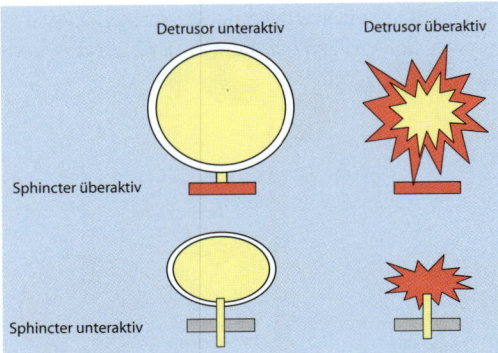

Abb. 2.4: Die vier Typen der neurogenen Funktions-störung.

- Myelomeningocele (MMC)
- occulte spinale Dysraphie
- kaudales Regressionssyndrom
- anorectale Malformationen
- Cerebralparese
- Entwicklungsstörungen
- Querschnittssyndrom durch Unfall oder Tumoren

Tab. 2.2: Ursachen neurogener Blasenfunktionsstö-rungen.

▶ Occulte spinale Dysraphien

Neben der MMC gibt es als Ursache einer NB diverse intraspinale Fehlbildungen, die ohne offensichtliche Cele, aber meist mit Hautauffälligkeiten wie Hämangiomen, Lipomen, Hauteinziehungen, atypischen Behaarungen und Pigmentierungen im Bereich des Rückens oder einer Glutealfalten-asymmetrie einhergehen (☞ Abb. 2.5). Es kann z.B. eine Anheftung des Rückenmarks oder des Filum terminale an der Dura vorliegen – *Tethered-cord*-Syndrom. Auch intraspinale Lipome, ein Dermalsinus oder eine Diastematomyelie (Spaltbildung des Rückenmarks) sind möglich. In all diesen Fällen ist bei Geburt die Blasenfunktion meist normal. Im Verlauf entwickeln allerdings fast alle nicht operierten Patienten spätestens mit 3 Jahren eine NB. Mögliche Ursachen für die Verschlechterung sind Kompressionseffekte durch ein wachsendes Lipom oder Spannungsschäden des Rückenmarks, da es durch die Fixation an der Dura durch das Wachstum der Wirbelsäule in die Länge gezogen wird. In jüngster Zeit gibt es Berichte über ein occultes *Tethering*, d.h. Patienten mit

klinisch diagnostizierter NB und unauffälliger Kernspintomographie, die von einer Durchtrennung des Filum terminale profitiert haben.

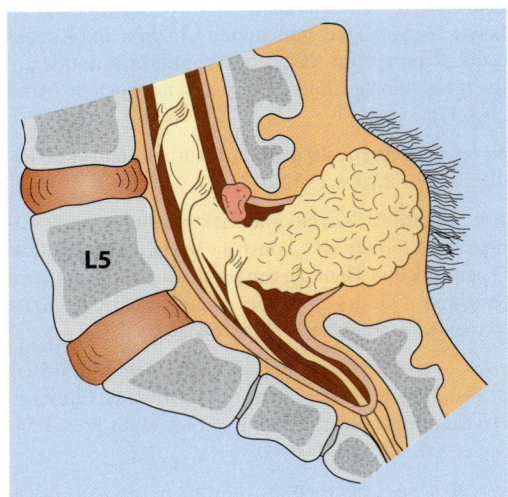

Abb. 2.5: Gedeckte Lipomyelomenigocele mit atypischer Behaarung.

▶ Kaudales Regressionssyndrom

Das Kaudale Regressionssyndrom/sakrale Agenesie wird bei mütterlichem Diabetes mellitus in 1 % beschrieben, kann aber auch Teil einer genetisch determinierten Erkrankung, z.B. der Currarino-Triade (präsakrale Raumforderung, sakrale Agenesie und anorectale Malformation) oder der VACTERL-Assoziation sein. Klinisch finden sich bei diesen Kindern nicht immer primäre Auffälligkeiten; ein subtiles Zeichen ist ein flaches Gesäß mit auffallend kurzer Glutealfalte. Die Diagnose wird radiologisch gestellt, das MRT zeigt einen stumpfen, keilförmigen Abbruch des Rückenmarks auf Höhe Th12 oder ein distales *Tethered cord*. Etwa hälftig liegen entweder eine zentrale oder eine periphere NB vor.

▶ Anorectale Malformation

Bei Kindern mit anorectaler Malformation sollte immer an assoziierte spinale Anomalien gedacht werden. Bei 18-50 % der Patienten liegen assoziierte intraspinale Anomalien wie ein *Tethered cord*, ein Lipom oder ein kaudales Regressionssyndrom vor. Es gibt aber auch betroffene Kinder mit NB ohne radiologische Auffälligkeiten, hier werden strukturelle spinale Defekte, die der Bildgebung nicht zugänglich sind oder eine Verletzung peripherer Nerven im Rahmen der Rekonstruktion der Malformation angenommen.

▶ Cerebralparese

Die meisten Kinder mit Cerebralparese werden, wenn auch später als üblich, kontinent. Urodynamische Untersuchungen zeigen allerdings bei fast allen Patienten Auffälligkeiten, in der Mehrzahl im Sinne einer erwarteten zentralen NB mit Detrusorüberaktivität und in Teilen auch Detrusorsphincterdyssynergie. Bei 10 % findet man Hinweise auf eine peripherere NB. Eine entsprechende Diagnostik sollte bei Kindern mit Cerebralparese durchgeführt werden, wenn Harnwegsinfektionen oder Dilatationen des oberen Harntraktes auftreten oder in höherem Alter die Inkontinenz persistiert.

▶ Entwicklungsstörungen

Kinder mit Entwicklungsstörungen werden im Vergleich zu Altersgenossen später kontinent. Wie im Kap. 2.1. ausgeführt, ist das bewusste Gefühl der Blasenfüllung und die Fähigkeit, unabhängig von der Blasenfüllung zu miktionieren oder dieses hinauszuzögern, Voraussetzung zum Erlangen von Kontinenz. Alle Arten von Entwicklungsstörungen, weitestgehend unabhängig von ihrer Ursache, können somit zu einer Verspätung oder auch zu einer Verhinderung einer Kontinenzentwicklung führen. Diese Entwicklungsstörungen können umschrieben, wie z.B. bei der Legasthenie oder auch generalisiert sein. Bei Kindern mit Einnässen ist die Rate an Teilleistungsstörungen und spezifischen Entwicklungsdefiziten im Allgemeinen erhöht, insbesondere kommen Störungen der Sprache und des Sprechens sowie motorische, feinneurologische Auffälligkeiten ("soft signs") vor. Gerade Teilleistungsstörungen sind bei der Evaluation eines Patienten nicht immer vordergründig erfassbar. Von daher sollte gezielt danach in der Anamnese und klinischen Untersuchung gesucht werden und ggf. spezifische neuropsychologische Diagnostik durchgeführt werden.

▶ Traumatische Querschnittssyndrome

Traumatische Querschnittssyndrome können durch Unfälle oder auch iatrogen durch operative Eingriffe an der Wirbelsäule auftreten. In der Akutphase, dem spinalen Schock sind Sphincter und Detrusor hypoton. Der weitere Verlauf hängt von der Höhe der Läsion ab. Sollte die Schädigung nicht dauerhaft sein, ist mit einer Normalisierung der NB erst deutlich nach der Besserung der Motorik und Sensorik zu rechnen; dieser Zeitraum kann bis zu 12 Monate betragen.

Literatur

Atala A, Bauer SB, Dyro FM et al. Bladder functional changes resulting from a lipomeningocele repair. J Urol 1992,148:592.

Bauer SB. Neuropathic dysfunction of the lower urinary tract in children. In Campbell-Walsh Urology. Saunders Elsevier, Philadelphia 2007.

Centers for Disease Control and Prevention: Spina bifida and anencephaly before and after folic acid mandate – United States, 1995-1996 and 1999-2000. MMWR Morb Mort Wkly Rep 2004,53:362-365.

Jansen O, Stephani U (Hrsg.): Fehlbildungen und frühkindliche Schädigungen des ZNS. Thieme, Stuttgart 2007.

Metcalfe PD, Luerssen TG, King SJ et al. Treatment of the occult tethered spinal cord for neuropathic bladder: results of sectioning the filum terminale. J Urol 2006,176: 1826-9; discussion 1830.

Palmtag H, Goebel M, Heidler H (Hrsg.): Urodynamik. Springer, Berlin Heidelberg 2004.

Reiner I, Jones M, Donnell S, Rickwood AM. Incidence of normal micturition in myelomeningocele patients. Arch Dis Child 1992,67:640-641

Satar N, Bauer SB, Scott RM et al. Late effects of early surgery on lipoma and lipomeningocele in children less than two years old. J Urol 1997,157:1434-1437.

Shaul DB, Harrison EA: Classification of anorectal malformation: Initial approach, diagnostic test, and colostomy. Semin Pediatr Surg 1997,6:187-195.

Stein SC, Feldman JG, Freidlander M et al. Is myelomeningocele a disappearing disease? Pediatrics 1982,69: 511.

Stein R, Schröder A, Beetz R et al. Urological problems in patients with meningomyelocele. Diagnostic studies and management. Urologe A 2007,46:1620-42.

Tarcan T, Bauer S, Olmedo E et al. Long-term follow-up of newborns with myelodysplasia and normal urodynamic findings: Is it necessary? J Urol 2001;165:564-567.

von Gontard A. Enuresis und funktionelle Harninkontinenz. In Schmidt MH, Poustka f (Hrsg.): Leitlinien zur Diagnostik und Therapie von psychischen Störungen im Säuglings-, Kindes- und Jugendalter. Deutscher Ärzte Verlag, Köln, 3. überarbeitete Auflage 2007:327-42

Yeung CK. Normal bladder function in infants and children. In: Campbell-Walsh. Urology. Saunders Elsevier, Philadelphia 2007.

2.3.1.2. Urologisch-nephrologische Ursachen der Harninkontinenz

Die organische Inkontinenz bei übergeordneter urologischer oder nephrologischer Erkrankung ist selten. Mädchen sind häufiger davon betroffen. Im Falle eines ständigen Heransträufeln des Urins am Tag und in der Nacht und bei therapieresistenten Fällen muss gezielt nach evtl. bislang übersehenen organischen Ursachen wie Anomalien des Harntrakts gesucht werden (Beetz et al. 1998, Rickwood 1992) (☞ Tab. 2.3).

- Anatomische Harninkontinenz
  - ektoper Ureter
  - weibliche Hypospadie
  - Sinus urogenitalis
  - inkontinente Epispadie
  - Utriculuszyste
  - Blasenekstrophie
  - angeborene oder erworbene Fisteln
- Subvesikale mechanische Obstruktion
  - Meatusstenose
  - Harnröhrenstenose
  - Harnröhrenklappe
  - extreme Phimose
- Blasenirritationen
  - Fremdkörper (intravesikal, intravaginal)
  - chemische Reizung
  - Oxyuriasis
- Polyurische Nierenerkrankungen

Tab. 2.3: Differenzialdiagnosen der urologisch-nephrologischen Ursachen der kindlichen Harninkontinenz.

Bei Mädchen können als organisch-anatomische Ursache ein ektoper Ureter, eine leichte Ausprägung eines Sinus urogenitalis oder auch eine mechanische Harnröhren- oder Meatusstenose differentialdiagnostische Schwierigkeiten eines therapieresistenten Einnässens bereiten.

Beim Jungen sind eine obstruktive Phimose, Harnröhrenklappen, mechanische Harnröhrenengen oder eine Utriculuszyste seltene Ursachen des Einnässens, können aber auch hier bei geringer Ausprägung lange Zeit übersehen und als therapieresistente Harninkontinenz fehlgedeutet werden.

▶ Ektoper Ureter

Im Falle eines ständigen Heransträufelns des Urins am Tag und in der Nacht, wird immer wieder bei Mädchen eine Doppelbildung der Niere gefunden, bei der das Einnässen durch eine ektope Mündung des Harnleiters des oberen Nierenanteils verursacht ist (Schulman 2000, Schultz-Lampel 2007).

Eine Ureterektopie mit Mündung des Ureters distal des weiblichen Sphinctermechanismus tritt bei Fehlposition der Ureterknospe am Wolff-Gang oder bei Verzögerung der Separation von Ureteranlage und Wolff-Gang auf. Bei Knaben mündet der ektope Harnleiter proximal des Sphincter urethrae externus in Strukturen, die sich aus dem Wolff-Gang differenzieren (Ductus deferens, Samenblasen, Ductus ejaculatoris) oder in die prostatische Harnröhre und verursacht daher keine Inkontinenz. Bei Mädchen dagegen bildet sich der Wolff-Gang zurück und kann in Form des Gartner-Ganges persistieren. Die Mündung des ektopen Ureters kann am Blasenhals oder in der hinteren Urethra liegen (35 %), am Meatus externus (30 %), in der Vagina (25 %) oder in Höhe des persistierenden Gartner-Ganges mit sekundärer Öffnung in Vagina oder Uterus (5 %).

Ein ektoper Ureter findet sich bei Mädchen sechsmal häufiger als bei Jungen. In 70 % ist die Ureterektopie mit einer Doppelnierenanlage vergesellschaftet, wobei der Ureter des oberen Nierenanteiles ektop mündet und die Niere meist hypoplastisch ist. Nur bei Mädchen kommt der permanente Urinabgang tags und nachts bei gleichzeitigem Erhalt der normalen Miktion als Leitsymptom für eine ektope, extrasphinktäre Uretermündung in Betracht. Bei infiziertem Urin können Pyurie, vaginaler Fluor, Dysurie, Flankenschmerzen und perineale Schmerzen auftreten bis hin zum Bild der Urosepsis. Bei Knaben tritt eine Inkontinenz niemals auf. Leitsymptom ist hier die Pyurie mit rezidivierenden Epididymoorchitiden, Prostatitiden und Vesikulitiden. Ist die ektop mündende Nieren-Harnleiter-Einheit mit einer dysplastischen, schlecht funktionierenden Nierenanlage kombiniert, kann die Symptomatik irreführend sein: intermittierender Fluor, nur gelegentliches Einnässen mit Trockenphasen beim Dursten oder an heißen Tagen, so dass diese Fälle lange Zeit als funktionelle Störung fehldiagnostiziert werden.

Ein Hinweis auf das Vorliegen eines ektopen Ureters kann die Sonographie liefern, wenn eine Hydronephrose des oberen Nierenanteils und ein dilatierter Ureter bis zur Blase darstellbar sind. Eventuell ist auch eine ektope Ureterozele sichtbar.

Die entscheidende Diagnostik ist heute die MR-Urographie, da sie auch fast funktionslose Nierenanteile nachweisen kann (☞ Abb. 2.6).

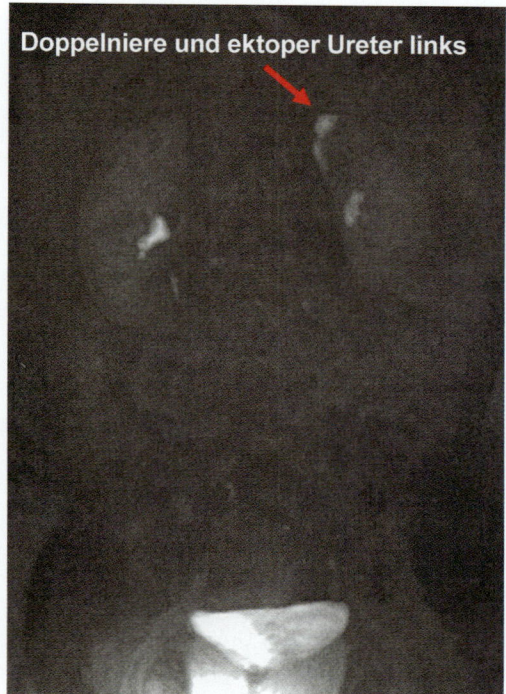

Abb. 2.6: MR-Urographie bei therapieresistentem Einnässen. Nachweis einer Doppelnieren-Anlage links mit ektoper Harnleitermündung des oberen Nierenanteils. Die funktionslose obere Nierenanlage sitzt der Niere kappenförmig auf.

▶ Weibliche Hypospadie/Sinus urogenitalis

Die leichteren Formen einer weiblichen Hypospadie können durch vaginalen Harnreflux während der Miktion mit postmiktionellem, tropfenweisem Urinabgang aus der Vagina Anlass zur Fehlinterpretation als Enuresis bieten. Bei schwereren Formen steht die Inkontinenz infolge einer Blasenhalsinsuffizienz im Vordergrund (Schultz-Lampel 2007, Walz 2000).

Als Sinus urogenitalis wird die gemeinsame embryonale Endstrecke von Vagina und Urethra bezeichnet. Normalerweise treffen beim weiblichen Embryo die fusionierten Müller-Gänge in der 9. Woche auf die Dorsalseite des Sinus urogenitalis und führen zur Trennung von Genitaltrakt (Vagina) und Harntrakt (Urethra). Bei embryonalen Harnwegsmissbildungen kann der Sinus urogenitalis persistieren. Je nach Zeitpunkt der Entwicklungsstörung weist der persistierende Sinus urogenitalis unterschiedliche Schweregrade auf, die von der leichtesten Form der weiblichen Hypospadie bis hin zum vesiko-vaginalen Konfluens mit fehlendem Blasenhals reichen können. Die typischen Symptome sind tropfenweiser Urinverlust oder auch Urinverlust bei Belastung.

Bei Verdacht ist eine weiterführende Diagnostik notwendig, bei der sich in der Genitalinspektion und Urethrozystoskopie eine gemeinsame Vaginal- und Urethraöffnung findet. Eventuell findet sich eine Kombination mit einem ambivalentem Genitale oder mit einer Rectumfistel. In der Miktionszystourethrographie (MCU) kontrastieren sich Blase und Vagina simultan.

▶ Utrikuluszyste

Beim Jungen kann bei Harninkontinenz und rezidivierenden Harnwegsinfekten gelegentlich eine Utrikuluszyste gefunden werden. Zusätzliche Symptome wie Hämaturie, Harnverhalt oder perineale Schmerzen können richtungsweisend sein. Ursache ist eine fehlende Rückbildung des Müllerschen Gangs infolge fehlender Bildung des MIF *(Müllerian inhibiting factor)*.

Auch hier kann nur eine weiterführende Diagnostik mit MCU und Urethrozystoskopie die Diagnose sichern (Walz 2000).

▶ Mechanische subvesikale Obstruktion

Tritt neben einem nächtlichen Einnässen auch eine Tagessymptomatik mit Pollakisurie, imperativem Harndrang oder Inkontinenz auf und berichtet das Kind oder die Eltern über einen abgeschwächten Harnstrahl, eine Stottermiktion, ein notwendiges Pressen zur Miktion oder eine unvollständige Blasenentleerung, und wurden bereits rezidivierende Harnwegsinfekte festgestellt, sollte der Verdacht auf eine zugrunde liegende subvesikale Obstruktion gestellt werden. Anatomisch-mechanische Ursachen wie Meatusstenose, Harnröhrenenge oder Harnröhrenklappe sind dabei deutlich seltener als eine funktionelle Obstruktion. Als Screening einer obstruktiven Miktion dient die

Uroflowmetrie bzw. das Flow-EMG. Die Differentialdiagnose wird durch eine weiterführende morphologische (MCU, Harnröhrenkalibrierung, Urethrozystoskopie) und funktionelle Diagnostik (Urodynamik, Video-Urodynamik) gestellt.

Im MCU findet sich als typisches Zeichen eine prästenotische Auftreibung der Harnröhre, z.B. typische Engstellung der hinteren Harnröhre mit prästenostischer Dilatation der prostatischen Harnröhre bei Harnröhrenklappe; eventuell sind eine Trabekulierung und Pseudodivertikelbildung oder ein sekundärer vesikorenaler Reflux nachweisbar. Bei der Harnröhrenkalibrierung *(Bougie-à-boule)* zeigt sich eine Schleimhautischämie am Meatus externus bei distaler Harnröhrenstenose (Hohenfellner et al. 2000, Schultz-Lampel 2007, Steffens 2000, Walz 2000).

▶ Nephrologische Erkrankungen

Polyurische Nierenerkrankungen (z.B. Tubulopathien, Nephronophthise-Erkrankung, Diabetes insipidus) können sich ebenfalls mit Einnässen manifestieren. Typischerweise werden diese Kinder nachts mit einem Trinkbedürfnis wach (Hildebrandt et al. 1992).

Bei der Basisdiagnostik einer Harninkontinenz ist die Bestimmung der Urinmenge im Blasentagebuch empfohlen: bei einer Urinausscheidung von >2000 ml/m²/24 h (mehrfach gemessen) liegt eine echte **Polyurie** vor, die in Assoziation mit einer Harninkontinenz zwar selten ist, aber nicht übersehen werden sollte Mögliche Ursachen sind in Tab. 2.4 zusammengefasst (Tönshoff 2007) und sollten in einer kindernephrologischen Ambulanz abgeklärt werden.

Renale Erkrankungen
• Niereninsuffizienz mit Zwangspolyurie, z.B. Nephronophthise
• Komplexe Tubulopathien: Fanconi-Syndrom
• Nephropathische Zystinose
• Tubulointerstitielle Nephritis
• Nephropathie bei Hyperkalzämie
• Nephropathie bei Hypokaliämie
Extrarenale Erkrankungen
• Diabetes mellitus
• Diabetes insipidus neurohormonalis
• Habituelle Polydipsie

Tab. 2.4: Erkrankungen mit Polyurie/Polydipsie.

Bei allen Kindern mit Harninkontinenz ist eine Teststreifenuntersuchung des Urins obligater Bestandteil der Diagnostik. Glukosurie bei normalen Blutzuckerwerten, Erythrocyturie und Albuminurie lassen an eine Nierenerkrankung denken.

Literatur

Beetz R, Mannhardt-Laakmann W, Schofer O: Kinderurologische Sprechstunde. Orientierungshilfen für die Praxis. WVG Stuttgart, 1998.

Hildebrandt F, Waldherr R, Kutt R, Brandis M : The nephronophthisis complex : clinical and genetic aspects. The Clinical investigator 1992,70:802-808.

Hjalmas K : Functional daytime incontinence: definition and epidemiology. Scand J Urol Nephrol 1992,141:39-44.

Hohenfellner K, Weitzel D, Hohenfellner R: Harnröhrenklappen. In: Thüroff JW & Schulte-Wissermann H: Kinderurologie in Klinik und Praxis. 2. Auflage, Thieme-Verlag Stuttgart, New York, S. 322-327, 2000.

Konsensusgruppe Kontinenzschulung (Hrsg.). Bachmann H, Steuber C: Kontinenzschulung im Kindes- und Jugendalter. Manual für die standardisierte Diagnostik, Therapie und Schulung bei Kindern und Jugendlichen mit funktioneller Harninkontinenz. Pabst Publishers, 2010.

Rickwood AM : Management of the incontinent child in general pracitce. The paediatric urologist's viewpoint. Scand J Urol Nephrol 1992,141:117-125.

Schulman C : Doppelter Ureter, Ektopie, Ureterozele. In: Thüroff JW & Schulte-Wissermann H: Kinderurologie in Klinik und Praxis. 2. Auflage, Thieme-Verlag Stuttgart, New York, S. 178-195, 2000.

Schultz-Lampel D: Enuresis und kindliche Harninkontinenz. In: Thüroff JW: Urologische Differentialdiagnose,

2. Auflage, Thieme-Verlag Stuttgart, New York, S. 260-273, 2007.

Steffens J: Weibliche Harnröhrenstenose. In: Thüroff JW & Schulte-Wissermann H: Kinderurologie in Klinik und Praxis. 2. Auflage, Thieme-Verlag Stuttgart, New York, S. 352-356, 2000.

Walz PH: Beteiligung des Harntraktes bei Anomalien des Sinus urogenitalis, des weiblichen Genitales und bei anorektalen Fehlbildungen. In: Thüroff JW & Schulte-Wissermann H: Kinderurologie in Klinik und Praxis. 2. Auflage, Thieme-Verlag Stuttgart, New York, S. 357-372, 2000.

2.3.2. Funktionelle Ursachen der Harninkontinenz

Der ausgeprägte Entwicklungsbezug unterscheidet die Harninkontinenz im Kindesalter von vielen anderen Störungsbildern. Die Einordnung der Harninkontinenz in den individuellen Entwicklungskontext ist essentiell, um die Krankheitswertigkeit der Symptomatik einzuschätzen und damit wesentlich für eine optimale Betreuung der Patienten. In schematischer Weise lassen sich drei Entwicklungsprozesse der funktionellen Harninkontinenz postulieren (☞ Abb. 2.7).

1. Der physiologische Entwicklungsprozess der Ausscheidungsfunktion ist verzögert. Muster der Harnspeicherung und Blasenentleerung, die in den frühen Kleinkindjahren normal sind, persistieren über einen längeren Zeitraum als erwartet. Die Bewertung der Harninkontinenz als pathologisch beruht dabei im Wesentlichen auf dem zeitlichen Verlauf. Das Symptom ist im Säuglings- und Kleinkindalter normal und wird in der Regel als pathologisch betrachtet, wenn nach normativen, gesellschaftlichen oder familiären Vorstellungen ein Kind trocken sein sollte.
Ursachen für diese Verzögerung können genetisch disponiert sein. Viele Kinder mit primärer MEN, dyskoordinierter Miktion oder nicht eindeutig zuzuordnenden Formen der Blasendysfunktion gehören hierher.

2. Der physiologische Reifungsprozess verläuft normal, es tritt ein pathologischer Prozess hinzu, der zur Reaktivierung frühkindlicher Ausscheidungsmechanismen führt oder eine Fehlsteuerung des Miktionsablaufs auslöst und unterhält (z.B. Harnwegsinfektion, Obstipation, Lichen sclerosus, Missbrauch). Die Bewertung des Symptoms als pathologisch fußt nicht nur auf der zeitlichen

Zuordnung, sondern auch auf objektivierbaren, pathologischen Befunden (z.B. abnormale Miktionsfrequenz oder -volumina, sonographische oder urodynamische Auffälligkeiten). Kinder mit ausgeprägten Formen von dyskoordinierter Miktion, überaktiver Blase und Miktionsaufschub oder sekundären Formen sind hier einzuordnen.

3. Die Ausscheidungsentwicklung verläuft verzögert und es tritt ein pathologischer Prozess hinzu (Kombination aus 1. und 2.).

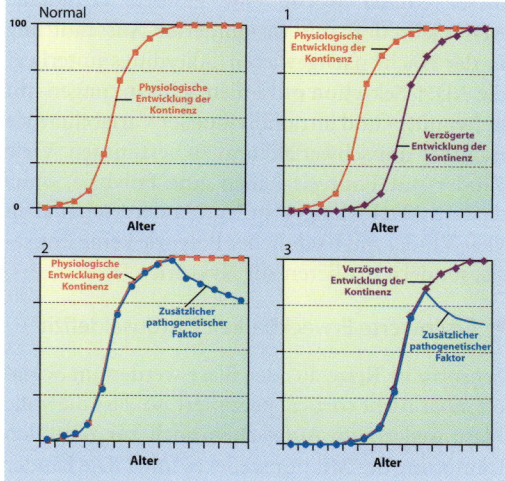

Abb. 2.7: Entwicklungsprozesse (schematisch), die zur funktionellen Harninkontinenz führen.

2.3.2.1. Monosymptomatische Enuresis nocturna (MEN)

Mehrere wesentliche Pathomechanismen wirken zusammen:

▶ **Genetik**

Ist ein Elternteil von einer MEN betroffen, liegt die Manifestationswahrscheinlichkeit für die Nachkommen bei 45 %, sind beide Elternteile betroffen, beträgt die Manifestationsrate 75 %. Molekulargenetisch ist von mehreren Kandidatengenen bislang keines bestätigt worden, so dass nicht bekannt ist, welches Genprodukt der Problematik zugrunde liegt. Es wird postuliert, dass die genetische Veranlagung über eine komplexe Entwicklungs- bzw. Reifungsstörung im Bereich des Hirnstamms zum Phänotyp Enuresis beiträgt. Auch der Befund, dass Kinder mit Enuresis nocturna im Mittel eine geringfügige (klinisch aber inapparente) Verminderung der Intelligenz aufweisen gegenüber der kontinenten Vergleichsgruppe, lässt auf Reifungsdefizite im ZNS schließen. Die genetische Disposition zum nächtlichen Einnässen bleibt auch nach dem – in der Regel verspätet einsetzenden – Trockenwerden bestehen und kann bei Risikofaktoren reaktiviert werden.

▶ Nächtliche Polyurie

Viele Kinder mit MEN haben eine nächtliche Polyurie, so dass die nächtliche Urinproduktion die funktionelle Blasenkapazität übersteigt. Für einige dieser Kinder wurde eine gestörte circadiane ADH-Sekretion mit verminderter Ausschüttung in der Nacht nachgewiesen. Allerdings unterliegt die ADH-Sekretion pulsatilen Schwankungen mit hoher inter- und intraindividueller Variabilität, sie ist daher nur schwer akkurat zu bestimmen. Viele Kinder mit Enuresis haben eine Polyurie, ohne dass ein ADH-Mangel vorliegt. Andererseits haben viele Kinder mit nächtlicher Polyurie keine Enuresis, sondern tendieren zur Nykturie.

▶ Erschwerte Erweckbarkeit ("Arousaldefizit")

Sensorische Reize aus der Blase werden im Schlaf offenbar nicht cortical perzipiert, so dass die volle Blase weder zum Aufwachen noch zur zentralen Dämpfung des Miktionsreflexes führt. Die Kinder werden von ihren Eltern dementsprechend als Tiefschläfer mit deutlich erschwerter Erweckbarkeit charakterisiert. Die polysomnographische Schlafarchitektur bei Kindern mit MEN ist allerdings weitgehend unauffällig. Das neurophysiologische Korrelat der erschwerten Erweckbarkeit wird im Locus coeruleus im Bereich der Pons vermutet.

▶ Detrusorüberaktivität

Ein Teil der Kinder mit Enuresis nocturna hat vermehrte Detrusorkontraktionen im Schlaf. In der Regel liegen dann auch Tagessymptome vor, so dass definitionsgemäß eine Non-MEN besteht. Es gibt aber auch einige wenige Kinder mit anamnestisch und klinisch monosymptomatischer Enuresis nocturna, die eine Detrusorüberaktivität haben, so dass sich MEN und Non-MEN pathogenetisch überlappen.

Eine schematische Übersicht über das Zusammenwirken der pathogenetischen Hauptfaktoren bei der Enuresis nocturna gibt Abb. 2.8.

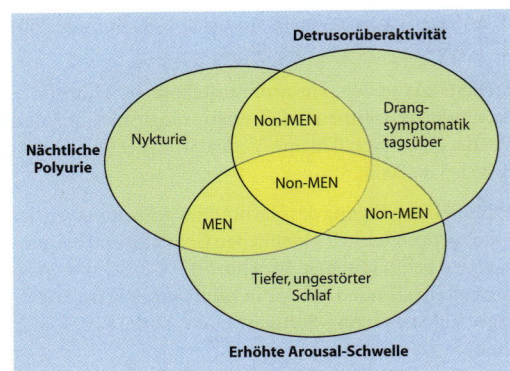

Abb. 2.8: Wichtige pathogenetische Faktoren der Enuresis nocturna und ihre Überschneidungen (nach von Gontard und Neveus 2006).

2.3.2.2. Nicht-monosymptomatische Enuresis nocturna (Non-MEN)

Die heterogene Pathophysiologie der Non-MEN ist zwei Gruppen zuzuordnen (☞ Abb. 2.9):

1. Reine Blasendysfunktion, die so ausgeprägt ist, dass es auch nachts zum Einnässen kommt (☞ Abb. 2.9a). Dies ist vor allem bei überaktiver Blase und Dranginkontinenz zu beobachten. Gelegentlich wird bei diesen Kindern ebenfalls eine erschwerte Erweckbarkeit beobachtet. Als pathogenetischer Hintergrund für dieses Phänomen wird postuliert, dass im Hirnstamm (Pons – Locus coeruleus) die Erweckbarkeitsschwelle aufgrund der häufigen und starken Weckreize, die von der Blase ausgehen, erhöht wird, um die Integrität des Schlafs zu erhalten. Ein solcher Prozess wird analog bei Kindern mit obstruktiver Schlafapnoe beobachtet. Im ausgeprägten Fall ist für diese Kinder der Schlaf selbst wenig erholsam und es kommt zur Tagesmüdigkeit mit eingeschränkter Konzentrationsfähigkeit etc. Diskutiert wird, ob diskrete psychosoziale Auffälligkeiten enuretischer Kinder ebenfalls mit einer auf diese Weise verringerten Schlafqualität zu erklären sind.

2. Für die Nachtsymptomatik liegt eine Konstellation wie bei einer MEN vor. Pathopyhsiologisch unabhängig davon besteht eine Blasendysfunktion, die für die Tagessymptome verantwortlich ist (☞ Abb. 2.9b).

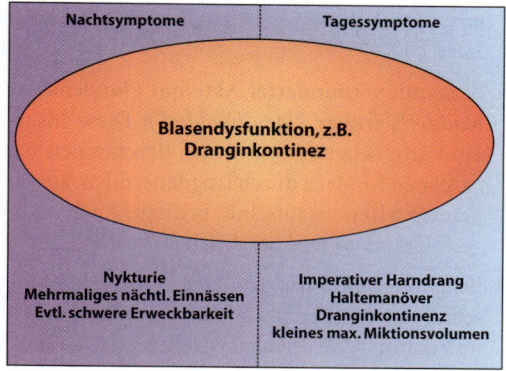

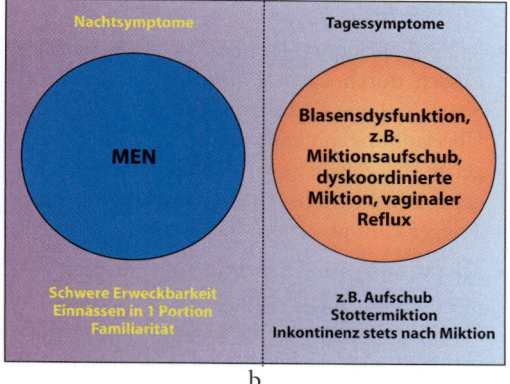

Abb. 2.9a+b: Pathogenese der nicht-monosymptomatischen Enuresis nocturna.
a: Isolierte Blasendysfunktion; **b:** Kombination von Blasendysfunktion und MEN.

2.3.2.3. Blasendysfunktionen

Zur Begrifflichkeit: Der Begriff "Blasendysfunktion" wird als Übersetzung der englischen Termini "bladder dysfunction" oder synonym *"daytime lower urinary tract conditions"* verwendet. Er ist nicht gleichbedeutend mit "Blasenfunktionsstörung", da bei einigen der unten beschriebenen Entitäten (z.B. Miktionsaufschub, vaginaler Reflux) die Blasenfunktion primär normal ist.

▶ Überaktive Blase mit oder ohne Dranginkontinenz *("urge syndrome")*

Betroffen ist die Speicherphase. Postuliert wird, dass die klinische Drangsymptomatik von einer Detrusorüberaktivität ausgelöst wird. Wie zuvor in anderen Studien konnte in der prospektiven *European bladder dysfunction study* (EBDS) allerdings keine Korrelation von klinischem Verlauf des Dranginkontinenz mit urodynamischen Varia-

blen nachgewiesen werden. Statt des Terminus "überaktive Blase", der eine Detrusorüberaktivität suggeriert, wird daher von einigen Experten der klinische Begriff *"urge syndrome"* favorisiert.

Vermutet wird, dass die der Drangsymptomatik zugrunde liegende Detrusorüberaktivität durch Provokationsfaktoren ausgelöst werden. Diese auslösenden Faktoren sind inkonstant und die Symptomatik, die von ihnen ausgelöst wird, muss nicht zwangsläufig Ausdruck einer permanent nachweisbaren Pathologie der Blase sein – so dass Zystomanometriebefunde normal sein können, während das Kind im Alltag eine Drangsymptomatik hat. Über die Inzidenz der Detrusorüberaktivität bei gesunden Kindern ohne Drangsymptomatik ist quasi nichts bekannt.

Postulierte Faktoren für die erhöhte Bereitschaft zur Detrusoraktivität sind

- ein verstärkter Miktionsreflex, verursacht durch verstärkte afferente Signale aus der Blase, verminderte zentrale Hemmung oder verminderte periphere Hemmung auf Sphincterebene

- Veränderungen der Neurotransmission auf Detrusorebene. In Studien untersucht wurden Hinweise auf eine pathophysiologische Rolle nicht nur von Acetylcholin, sondern auch von Noradrenalin, Dopamin, Serotonin und ATP

- myogene Ursachen: elektronenmikroskopische Veränderungen der Kontakte zwischen den glatten Muskelzellen des Detrusors wurden für Erwachsene beschrieben

- genetische Faktoren: familiäre Häufung ist beschrieben, formalgenetische Studien existieren nicht

- psychogene Faktoren: Es gibt Hinweise, dass eine inadäquate Sauberkeitserziehung häufiger zur Dranginkontinenz führt

- Darmfunktion: die Assoziation der Dranginkontinenz mit der Obstipation ist bekannt, die pathophysiologischen Verknüpfungen sind bislang hypothetisch.

Insgesamt ist die Pathogenese der überaktiven Blase mit Dranginkontinenz multifaktoriell und nicht nur auf Ebene der Blase lokalisiert (☞ Merkkasten S. 42). Dies erklärt wahrscheinlich auch die insgesamt wenig überzeugenden Effekte anticholinerger Therapieansätze. Die einzelnen pathogenetischen Faktoren haben im individuellen Fall jedes Kindes offenbar eine unterschiedliche Wertigkeit.

> **Veränderung der pathogenetischen Vorstellungen bei überaktiver Blase**
>
> *"It is becoming apparent that the vesicocentric theories that were proposed in the past for overactive bladder must make way in favour of a more corticocentric way of thinking."*
>
> (Franco 2007b)

▶ Miktionsaufschub

Noch nicht aufgegebenes oder erlerntes, willkürliches, dem Kind oft unbewusstes Hinauszögern der Miktion bei zunächst normalem Harndrang. Typische Situationen sind intensives Spiel oder Ekel, z.B. vor verschmutzten Schultoiletten. Es kommt zu Haltemanövern und bei starker Blasenfüllung zu imperativem Harndrang. Durch häufige Haltemanöver kann eine sekundäre Detrusorüberaktivität ausgelöst werden. Andere Kinder entwickeln einen Miktionsaufschub infolge häufigen Harndrangs bei Dranginkontinenz.

▶ Dyskoordinierte Miktion

Betroffen ist die Entleerungsphase. Es kommt zum dysfunktionalen Ablauf der Miktion mit Anspannung des Beckenbodens. Hauptursache ist ein erlerntes, unbewusstes Fehlverhalten, das durch schmerzhafte Miktionsunterbrechungen, z.B. bei Harnwegsinfektionen, Vulvitis, Lichen sclerosus, oder willkürliches Unterbrechen der Miktion getriggert wird. Andere Kinder zeigen eine Reifungsverzögerung mit Fortsetzung unreifer Miktionsmuster (☞ Kap. 2.1.). Es gibt Hinweise für eine genetische Komponente. Die dyskoordinierte Miktion führt nicht per se zur Inkontinenz, die auftreten kann, wenn eine sekundäre Detrusorüberaktivität oder Harnwegsinfektionen ausgelöst werden. Die Assoziation zur Obstipation ist eng; als gemeinsamer Pathomechanismus ist die fehlende Relaxation des Beckenbodens naheliegend.

▶ Andere Formen

- **Vaginaler Reflux (Influx):** "Mechanisches" Phänomen; während der normalen Miktion wird Urin hinter den Labien retiniert, staut sich in der Vagina und fließt beim Aufstehen von der Toilette heraus. Die Blasenfunktion ist normal; gelegentlich ist dieses Problem Ausdruck einer Hy-

pospadie der weiblichen Urethra (☞ Abschnitt 2.3.1.2.).

- **Blase mit verminderter Aktivität** (*"underactive bladder"*, früher *"lazy bladder"*): Diese insgesamt sehr seltene Form ist bei den meisten betroffenen Kindern durch langdauernden, ausgeprägten Miktionsaufschub bedingt. Auch myogene Ursachen sind beschrieben.

- **Belastungsinkontinenz:** Der urethrale Verschlussdruck kann erhöhtem intraabdominellen und damit intravesikalen Druck nicht standhalten. Die Ursache für diesen Prozess bei Kindern ist unbekannt. Erbliche Faktoren können eine Rolle spielen.

- **Lachinkontinenz:** Der Miktionsreiz wird reflektorisch durch Lachen ausgelöst. Genetik und Neurobiologie sind unbekannt. Es scheint eine Überlappung mit kataplektischen Zuständen zu geben, bei denen es zu plötzlichem, reflexartigem Muskeltonusverlust durch emotionale Trigger kommt.

- **Misch- und nicht zuzuordnende Formen:** Viele Kinder mit Tagessymptomatik sind nicht eindeutig einer der o.g. Subgruppen zuzuordnen. Häufig finden sich einzelne, charakteristische Elemente dieser Störungsbilder nebeneinander, beispielsweise Drangsymptomatik, gelegentlicher Miktionsaufschub und intermittierend staccatoartige Flowkurven. Jedoch erlaubt das Fehlen sonographischer oder konstanter urodynamischer Auffälligkeiten, die Variabilität und der Ausprägungsgrad der Symptomatik keine definitive Zuordnung zu einer der Gruppen. Unbekannt ist die pathogenetische Grundlage. Welche Bedeutung die beobachtete, scheinbar herabgesetzte Wahrnehmungsfähigkeit für den Harndrang hat, ist unklar, unter anderem, weil dieser sensorische Parameter nur unter Schwierigkeiten akkurat zu messen ist.

Literatur

Bael AM, Lax H, Hoebeke P, de Jong TPVM, Nijman RM, Sixt R, Verhulst J, Hirche H, van Gool JD. The relevance of urodynamic studies in urge syndrome and dysfunctional voiding: a multi center controlled trial in children. J Urol 2008;180:1486-93; discussion 1494-5.

Joinson C, Heron J, Butler R, von Gontard A, Butler U, Emond A, Golding J. A United Kingdom Population-Based Study of Intellectual Capacities in Children With and Without Soiling, Daytime Wetting, and Bed-Wetting. Pediatrics 2007,120:308-16.

Franco I. Overactive Bladder in children, part 1: Pathophysiology, J Urol 2007a,178:761-8.

Franco I. Overactive Bladder in children, part 2: Management, J Urol 2007b,178:769-74.

Konsensusgruppe Kontinenzschulung (Hrsg.). Bachmann H, Steuber C: Kontinenzschulung im Kindes- und Jugendalter. Manual für die standardisierte Diagnostik, Therapie und Schulung bei Kindern und Jugendlichen mit funktioneller Harninkontinenz. Pabst Publishers, Lengerich, 2010.

Neveus T, von Gontard A, Hoebeke P, Hjälmås K, Bauer S, Bower W, Jørgensen TM, Rittig S, Walle JV, Yeung CK, Djurhuus JC. The Standardization of Terminology of Lower Urinary Tract Function in Children and Adolescents: Report from the Standardisation Committee of the International Children's Continence Society. J Urol 2006,176:314-24.

Neveus T. Enuretic sleep: deep, disturbed or just wet? Pediatr Nephrol 2008,23:1201-2.

von Gontard A, Neveus T. The management of disorders of bladder and bowel control in childhood. Clinics in Development Medicine No. 170. Mac Keith Press London, 2006.

Watanabe H, Azuma Y. A proposal for a classification system of enuresis based on overnight simultaneous monitoring of electroencephalography and cystometry. Sleep 1989,12:257-64.

Wolfish NM, Pivic RT, Busby KA. Elevated sleep arousal thresholds in enuretic boys: clinical implications. Acta Paediatr 1997,86:381-4.

2.4. Diagnostischer Prozess

2.4.1. Harninkontinenz

Der diagnostische Prozess muss gewährleisten, dass eine funktionelle Harninkontinenz möglichst sicher von einer organisch bedingten Harninkontinenz (neurogen, nephrologisch/urologisch) abgegrenzt wird (Beetz 1993, Nijman 2001, Bauer 2008). Gleichzeitig sollen die Komorbiditäten, die mit einer Harninkontinenz assoziiert sind (nephrologische, gastroenterologische, psychiatrische Komorbiditäten, Entwicklungsstörungen, Schlafstörungen), erfasst werden (KgKS 2010).

Basisdiagnostik
• Detaillierte Anamnese (Standardisierter Fragebogen, Gespräch)
• Blasentagebuch (Trink- und Miktionsprotokoll für 48 h) und 14-Tage-Protokoll (☞ Kap. 5.)
• Körperliche Untersuchung (urologische und orientierend-neurologische Untersuchung)
• Urinuntersuchung
Weiterführende Diagnostik
• Sonographie (bei anamnestisch eindeutiger MEN verzichtbar):
- Restharn (normal: 0-5 ml, grenzwertig: 6-20 ml, pathologisch: >20 ml)
- Blasenwanddicke (normal bis 3-5 mm – bei >50 % Blasenfüllung)
- Ureteren
- Nieren (weites Nierenhohlsystem, Doppelbildung, Parenchymreduktion)
- Rectumdurchmesser (Hinweis auf Obstipation: >40 mm)
• Miktionsbeobachtung
• Uroflowmetrie/Flow-EMG
Spezielle Diagnostik
• bei organischer Harninkontinenz
• bei funktioneller Harninkontinenz mit Gefährdung der Nieren
• bei Komorbiditäten

Tab. 2.5: Diagnostik bei Harninkontinenz im Kindesalter.

2.4.1.1. Basisdiagnostik

Hier haben sich standardisierte **Fragebögen**, ein **Blasentagebuch** (Trink- und Miktionsprotokoll 2 Tage lang) und ein **14-Tage-Protokoll**, in dem neben der Harninkontinenz auch die Stuhlentleerung, Stuhlschmieren oder Einkoten dokumentiert werden sollen (☞ Kap. 5.), bewährt (KgKS 2010). Diese Instrumente sind hilfreich, weil sie für den Arzt wertvolle Informationen über das Verhalten bei Harndrang, die Miktionshäufigkeit, Trink- und Miktionsvolumina und gastroenterologische Komorbiditäten liefern. Das Ausmaß der Harninkontinenz wird deutlicher. Gleichzeitig bieten sie den Eltern Zeit und Raum für Beobachtung und Dokumentation der Einnässproblematik. Betroffene Kinder werden angeregt, sich bewusster mit dem Problem zu beschäftigen und manche Kinder werden bereits in dieser aktiven Beobachtungsphase kontinent.

Das ausführliche **Anamnesegespräch** umfasst auch eine Familien-, Schwangerschafts- und Geburtsanamnese. Die "Meilensteine" der Entwicklung (Sitzen, Stehen, Laufen, Sprechen), Hinweise für Entwicklungsstörungen, Lernbehinderungen, Teilleistungs- oder Wahrnehmungsstörungen oder für eine kinderpsychiatrische Problematik sollen – auch in Zusammenhang mit dem Fragebogen – wahrgenommen werden (von Gontard 2004, 2006). Die gemeinsame Erörterung der Fragebogen und der Protokolle mit Kind und Eltern sind empfehlenswert.

Die Miktionsanamnese und die Auswertung von Blasentagebuch und 14-Tage-Protokoll liefern wesentliche Informationen über die Funktion der Harnblase; Richtwerte für die Abklärung einer Blasendysfunktion sind von der ICCS veröffentlicht worden (Nevéus 2006, 2009) (☞ Tab. 2.6).

Bei **körperlicher Untersuchung** ist die Inspektion der Wirbelsäule und der unteren Extremitäten (Muskulatur), des Genitales und Analregion (vorsichtig, Schamgefühl der Kinder respektieren!) und eine neurologische Prüfung der unteren Extremitäten anzuraten. Gangbild, Zehen- und Hackengang und Einbeinstand sind zu prüfen. Lipome, Grübchen, Hämangiome und Hypertrichosen im Lumbosakralbereich, können auf eine Aszensionsstörung des Rückenmarks *(Tethered cord)* hinweisen. Eine **Urinuntersuchung** vervollständigt die Basisdiagnostik (Harnteststreifen meist ausreichend) (Schultz-Lampel 2004).

Am Ende des basalen diagnostischen Prozesses sollte die Harninkontinenz gemäß den Definitionen des Standardisierungskomitees der Internationalen Kontinenzgesellschaft für Kinder *(International Children's Continence Society)* eingegrenzt sein (Nevéus 2006). Es muss betont werden, dass bei isolierter Harninkontinenz in der Nacht (Enuresis nocturna) auch nach Tagessymptomen gefahndet werden sollte (vor allem: Symptome einer überaktiven Harnblase), die häufig (bei Kindern ohne Inkontinenz tagsüber) übersehen werden und dann zu falschen Therapieempfehlungen führen (Lettgen 2003, Robson 2006).

Bei Patienten mit der eindeutigen Diagnose einer "monosymptomatischen Enuresis nocturna" ohne Hinweise für eine Blasendysfunktion tagsüber kann auf eine Ultraschalluntersuchung verzichtet werden. Bei allen anderen Formen der Harninkontinenz ist eine Sonographie von Harnblase und Nieren notwendig (Feldman 2006, KgKS 2010).

2.4.1.2. Weiterführende Diagnostik

▶ Sonographie

Der Nachweis einer verdickten **Harnblasenwand** ist ein wertvoller Hinweis für eine subvesikale Obstruktion oder eine dyskoordinierte Miktion, kann auf eine neurogene Blasenentleerungsstörung hinweisen, wird aber auch bei Miktionsaufschub mit deutlich erhöhter Blasenkapazität beobachtet. Bei entleerter Blase sollte die Blasenwanddicke nicht mehr als 5 mm betragen. Bei akzeptabel gefüllter Harnblase (über 50 % der für das Alter zu erwartenden Blasenkapazität) (☞ Tab. 2.6) sollte die Blasenwanddicke bei 3-5 mm gemessen werden. Pathologische Befunde sind nur verwertbar, wenn keine akute oder chronisch-rezidivierende Zystitis vorliegt (Jequier 1987).

Nach Sonographie der Harnblase vor und nach Miktion wird eine **Restharnbestimmung** veranlasst, ein Restharn von >20 ml ist pathologisch (Nevéus 2006) (☞ Tab. 2.7). Bei einer Zeitverzöge-

Miktionsfrequenz	Vermindert: 3 oder weniger Miktionen täglich
	Vermehrt: 8 oder mehr Miktionen täglich
Erwartete Blasenkapazität	[Alter des Kindes (J) × 30] + 30 (in ml), anwendbar bis zum 12. LJ
Kleine Blasenkapazität	<65 % der zu erwartenden Blasenkapazität
Große Blasenkapazität	>150 % der zu erwartenden Blasenkapazität
Polyurie	Urinmenge >2000 ml/1,73 m² KOF/24 h
Nächtliche Polyurie	Urinmenge >130 % des maximalen Miktionsvolumens

Tab. 2.6: Normalwerte und Definitionen bei der Abklärung einer Harninkontinenz (ICCS) (☞ auch Kap. 1.2.1.1., Abb. 1.3).

rung nach Toilettengang sollten 1-2 ml Urin/min nach Miktion subtrahiert werden. Nur wiederholt nachweisbarer Restharn ist als pathologisch zu werten.

Nomal	Kein Restharn (bis 5 ml akzeptabel)
Grenzbereich	6-20 ml
Pathologisch	>20 ml

Tab. 2.7: Restharn.

Die Sonographie des oberen Harntrakts umfasst die Bestimmung der Nierenvolumina, Beschreibung von Lageanomalien, Erweiterungen des Hohlsystems, Doppelbildungen und die Suche nach erweiterten Harnleitern. Der Nachweis einer Doppelniere mit Dilatation des oberen Hohlsystems und einem Megaureter, der tief unter die Harnblase zieht, kann auf eine ektope Uretermündung hinweisen, die bei einem Mädchen mit ständiger Harninkontinenz auch unterhalb der Sphincterebene (Harnröhre, Vestibulum, Vagina) liegen kann (Beetz 1998) (☞ Abschnitt 2.3.1.2.).

▶ Miktionsbeobachtung

Die Miktionbeobachtung erfolgt durch speziell geschulte Fachkräfte, z.B Urotherapeutinnen. Ziele der Miktionsbeobachtung sind die Erfassung und "Objektivierung" von Phänomenen, die für die diagnostische Einschätzung der anamnestischen Angaben von grossem Gewicht sind; zu beurteilen sind insbesondere Harndrangentwicklung (normal oder imperativ), die Reaktion des Kindes auf den Harndrang (normal oder Miktionsaufschub bzw. Haltemanöver), die Qualität der Harninkontinenz (Einnässvolumen, zeitliche Zuordnung: vor/nach Miktion?), die Art der Wahrnehmung (nimmt das Kind Harndrang und/oder Einnässen wahr oder erfolgt dieses unbemerkt?) und der

Miktionsablauf (welches Miktionsmuster besteht?). Zu bewerten sind mehrere Miktionen.

Wegen des beträchtlichen Zeitaufwandes eignet sich das Verfahren vor allem für komplexe Fragestellungen im teilstationären oder stationärem Setting.

Es bietet sich an, die Miktionsbeobachtung mit seriellen Uroflowmetrien und sonographischen Bestimmungen des Restharns zu kombinieren.

▶ Uroflowmetrie

Bei eindeutigen Hinweisen für eine Blasendysfunktion wird eine Uroflowmetrie empfohlen (Schultz-Lampel 2004, Feldman 2006, KgKS 2010). Hierbei soll die Harnblase möglichst mit mindestens 100 ml Urin gefüllt sein, bei weniger als 50 ml ist die Untersuchung nicht aussagekräftig. Die maximale Harnflussrate ist altersabhängig. Eine normale Flussrate liegt vor, wenn das Quadrat des maximal gemessenen Flow etwa dem Miktionsvolumen entspricht.

Fünf Formen der Flowkurve können abgegrenzt werden (☞ Abb. 2.10). Glockenkurve und Towerkurve sind normal; Plateaukurve, Stakkatokurve und unterbrochene Miktionskurve sind pathologisch. Auffällige Befunde sind zu kontrollieren, erst mehrfach auffällige Untersuchungen erlauben die Diagnose einer pathologischen Miktion.

▶ Uroflowmetrie mit Beckenboden-EMG

Bei Blasendysfunktion mit wiederholt pathologischer Uroflowmetrie, Restharnbildung und verdickter Harnblasenwand besteht der Verdacht auf eine dyskoordinierte Miktion. Eine Uroflowmetrie mit Beckenboden-EMG ist notwendig (Schultz-Lampel 2004, Feldman 2006, Bael 2008). Das EMG der Beckenbodenmuskulatur wird über perineal angelegte Oberflächen-Klebeelektroden abgeleitet. Eine erhöhte EMG-Aktivität bei Miktion weist

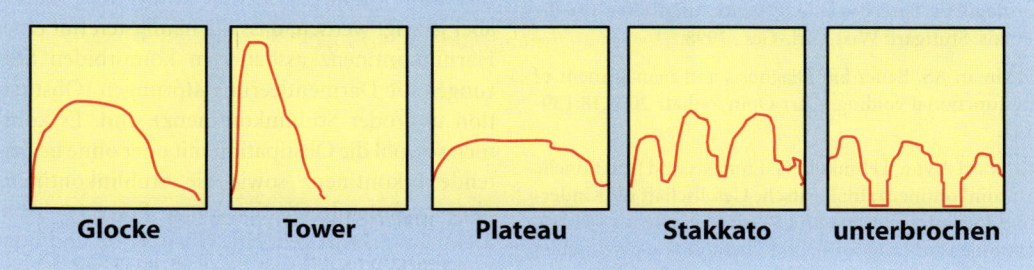

Abb. 2.10: Vereinfachte Darstellung 5 typischer Uroflowmetriekurven.

auf einen erhöhten Auslasswiderstand bei Miktion hin.

2.4.1.3. Spezielle Diagnostik

Die bisher aufgeführten und kindgerecht durchgeführten Untersuchungen sind nichtinvasiv und wenig belastend. Invasive diagnostische Maßnahmen (Miktionszystourethrographie, Zystomanometrie, Videourodynamik, Endoskopie) sind nur erforderlich, wenn der Verdacht auf eine neurogene Blasenfunktionsstörung besteht oder eine funktionelle Blasendysfunktion vorliegt, die eine Gefahr für die Nieren darstellt (☞ Tab. 2.8). Die Patienten sollten hierzu in geeigneten kindernephrologisch-urologischen Zentren vorgestellt werden.

- Harnblasenwand verdickt
- Abflussstörungen aus dem oberen Harntrakt (Nierenbeckendilatation, Megaureter)
- Restharn (bei mehrfach wiederholter Untersuchung)
- Pathologische Uroflowmetrie (bei mehrfach wiederholter Untersuchung)
- Rezidivierende Pyelonephritiden

Tab. 2.8: Hinweise für Blasendysfunktion mit Gefährdung der Nieren.

Literatur

Bael AN. Functional urinary incontinence in children, Clinical and urodynamic diagnosis, comorbidity, and interventions in a multicenter controlled trial. PhD thesis, Antwerp University. Utrecht: Hellas & Rome 2008.

Bauer SB. Neurogenic bladder: etiology and assessment. Pediatr Nephrol 2008,23:541-551.

Beetz R. Funktionelle Aspekte der Enuresis im Kindesalter – Bedeutung für Diagnostik und Therapie. Akt. Urol 1993,24:241-250.

Beetz R, Mannhardt-Laakmann W, Schofer O. Kinderurologische Sprechstunde. Orientierungshilfen für die Praxis. Stuttgart: Wiss.Verl.-Ges., 1998.

Feldman AS, Bauer SB: Diagnosis and management of dysfunctional voiding. Curr Opin Pediatr 2006,18:139-147.

Gontard A von, Lehmkuhl G. Enuresis und funktionelle Harninkontinenz: In: Deutsche Gesellschaft für Kinder- und Jugendpsychiatrie und Psychotherapie u.a. (Hrsg). Leitlinien zur Diagnostik und Therapie von psychischen Störungen im Säuglings-, Kindes- und Jugendalter; 2. Aufl. Deutscher Ärzteverlag Köln, S319-333, 2004.

Gontard A von, Nevéus T. The management of disorders of bladder and bowel control in childhood. Clinics in Development Medicine No. 170, Mc Keith Press 2006.

Jequier S, Rousseau O. Sonographic measurements of the normal bladder wall in children. AJR Am J Roentgenol 1987,149(3):563-6.

Konsensusgruppe Kontinenzschulung (Hrsg.). Bachmann H, Steuber C: Kontinenzschulung im Kindes- und Jugendalter. Manual für die standardisierte Diagnostik, Therapie und Schulung bei Kindern und Jugendlichen mit funktioneller Harninkontinenz. Pabst Publishers. Lengerich, 2010.

Lettgen B. Klinik und Diagnostik der Enuresis nocturna. Monatsschr Kinderheilkd 2003,151:926-931.

Nevéus T, von Gontard A, Hobecke P et al. The standardization of terminology of lower urinary tract function in children and adolescents: report from the standardization committee of the International Children's Continence Society (ICCS), J Urol 2006,176:314-324.

Nevéus T. The new International Children's Continence Society's terminology for the paediatric lower urinary tract – why it has been set up and why we should use it. Pediatr Nephrol 2008,23:1931-2.

Nijman RJM. Neurogenic and non-neurogenic bladder dysfunction. Curr Opin Urol 2001,11:577-584.

Robson WL, Leung AK. An approach to daytime wetting in children. Adv Pediatr 2006,53:323-365.

Schultz-Lampel D, Schönberger B. Abklärung kindlicher Blasenfunktionsstörungen. Urologe 2004,43:778-786.

2.4.2. Komorbiditäten (Auswahl)

2.4.2.1. Kindergastroenterologische Komorbiditäten

Über lange Zeit gab es nur wenige wissenschaftliche Daten zur Beziehung zwischen Harninkontinenz und Stuhlentleerungsproblemen (Obstipation und Stuhlinkontinenz). Mittlerweile konnte aber gezeigt werden, dass die häufigsten mit einer Harninkontinenz assoziierten komorbiden Störungen die Darmentleerungsstörungen (Obstipation und/oder Stuhlinkontinenz) sind. Es kommen sowohl die Obstipation mit oder ohne begleitende Inkontinenz sowie die Stuhlinkontinenz ohne begleitende Obstipation in Frage (☞ Abb. 2.11). Umgekehrt geht eine Obstipation und/oder Stuhlinkontinenz häufig mit einer Harninkontinenz einher (☞ Kap. 3.2.3.1.).

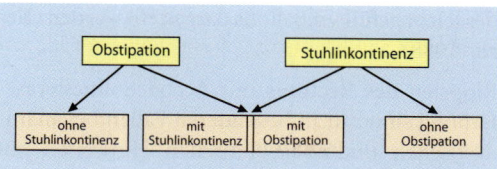

Abb. 2.11: Gastroenterologische Komorbiditäten der Harninkontinenz.

Pathophysiologische Parallelen zwischen der Sphincter-Detrusor-Dyssynergie bei funktionellen Blasenentleerungsstörungen und der Analsphincter-Dyssynergie bei funktioneller Obstipation sind naheliegend. Multiple pathophysiologische Verknüpfungen zwischen den beiden gestörten "Systemen" werden diskutiert, ohne dass diese bisher grundlegend erforscht sind. Denkbar sind Störungen der Wahrnehmung, der Steuerung der Muskulatur des Beckenbodens, aber auch Auswirkungen der Platzverhältnisse im kleinen Becken (Übersicht bei Franco 2007).

Ein gleichzeitiges Auftreten von Störungen beider Ausscheidungsorgane kann aber auch ein Hinweis auf eine neurogene Störung sein, so dass in diesen Fällen besonders sorgfältig nach diesbezüglichen klinischen Hinweisen gesucht werden muss und die Indikation zum MRT des Spinalkanales diskutiert werden sollte. Auch bei sexuellem Missbrauch kommt es oft zur Kombination von Störungen bei der Organsysteme.

Daten gibt es zur Prävalenz des gleichzeitigen Auftretens funktioneller Störungen von Blase und Darm: Es finden sich bei Patienten mit Harninkontinenz in bis zu 35 % eine Stuhlinkontinenz. (Issenman et al. 1999; Bael et al. 2007). Offensichtlich spielt auch der Typ der Blasenfunktionsstörung eine Rolle bei der Assoziation: Combs et al. (2009) fanden bei 214 Kindern mit Blasenentleerungsstörungen in 20 % der Fälle eine Obstipation, in 7 % eine Stuhlinkontinenz. Kinder mit dyskoordinierter Miktion waren in 50 % der Fälle obstipiert, während bei denen mit Dranginkontinenz nur in 9 % eine Obstipation bestand. Bei 23 % der Patienten mit hypokontraktilem Detrusor fand sich eine Obstipation.

Vice versa fand man bei Patienten mit Stuhlentleerungsstörungen (Obstipation bzw. Stuhlinkontinenz) Prävalenzen von 14-46 % für Harninkontinenz und 20-40 % für Enuresis nocturna (Loening-Baucke 1990, 2004, 2007; Clavero Arevalo &

Toro Trallero 1993; van Ginkel, Benninga, Blommaart et al. 2000; Hadjizadeh 2009). Wegen dieser Assoziationen wird von einigen Autoren vorgeschlagen, die Symptomtrias Obstipation, Stuhlinkontinenz und Harninkontinenz als pathophysiologisch zusammengehörige "funktionelle Ausscheidungsstörungen" zu benennen.

Bei Kindern mit einer angeborenen Analatresie kann die operative Versorgung (Anorectoplastik) zu einer Schädigung der Ganglienzellen des Blasenhalses führen, die wiederum eine neurogene Blasenentleerungsstörung zur Folge hat (☞ Kap. 3.3.2.).

▶ Diagnostik der kindergastroenterologischen Komorbiditäten

Wenn neben der Harninkontinenz Stuhlentleerungsprobleme bestehen, so lassen sich diese zunächst mit anamnestischen und klinischen Mitteln diagnostizieren und in die unterschiedlichen Gruppen (Obstipation, obstipationsassoziierte funktionelle Stuhlinkontinenz, Stuhlinkontinenz ohne Obstipation, organische Stuhlinkontinenz) einordnen. In der Anamnese sollte besonders nach Neigung zu Stuhlretention, schmerzhafter Defäkation und/oder Stuhlinkontinenz gefragt werden. Die Beobachtungen zu Häufigkeit, Konsistenz des Stuhls sowie Problemen bei der Defäkation können im Fragebogen und Anamnesegespräch – sowohl bei Eltern als auch bei den Kindern – erfragt werden. Auch Hinweise auf aufgeschobene Defäkationen und Stuhlhaltemanöver sind wertvoll.

Allerdings werden Probleme mit der Stuhlentleerung oft erst bei konkreten Fragen berichtet, so dass immer gezielt exploriert werden muss. Genaue Angaben zur Häufigkeit der Stuhlentleerung bekommt man bei manchen Kindern nur über das 14-Tage-Protokoll (☞ Kap. 5.3.). Bei einem Teil der Patienten fehlen anamnestische Hinweise völlig und die Obstipation lässt sich erst bei der klinischen Untersuchung erkennen.

Klinisch kann eine **Stuhlretention** durch eine rectal-digitale Untersuchung verifiziert werden. Besonders bei Kindern mit reaktiver Stuhlretention aufgrund schmerzhafter Stuhlentleerung sollte die rectal-digitale Untersuchung allerdings nur mit größter Zurückhaltung eingesetzt werden, um nicht die Traumatisierung des Kindes zu vergrößern (Claßen 2007). Insofern sollte die ja ohnehin meist indizierte **Sonographie** der Blase dazu genutzt werden, auch die Weite der retrovesikalen Rectumabschnitte zu messen (☞ Kap. 3.2.1.). Als Hinweis auf eine Stuhlretention kann ein Querdurchmesser des Rectums von >40 mm und eine Pelottierung der Blase durch das Rektum gelten (Klijn et al. 2004, Bijos et al. 2008). Ein mehrfacher Nachweis einer Stuhlretention und der Nachweis einer Verdickung der Rectumwand als Ausdruck der Hypertrophie der Muskulatur unterstützen die Diagnose einer Obstipation (Keshtar 2004).

Aufgrund dieser Daten (Anamnese, Blasentagebuch, klinische Untersuchung, Sonographie) gelingt es fast immer, die klinische Wertigkeit der Stuhlentleerungsstörung für die Patienten einzuschätzen, um eine Therapienotwendigkeit festzulegen.

Eine **Röntgen-Abdomenübersicht** sollte wegen geringen diagnostischen Werts und wegen der Strahlenbelastung vermieden werden (Rockney et al. 1995; Reuchlin-Vrocklage et al. 2005).

Eine Kombination von Harninkontinenz und Stuhlinkontinenz kann selten auch ein Hinweis auf eine neurogene Störung, eine psychiatrische Erkrankung oder einen sexuellen Missbrauch sein. Insofern sollte beim gleichzeitigen Auftreten beider Störungen klinisch besonders auf Störungen der Innervation der Beine, einen fehlenden Analreflex und Hinweise auf eine Spina bifida occulta geachtet werden und/oder ggf. eine kinderpsychiatrische bzw. neuropädiatrische Mitbetreuung erfolgen. Eine prospektive Studie zum Wert einer MRT-Untersuchung bei 130 Kindern mit therapieresistenter Obstipation und/oder Inkontinenz zeigte bei 3 % der Patienten Auffälligkeiten der distalen Wirbelsäule/des Rückenmarks; die funktionelle Bedeutung dieser Störungen bleibt in der Studie aber offen, da bei den Kindern mit Auffälligkeiten eine Besserung auch ohne neurochirurgische Intervention erzielt werden konnte (Bekkali 2010).

Als gezielte Diagnostik eignet sich – in Absprache mit einem pädiatrischen Gastroenterologen oder Kinderchirurgen – die **Rectomanometrie (incl. Beckenboden-EMG)** (☞ Kap. 3.5.1.). Einerseits macht der Nachweis eines rectoanal-inhibitorischen Reflexes (RAIR) eine Innervationsstörung (M. Hirschsprung) unwahrscheinlich, andererseits kann die Beckenbodendyssynergie als funktionelle Störung durch einen Defäkationsversuch

des leicht gefüllten Ballons dargestellt werden (Keren 1988).

Biopsien des Rectums mit Acetylcholinesterasefärbung sind nur in besonderen Fällen bei anamnestischen und/oder klinischen Hinweisen auf eine Innervationsstörung und bei Therapieresistenz notwendig. Weitgehend obsolet sind radiologische **Kontrastdarstellung des Enddarms** oder der Defäkation (Baker 1999, Benninga 2004).

Literatur

Bael AM, Benninga MA, Lax H, Bachmann H, Janhsen E, De Jong TP, Vijverberg M, Van Gool JD. Functional urinary and fecal incontinence in neurologically normal children: symptoms of one 'functional elimination disorder'? BJU Int 2007,99:407-12.

Baker SS, Liptak GS, Colletti RB, Croffie JM, Di Lorenzo C, Ector W, Nurko S. Constipation in infants and children: evaluation and treatment. A medical position statement of the North American Society for Pediatric Gastroenterology and Nutrition. J Pediatr Gastroenterol and Nutr 1999,29:612-626.

Bekkali NL, EO Hagebeuk E, EJ Bongers M, R van Rijn R, P Van Wijk M, Liem O, A Benninga M. Magnetic Resonance Imaging of the Lumbosacral Spine in Children with Chronic Constipation or Non-retentive Fecal Incontinence: A Prospective Study. J Pediatr 2010,156: 461-465.

Benninga MA, Voskuijl WP, Taminiau JA. Childhood constipation: Is there new light in the tunnel? J Pediatr Gastroenterol and Nutr 2004,39:448-464.

Bijoœ A, Czerwionka-Szaflarska M, Mazur A, Romañczuk W. The usefulness of ultrasound examination of the bowel as a method of assessment of functional chronic constipation in children. Pediatr Radiol 2007,37:1247-52.

Claßen M. Darmentleerung, Sauberkeitsentwicklung bei Kindern und ihre Störungen (Obstipation und Enkopresis). Kindheit und Entwicklung 2007,16:50-61.

Clavero Arevalo M, Toro Trallero J. Enuresis and encopresis: their relationship. Anales Espanoles de Pediatria 1993,39:320-324.

Combs AJ, Chan J, Van Batavia JP, Glassberg KI. Encopresis and constipation: how closely are they related to various non-neurogenic voiding disorders and each other? J Urol 2009,181:S313.

Franco I. Overactive bladder in children. Part 1: Pathophysiology. J Urol 2007,178:761-8.

Hadjizadeh N, Motamed F, Abdollahzade S, Rafiei S. Association of Voiding Dysfunction with Functional Constipation. Indian Pediatr 2009,46:1093-5.

Issenman RM, Filmer RB, Gorski PA. A review of bowel and bladder control development in children: how gastrointestinal and urologic conditions relate to problems in toilet training. Pediatrics 1999,103:1346-1352.

Keren S, Wagner Y, Heldenberg D, Golan M. Studies of manometric abnormalities of the rectoanal region during defecation in constipated and soiling children: modification through biofeedback therapy. Am J Gastroenterol 1988,83:827-831.

Keshtgar AS, Ward HC, Clayden GS, Sanei A. Thickening of the internal anal sphincter in idiopathic constipation in children. Pediatr Surge Internat 2004,20: 817-23.

Klijn AJ, Asselman M, Vijverberg MA, Dik P, de Jong TP. The diameter of the rectum on ultrasonography as a diagnostic tool for constipation in children with dysfunctional voiding. J Urol 2004,172:1986-1988.

Loening-Baucke V. Prevalence rates for constipation and faecal and urinary incontinence. Arch Dis Child 2007, 92:486-9.

Loening-Baucke V. Modulation of abnormal defecation dynamics by biofeedback treatment in chronically constipated children with encopresis. J Pediatr 1990,116: 214-220.

Reuchlin-Vroklage LM, Bierma-Zeinstra S, Benninga MA, Berger MY. Diagnostic value of abdominal radiography in constipated children: a systematic review. Arch Pediatr Adolesc Med 2005,159:671-8.

Rockney RM, McQuade WH, Days AL. The plain abdominal roentgenogram in the management of encopresis. Arch Pediatr Adolesc Med 1995,149:623-7.

van Ginkel R, Benninga MA, Blommaart PJ, van der Plas RN, Boeckxstaens GE, Buller HA, Taminiau JA. Lack of benefit of laxatives as adjunctive therapy for functional nonretentive fecal soiling in children. J Pediatr 2000, 137:808-813.

2.4.2.2. Kindernephrologische Komorbiditäten

Rezidivierende Harnwegsinfektionen (HWI) gehören zu den häufigsten Komorbiditäten bei Kindern mit Harninkontinenz; betroffen sind vor allem Mädchen mit überaktiver Harnblase, Miktionsaufschub und dyskoordinierter Miktion (van Gool 1977, Moore 2000, Bakker 2004). HWI können asymptomatisch oder symptomarm verlaufen, schmerzhafte Blasenentzündungen sind häufig, fieberhafte Harnwegsinfektionen (Pyelonephritis) eher selten (☞ Tab. 2.9).

Bei Urindiagnostik ist die Gewinnung eines Mittelstrahlurins notwendig. Inspektion und Reinigung des Genitales mit warmem Wasser sind empfehlenswert. Bei Jungen ist auf eine Phimose, bei Mädchen auf eine Labiensynechie und auf ent-

zündliche Veränderungen im Mündungsbereich der Harnröhre zu achten. Im Zweifel ist eine Blasenpunktion zur Uringewinnung empfehlenswert, Katheterurinuntersuchungen sind zu vermeiden (Hellerstein 2006, Beetz 2007).

Pyelonephritis
• Hohes Fieber (>38,5°C), Schmerzen in den Nierenlagern
• Urin: Leukozyturie, pathologische Bakteriurie
• Blut: Leukozytose, CRP >2 mg/dl
Zystitis
• Schmerzen bei Blasenentleerung, Harndrang, sekundäre Harninkontinenz, leichtes Fieber möglich (bis 38,5°C)
• Urin: Leukozyturie, pathologische Bakteriurie
Asymptomatische Bakteriurie
• HWI ohne Symptome, unangenehmer Uringeruch
• Urin: keine Leukozyturie; pathologische Bakteriurie, Nitrit häufig positiv; häufig Nachweis von *E. coli*

Tab. 2.9: Einteilung der Harnwegsinfektionen im Kindesalter.

Bei rezidivierenden HWI und Harninkontinenz ist eine Ultraschalluntersuchung von Blase und Nieren vor und nach Miktion erforderlich (☞ Kap. 2.4.1.). Restharn bei Blasendysfunktion ist ein wesentlicher Risikofaktor für HWI. Uroflowmetrieuntersuchungen sind anzuraten (Olbing 1969) (☞ Kap. 2.4.1.).

Bei pathologischen Ultraschallbefunden (verdickte Harnblasenwand, Megaureter, Nierenbeckendilatation), bei wiederholtem Nachweis einer dyskoordinierten Miktion in der Uroflowmetrie, bei Verdacht auf eine subvesikale Abflussstörung (inkomplette Urethralklappen beim Jungen) und bei Kindern mit Pyelonephritiden sollte ein MCU (Miktionscystourethrographie) durchgeführt werden (vesiko-ureteraler Reflux, Blasenkonfiguration, Harnröhre). Die Indikation zum MCU muss zurückhaltend gestellt werden, denn für Kinder im Kindergarten- und Schulalter ist die Untersuchung unangenehm und belastend und sollte nur unter kindgerechten Bedingungen, ggf. in Sedierung durchgeführt werden. Ein Reflux ist zudem bei Kindern in dieser Altersgruppe bei Pyelonephritis eher selten (Jodal 2000).

Blasendysfunktionen im Kindesalter sind nicht nur assoziiert mit rezidivierenden HWI, sondern gelegentlich auch mit einem VUR und in dieser Kombination Risikofaktor für aufsteigende Infektionen (Pyelonephritis) und entzündliche Nierenparenchymschäden. Besonders gefährdet sind Kinder mit dyskoordinierter Miktion (Nijman 2002).

Ein MCU ist nicht erforderlich bei Kindern mit rezidivierender asymptomatischer Bakteriurie und Zystitiden. Eine Harntransportstörung sollte jedoch sonographisch ausgeschlossen sein.

Weitere diagnostische Maßnahmen (z.B. Nierenfunktionsszintigraphie bei Harnabflussbehinderung des oberen Harntrakts) oder eine Cystourethroskopie sind nur selten und nur bei spezieller Fragestellung (z.B. inkomplette Urethralklappen beim Jungen) notwendig.

Literatur

Bakker E, van Gool J, van Sprundel M, van der Auwera JC, Wyndaele JJ. Risk factors for recurrent urinary tract infection in 4320 Belgian schoolchildren aged between 10 and 14 years. J Pediatr 2004,163:234-238.

Beetz R, Bachmann H, Gatermann S, Keller HJ, Kuwertz-Bröking E, Misselwitz J, Naber KG, Rascher W, Scholz H, Thüroff JW, Vahlensiek W, Westenfelder M. Harnwegsinfektionen im Säuglings- und Kindesalter. Konsensus-Empfehlungen zur Diagnostik, Therapie und Prophylaxe. Monatsschr Kinderheilkd 2007,155: 261-271.

Hellerstein S. Acute urinary tract infection – evaluation and treatment. Curr Opin Pediatr 2006,18:134-138.

Jodal U. Selective approach to diagnostic imaging of children after urinary tract infection. Acta Paediatr 2000, 89:767-768.

Leonardo CR, Filgueiras MFT, Vasconcelos MM, Vasconcelos R, Marino VP, Pire C, Pereira AC, Reis F, Oliveira EA, Lima EM. Risk factors for renal scarring in children and adolescents with lower urinary tract dysfunction. Pediatr Nephrol 2007,22:1891-1896.

Moore KH, Simons A, Mukerjee C, Lynch W. The relative incidence of detrusor instability and bacterial cystitis detected on the urodynamic-test day. BJU Int 2000,85: 786-792.

Nijman JM, Butler RJ, van Gool JD, Bower W. Conservative management of urinary incontinence in childhood. In: Incontinence. Edited by P. Abrams, L. Cardozo, S. Khoury, A.J. Wein. Paris: Health Publication Ltd, 540-542, 2002

Olbing. Harnwegsinfektionen im Kindesalter. Georg Thieme Verlag, Stuttgart 1969.

Schmidt H. Habituelle Polydipsie im Säuglings- und Kleinkindesalter – 6 Fallberichte. Monatsschr Kinderheilkd 2001,149

Tönshoff B, Schaefer F, Mueller-Wiefel DE. Pädiatrische Nephrologie. Spezifische Krankheitsbilder und entwicklungsorientierte Diagnostik und Therapie. Monatsschr Kinderheilkd 2007,155:293-303.

Van Gool JD, Tanagho EA. Extrenal sphincter activity and recurrent urinary tract infection in girls. Urology 1977,10:348.

2.4.2.3. Kinder- und jugendpsychiatrische Komorbiditäten

Aufgrund der beträchtlichen Rate komorbider kinder- und jugendpsychiatrischer Störungen bei Kindern mit Harninkontinenz und Stuhlinkontinenz ist eine kinder- und jugendpsychiatrische Diagnostik unerlässlich.

Grundsätzlich sollte bei jedem Kind mit Harn- oder Stuhlinkontinenz eine entsprechende gestufte Diagnostik durchgeführt werden: Zunächst sollte ein Screening auf typische kinder- und jugendpsychiatrische Störungen erfolgen, das dann bei entsprechendem Verdacht gezielt um weitere Untersuchungen ergänzt werden kann.

Bei Kindern mit Harninkontinenz stehen als kurze Screening-Instrumente zur Erfassung von komorbiden kinder- und jugendpsychiatrischen Störungen folgende Verfahren bereit: Die Anamnesefragebögen der KgKS (☞ Kap. 5.1.1.) und von Beetz, von Gontard und Lettgen (☞ Kap. 5.1.2.) oder der sog. SSIPPE (*Short screening instrument for psychological problems in enuresis*; van Hoecke 2007), eine Kurzfassung der *Child Behavior Checklist* (CBCL) 4-18 (Achenbach 1991).

Ergeben sich aus den o.g. Screening-Verfahren Hinweise auf Verhaltensauffälligkeiten, so sollte als nächste Stufe der "CBCL/4-18" (Achenbach 1991, dt. Version: Döpfner 1994) eingesetzt werden.

Der CBCL/4-18 ist ein weltweit verbreiteter Elternfragebogen zur Erfassung psychosozialer Kompetenzen und Verhaltensauffälligkeiten sowie emotionaler Auffälligkeiten und somatischer Beschwerden von Kindern und Jugendlichen im Alter von 4 bis 18 Jahren. Er besteht aus 113 Items, die jeweils auf einer 3-Punkt-Likert-Skala beantwortet werden. Der Zeitbedarf zum Ausfüllen des

Fragebogens liegt bei ca. 20 Minuten. Bei der Auswertung des CBCL/4-18 können verschiedene Skalen gebildet werden, die auf kinder- und jugendpsychiatrische Störungsbilder hinweisen. Ergibt die Auswertung des CBCL-Fragebogens Hinweise auf Auffälligkeiten, sollte unbedingt eine kinder- und jugendpsychiatrische Vorstellung initiiert werden.

Gleiches gilt natürlich auch für den Fall, dass bereits im Anamnesegespräch kinder- und jugendpsychiatrische Auffälligkeiten von den Eltern bzw. Bezugspersonen berichtet werden.

Die weiterführende kinder- und jugendpsychiatrische Diagnostik besteht zunächst aus einer Anamneseerhebung. Hierzu gehört die ausführliche Exploration der Eltern, des Kindes bzw. Jugendlichen sowie wichtiger Bezugspersonen (Erzieher/Leh-

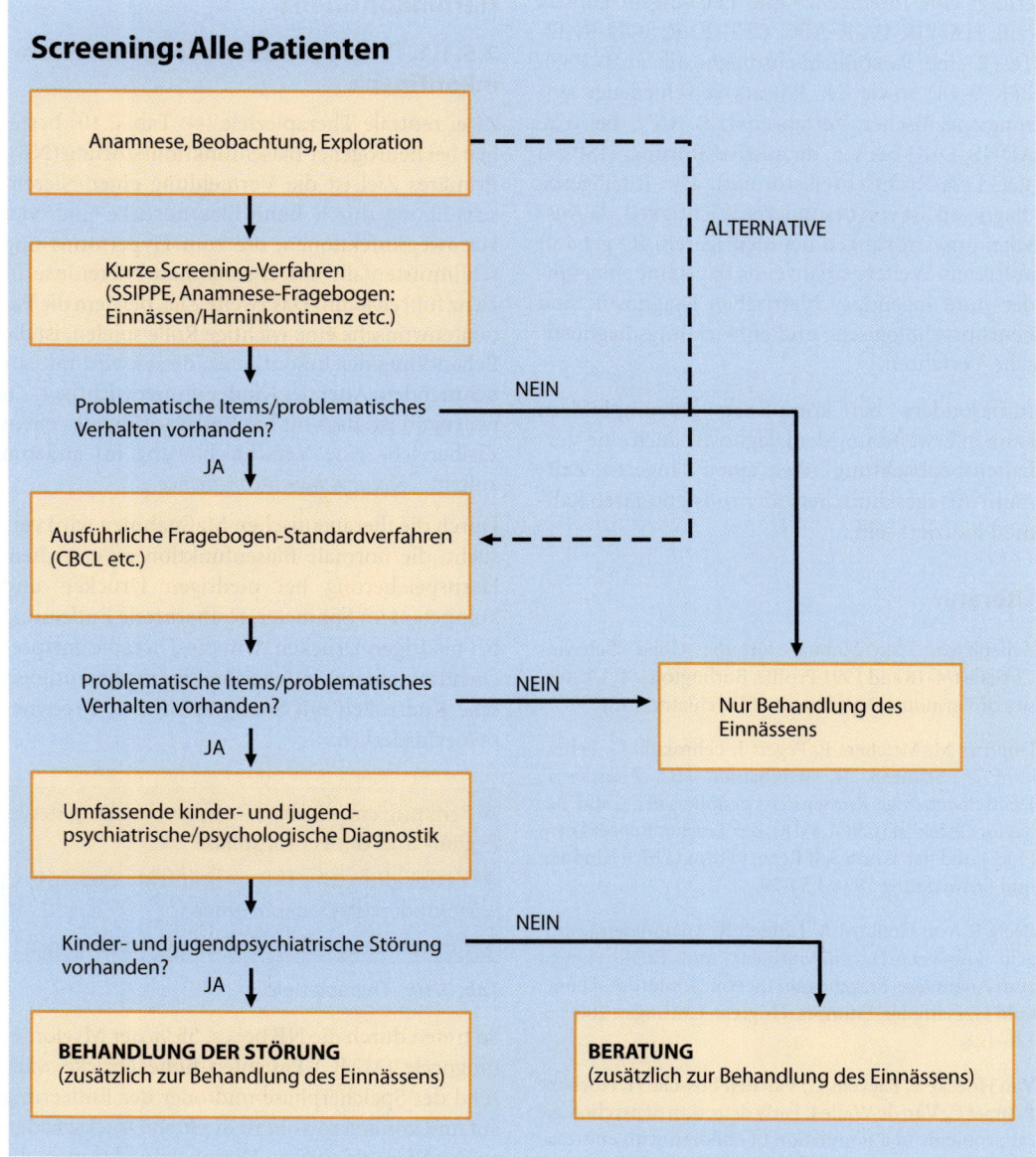

Abb. 2.12: Flussdiagramm zum diagnostischen Vorgehen bei Kindern mit Harninkontinenz (aus: von Gontard, im Druck, ICCS-Leitlinien).

rer) zu psychischen Auffälligkeiten und Kompetenzen des Kindes, kognitiven Defiziten und Fähigkeiten des Kindes, körperlichen Funktionen des Kindes und psychosozialen (einschließlich familiären) Bedingungen (ausführlich: von Gontard 2006; von Gontard, im Druck).

Welche spezifischen Testverfahren im Weiteren zur Anwendung kommen, hängt von den vorliegenden Verdachtsdiagnosen ab. Im Allgemeinen erfolgt eine Intelligenz- und Leistungsdiagnostik (z.B. HAWIK-IV, K-ABC, CFT-20-R, SON-R, d2-Test), eine Persönlichkeitsdiagnostik (z.B. PSSI, PFK 9-14) sowie der Einsatz verschiedener störungsspezifischer Verfahren (z.B. CPT bei V.a. ADHS, DIKJ bei V.a. depressive Störung, HSP bei V.a. Lese-Rechtschreibstörung). Die Intelligenzdiagnostik ist von besonderer Wichtigkeit, da Ausscheidungsstörungen bei niedrigerem IQ gehäuft auftreten. Weitere ergänzende Bausteine einer kinder- und jugendpsychiatrischen Diagnostik sind neuropsychologische und entwicklungsdiagnostische Verfahren.

Insbesondere bei komplexen Störungsbildern kann in Erweiterung der Diagnostik auch eine Verhaltensbeobachtung über einen längeren Zeitraum im tagesklinischen oder vollstationären Rahmen indiziert sein.

Literatur

Achenbach TM. Manual for the Child Behavior Checklist/4-18 and 1991 Profile. Burlington VT: University of Vermont, Department of Psychiatry. 1991

Döpfner M, Melchers P, Fegert J, Lehmkuhl G, Lehmkuhl U, Schmeck K, Steinhausen HC, Poustka F. Deutschsprachige Konsensus-Versionen der Child Behavior Checklist (CBCL 4-18), der Teacher Report Form (TRF) und der Youth Self Report Form (YSR). Kindheit und Entwicklung 1994,3:54-59.

Beetz R, von Gontard A, Lettgen B. Anamnesefragebogen: Einnässen/Harninkontinenz und Erläuterungen zum Anamnese-Fragebogen. In: von Gontard A, Lehmkuhl G. Leitfaden Enuresis. Hogrefe. Göttingen 2009. S. 126-128.

Van Hoecke E, Baeyens D, Van den Bossche H, Hoebeke P, Braet C, Van de Walle J. Early detection of psychological problems in a population of children with enuresis: construction and validation of the short screening instrument for psychological problems in enuresis. J Urol 2007,178:2611-2615.

von Gontard A, Baeyens D, van Hoecke E, Warzak W, Bachmann C. Psychological and psychiatric issues in bladder disturbances. J Urol, im Druck

von Gontard A, Neveus T. Management of disorders of bladder and bowel control in childhood. MacKeith Press. London 2006. S. 54-64.

2.5. Therapie

2.5.1. Therapie bei organischer Harninkontinenz

2.5.1.1. Therapie bei neurogener Harninkontinenz

Zwei zentrale Therapieziele (☞ Tab. 2.10) bestehen bei neurogener Blasenfunktionsstörung (NB). Primäres Ziel ist die Vermeidung einer Nierenschädigung durch hohe Blasendrucke und/oder Harnwegsinfektionen, die zum Hypertonus und schlimmstenfalls zur chronischen Niereninsuffizienz führen kann. Das zweite Ziel, bei dem die Patientenwünsche eine wichtige Rolle spielen, ist die Behandlung der Inkontinenz, dieses wird mit zunehmendem Alter der Kinder immer wichtiger. Zu bedenken ist, dass oft bei Verbesserung des einen Zielbereichs eine Verschlechterung im anderen auftritt: "Kidneys love incontinence".

Durch die therapeutischen Maßnahmen wird versucht, die normale Blasenfunktion zu erreichen: Harnspeicherung bei niedrigen Drucken und kompetentem Sphincter, restharnfreie Entleerung bei niedrigen Drucken. Um die Therapie entsprechend zu steuern sind regelmäßige nephrourologische Kontrollen mit Sonographie und Urodynamik erforderlich.

- Senkung eines hohen Detrusordrucks in der Füll- und Entleerungsphase
- Vermeidung von Harnwegsinfektionen, insbesondere Pyelonephritiden
- Kontinenz zwischen den Blasenentleerungen

Tab. 2.10: Therapieziele.

So treten durch die NB bei ca. 55 % der Myelomeningocele (MMC)-Patienten hohe Drucke während der Speicherphase und/oder der Entleerung auf und können sowohl zu direkten Druckschäden an der Niere als auch zu Harnwegsinfektionen, die ihrerseits wiederum Nierenparenchymschäden verursachen können, führen. 90 % der Patienten mit NB bei MMC entleeren nicht restharnfrei, was einen Risikofaktor für Harnwegsinfektionen darstellt. Ca. 50 % der MMC-Patienten haben eine Sphincterinsuffizienz, die wie oben illustriert, prognostisch günstig bezüglich des Schutzes der Nieren ist, aber mit einer Inkontinenz einhergeht.

> Drei Therapeutische Grundprinzipien, die je nach Bedarf des Patienten kombiniert werden, kommen zum Einsatz:
> - regelmäßige Einmalkatheterisierung
> - medikamentöse Therapie
> - Operationen

Tab. 2.11: Therapeutische Grundprinzipien.

▶ Blasenkatheterismus

Durch intermittierende Einmalkatheterisierung, je nach Patient 3-5 mal täglich, wird eine regelmäßige, restharnfreie Blasenentleerung bei niedrigen Drucken erreicht. Viele Familien haben große Angst vor diesem Schritt. Diese Angst sollte das Behandlungsteam ernst nehmen. Dennoch ist die regelmäßige Katheterisierung sowohl für den Schutz der Nieren als auch für das Erreichen von Kontinenz für die meisten Patienten mit NB die Basis jeder Behandlung. Nach einer Lern- und Eingewöhnungsphase ist sie für die meisten Familien gut in den Alltag integrierbar. Das Katheterisieren kann ab einem Alter von 6-8 Jahren bei entsprechender Motivation auch von den Kindern selbst erlernt werden. Die Schulung erfolgt z.B. durch Urotherapeutinnen.

▶ Medikamente

Medikamentös kommen bei erhöhten intravesikalen Drucken durch Detrusorüberaktivität in der Speicherphase als Standardtherapie Anticholinergika, in Einzelfällen Botulinumtoxin oder Alpha-Blocker zum Einsatz.

Anticholinergika (AC) können oral, als Suppositorium oder direkt nach dem Katheterisieren intravesikal appliziert werden. Die Reaktion des individuellen Patienten auf ein bestimmtes Präparat ist sowohl von den erwünschten als auch von den unerwünschten Wirkungen sehr unterschiedlich, so dass je nach Verlauf bei einem Patienten auch verschiedene AC versucht werden müssen, bis man den gewünschten Behandlungseffekt ohne störende Nebenwirkungen erreicht hat. Oral wird

üblicherweise primär Propiverin gegeben, intravesikal steht bislang nur Oxybutynin zur Verfügung. Auch die Kombination eines intravesikalen mit einem oralen AC ist möglich.

Bei nicht ausreichender Wirkung oder mangelnder Toleranz von AC ist die cystoskopische Injektion von **Botulinumtoxin** in den Detrusor eine mittlerweile etablierte nebenwirkungsarme Behandlungsoption. Die Wirkdauer dieser Injektionen liegt zwischen 6 und 12 Monaten, dann muss sie wiederholt werden; eine Toleranzentwicklung tritt nach bisherigen Erkenntnissen nicht auf.

Eine Indikation für **Alpha-Blocker** bietet sich bei Nichtdurchführbarkeit des intermittierenden Katheterisierens, um durch Dämpfung des adrenerg innervierten Spincter internus und somit Verminderung des Blasenausgangswiderstandes den intravesikalen Druck zu senken; bei NB gibt es auch Hinweise für direkte detrusordämpfende Wirkungen. Insgesamt ist die Wirksamkeit dieser Substanzen bei Kindern mit NB bislang nicht gut dokumentiert.

▶ Operative Maßnahmen

Lässt sich die Überaktivität des Detrusors durch die oben genannten Maßnahmen nicht beherrschen, so kommen operative Verfahren zum Einsatz. Diese sind im Kindesalter allerdings sehr selten erforderlich. Ein Grundprinzip ist die Vergrößerung (Augmentation) der Harnblase durch Einsetzen eines Darmstücks oder eine komplette Neukonstruktion der Blase aus Darm ("Neoblase-Pouch"). Der gewünschte Effekt tritt dadurch ein, dass der Darm sehr elastisch ist und somit ein "Niederdrucksystem" entsteht. Langzeitprobleme des ständigen Kontaktes der Darmschleimhaut mit Urin sind metabolische Azidose, Urolithiasis und Malignome, so dass nach neueren Methoden der Blasenvergrößerung gesucht wird. In Einzelfällen wird auch eine supravesikale Harnableitung oder eine inkontinente Vesicostomie durchgeführt.

Bei Inkontinenz durch Sphincterinsuffizienz kann der Blasenausgangswiderstand operativ durch verschiedene Verfahren erhöht oder ein artefizieller Sphincter eingesetzt werden. Diese Verfahren werden in Deutschland in der Regel erst im Erwachsenenalter durchgeführt.

Bei Patienten, die aufgrund einer Bewegungsstörung z.B. bei hohem Lähmungsniveau oder einer Skoliose, Schwierigkeiten haben, selbst ihre Harnröhre zu katheterisieren, kann ein katheterisierbarer Blasenausgang in die Nabelregion (Mitrofanoff-Stoma) gelegt werden, der dann einfacher zu erreichen ist (☞ Abb. 2.13). Dadurch kann im Einzelfall Unabhängigkeit von Hilfspersonen erreicht werden.

Zusammenfassend muss für jedes Kind zunächst festgestellt werden, welche Form der NB vorliegt und dann eine individuelle Behandlung mit der Familie gemeinsam festgelegt werden, wobei immer klar sein muss, was medizinische Erfordernisse (Schutz der Nieren) und was individuelle Patientenwünsche (Kontinenz) sind. Therapeutische Maßnahmen sind als Basis Katheterisieren und Anticholinergika. Operationen sind bei jungen Kindern selten notwendig, später allerdings für etwa 50 % zum Erreichen von Kontinenz erforderlich.

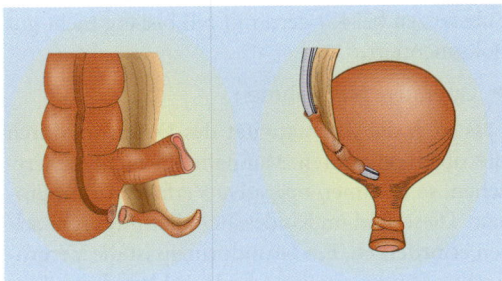

Abb. 2.13: Mitrofanoff-Stoma.

Literatur

Bauer SB. Neuropathic dysfunction of the lower urinary tract in children. In Campbell-Walsh Urology. Saunders Elsevier, Philadelphia 2007.

Palmtag H, Goebel M, Heidler H (Hrsg.). Urodynamik. Springer, Berlin Heidelberg 2004

Stein R, Schröder A, Beetz R et al. Urological problems in patients with meningomyelocele. Diagnostic studies and management. Urologe A 2007,46(12):1620-42.

2.5.1.2. Therapie bei urologisch-nephrologischer Harninkontinenz

Die Therapie der organischen kindlichen Harninkontinenz besteht in der Regel in der Behandlung der Grunderkrankung. Bei anatomischen Ursachen kommt meist nur eine operative Therapie in Betracht.

▶ Polyurische Nephropathien

Patienten mit polyurischen Nephropathien sollten immer auch einem Pädiatrischen Nephrologen vorgestellt werden. Bei einigen Grunderkrankungen existieren spezifische Therapiemöglichkeiten, durch die das Ausmaß der Polyurie und Polydipsie reduziert werden kann. Nutzen und Risiko der Behandlung müssen sorgfältig gegeneinander abgewogen werden.

▶ Ektoper Ureter

Da bei Doppelnieren das zum ektopen Ureter gehörende Nierenparenchym meist nur eine ganz geringe oder gar keine Funktion hat, erfolgt in den meisten Fällen eine Heminephroureterektomie mit möglichst distalem Absetzen des Ureters. Nur bei einem Reflux in den ektopen Ureter ist eine komplette Extirpation des Ureters zu erwägen. Bei noch ausreichender Parenchymfunktion wird die obere Nierenanlage erhalten und eine Ureteropyelo-, Ureteroureterostomie oder eine Ureterozystoneostomie (Harnleiterreimplantation) durchgeführt. In der Regel müssen dann sowohl der Ureter zum ektopen oberen wie auch der orthotope Ureter zum unteren Nierenanteil reimplantiert werden.

Bei der Ektopie ohne Doppelbildung ist die Nieren meist dysplastisch und die Nephrektomie Therapie der Wahl (Schulman 2000, Schultz-Lampel 2007).

▶ Sinus urogenitalis

Besteht als Ursache des Einnässens ein vaginaler Influx über die hypospade Mündung der Urethra, kann dies nur durch eine aufwändige operative Trennung von Harntrakt und Genitalöffnung korrigiert werden. Bei distaler Urethramündung reicht oft eine Dilatation des meist engen Meatus externus urethrae. Bei sehr proximaler Urethramündung mit Beteiligung des Blasenhalses besteht immer eine Blasenhalsinsuffinzienz, so dass auch trotz rekonstruktiver Operationstechniken wie Blasenhalsplastik nach Young Dees, der Anlage einer Faszienzügelplastik oder der Bildung einer Neourethra die Kontinenzraten nur zwischen 50-70 % liegen. In diesen Fällen muss unter dem Aspekt der besseren Lebensqualität durchaus die Anlage einer kontinenten Harnableitung überlegt werden (Schultz-Lampel 2007, Walz 2000).

▶ **Utriculuszyste**

Meist ist keine Therapie erforderlich. Abhängig von der Größe und den Beschwerden kann eine endoskopische Inzision ("Unroofing") des Verbindungsgangs zwischen Utriculuszyste und prostatischer Harnröhre notwendig werden oder in seltenen Fällen auch eine abdominale oder perineale Extirpation (Walz 2000).

▶ **Mechanische Obstruktion**

Die anatomische mechanische Obstruktion bei Meatus- oder Harnröhrenstenose beim Mädchen. Harnröhrenengen (Moormann'scher Ring) oder Harnröhrenklappen bei Jungen erfordern eine chirurgische Korrektur. Bei der distalen Harnröhrenstenose des Mädchens wird eine plastische Meatotomie gemacht. Dabei werden Bougies zunehmender Größe in den Meatus eingeführt bis beim Herausziehen ein weißlicher Ring sichtbar wird. Bei 6 Uhr erfolgt mit dem Skalpell eine Inzision des Meatus über der Bougiespitze und eine Adaptation der Wundränder zur Blutstillung (Steffens 2000). Beim Mädchen wird die Indikation zur Urethrotomia interna (Otis-Urethrotomie) nur noch selten gestellt. Beim Jungen wird die kongenitale bulbäre Harnröhrenenge, die meist nur kurzstreckig und membranartig ist, per Sicht-Urethrotomie (nach Sachse) erweitert. Ausgedehntere oder länger streckige Harnröhrenengen werden durch offene Resektion und End-zu-End-Anastomosierung oder Mundschleimhautplastik versorgt (Wilbert 2000). Harnröhrenklappen werden in der Regel retrograd mit dem Sicht-Urethrotom oder Whitacker-Häkchen inzidiert oder seltener mittels transurethraler Elektroresektion oder Laserung entfernt (Hohenfellner 2000).

Literatur

Beetz R, Mannhardt-Laakmann W, Schofer, O: Kinderurologische Sprechstunde. Orientierungshilfen für die Praxis. WVG Stuttgart, 1998.

Hildebrandt F, Waldherr R, Kutt R, Brandis M: The nephronophthisis complex: clinical and genetic aspects. The Clinical Investigator 1992,70:802-808.

Hjalmas K: Functional daytime incontinence: definition and epidemiology. Scand J Urol Nephrol 1992,141:39-44.

Hohenfellner K, Weitzel D, Hohenfellner R: Harnröhrenklappen. In: Thüroff JW & Schulte-Wissermann H: Kinderurologie in Klinik und Praxis. 2. Auflage, Thieme-Verlag Stuttgart, New York, S. 322-327, 2000.

Konsensusgruppe Kontinenzschulung (Hrsg.). Bachmann H, Steuber C: Kontinenzschulung im Kindes- und Jugendalter. Manual für die standardisierte Diagnostik, Therapie und Schulung bei Kindern und Jugendlichen mit funktioneller Harninkontinenz. Pabst Publishers, Lengerich 2010.

Rickwood AM: Management of the incontinent child in general pracitce. The paediatric urologist's viewpoint. Scand J Urol Nephrol 1992,141:117-125.

Schulman C: Doppelter Ureter, Ektopie, Ureterozele. In: Thüroff JW & Schulte-Wissermann H: Kinderurologie in Klinik und Praxis. 2. Auflage, Thieme-Verlag Stuttgart, New York, S. 178-195, 2000.

Schultz-Lampel D: Enuresis und kindliche Harninkontinenz. In: Thüroff JW: Urologische Differentialdiagnose, 2. Auflage, Thieme-Verlag Stuttgart, New York, S. 260-273, 2007.

Steffens J: Weibliche Harnröhrenstenose. In: Thüroff JW & Schulte-Wissermann H: Kinderurologie in Klinik und Praxis. 2. Auflage, Thieme-Verlag Stuttgart, New York, S. 352-356, 2000.

Walz PH: Beteiligung des Harntraktes bei Anomalien des Sinus urogenitalis, des weiblichen Genitales und bei anorektalen Fehlbildungen. In: Thüroff JW & Schulte-Wissermann H: Kinderurologie in Klinik und Praxis. 2. Auflage, Thieme-Verlag Stuttgart, New York, S. 357-372, 2000.

Wilbert DM, Fichtner J, Ikoma F: Strikturen der Harnröhre. In: Thüroff JW & Schulte-Wissermann H: Kinderurologie in Klinik und Praxis. 2. Auflage, Thieme-Verlag Stuttgart, New York, S. 328-330, 2000.

2.5.2. Therapie funktioneller Harninkontinenz

Bei den nicht-organischen Blasendysfunktionen existieren mehrere Therapieoptionen, sie lassen sich zwei Kategorien zuordnen: Der älteste Therapieansatz ist die **"Standardtherapie/Urotherapie"** (**Standard-Urotherapie und spezielle Urotherapie**); ihre wichtigen Elemente sind Information, Demystifizierung und Instruktion. Die zweite Therapieoption ist die **Pharmakotherapie**. Sie ist weit verbreitet und zielt auf die Behandlung der Detrusorüberaktivität bei Kindern mit überaktiver Blase; verwendet werden gewöhnlich Anticholinergica/Antimuscarine.

2.5.2.1. Urotherapie

▶ Was ist Urotherapie?

Urotherapie bezeichnet ein Therapiekonzept, das alle nicht-chirurgischen und nicht-pharmakologischen Verfahren zur Behandlung von funktionellen oder organischen Ausscheidungsstörungen umfasst. Patienten können ausschließlich urotherapeutisch behandelt werden oder ergänzend zu chirurgischen oder pharmakologischen Therapien. Auch am diagnostischen Prozess können Urotherapeuten beteiligt sein (z.B. Miktionsbeobachtung bei Kindern). Urotherapie wendet sich an inkontinente Erwachsene, Kinder und ihre Familien.

Das Konzept der Urotherapie wurde in den 1980er Jahren in Skandinavien entwickelt und hat sich seither vor allem in den Beneluxländern und im angelsächsischen Raum etabliert. Auch in Deutschland gewinnt die Urotherapie an Bedeutung, erkennbar an zunehmender Professionalisierung, Standardisierung und Vernetzung (☞ Kap. 4.3.). Eine Fachweiterbildung zur Urotherapeutin/zum Urotherapeuten wird seit 2007 in Bremen angeboten. An der Entwicklung des interdisziplinären, standardisierten Kontinenzschulungsprogramms für Kinder mit funktioneller Harninkontinenz sind Urotherapeutinnen maßgeblich beteiligt.

▶ Wirksamkeit und Wirkprinzip der Urotherapie

Für urotherapeutische Verfahren liegen inzwischen zahlreiche Wirksamkeitsbelege vor. Erfolgsraten bis zu 90 % werden berichtet, in der Regel liegen sie aber unter dieser Quote. Das Wirkprinzip der Urotherapie ist ungeklärt. Es wird diskutiert, dass aufgrund synaptischer Plastizität nachhaltige Veränderungen in neuronalen Netzen bewirkt werden, die für Harndrangwahrnehmung und Kontrolle der Blasenentleerung verantwortlich sind. Einen Beleg dafür liefert die *European Bladder Dysfunction Study* (EBDS): Auch nach Ende der sechsmonatigen Urotherapiephase setzt sich der Rückgang der Inkontinenz fort und zwar stärker, als nach der natürlichen Spontanremission zu erwarten wäre.

Die große Heterogenität der publizierten Urotherapieverfahren lässt den Schluss zu, dass nicht inhaltliche oder zeitliche Details für den Erfolg der Maßnahme entscheidend sind, sondern die Tatsache der intensiven und empathischen Zuwendung und damit die Qualität der therapeutischen Beziehung.

▶ Urotherapeutinnen und Urotherapeuten

Urotherapie kann von Ärzten, Psychologinnen, Pädagoginnen, Physiotherapeuten, Ergotherapeuten und professionell Pflegenden durchgeführt werden. In Deutschland beruhte die Qualifikation zum Urotherapeuten bislang auf langjähriger professioneller Erfahrung und kann seit 2007 durch eine einjährige Fachweiterbildung ergänzt werden (☞ Kap. 4.3.). Die Tätigkeitsbezeichnung "Urotherapeut" ist nicht geschützt. Vom Urotherapeuten abzugrenzen ist die Qualifikation zum "Kontinenztrainer", der gezielt im Rahmen des Kontinenzschulungsprogramms für Kinder tätig ist und eine weniger intensive theoretische und praktische Ausbildung durchläuft (☞ Kap. 4.2.).

▶ Interdisziplinäres Arbeiten

In der Regel erfolgt die Betreuung der Betroffenen im interdisziplinären Team. Der Urotherapeut kann dabei eine Schlüsselrolle einnehmen und – je nach Grundprofession – diagnostische oder therapeutische Aufgaben für den Patienten und dessen Angehörige durchführen oder koordinieren (☞ Abb. 2.14).

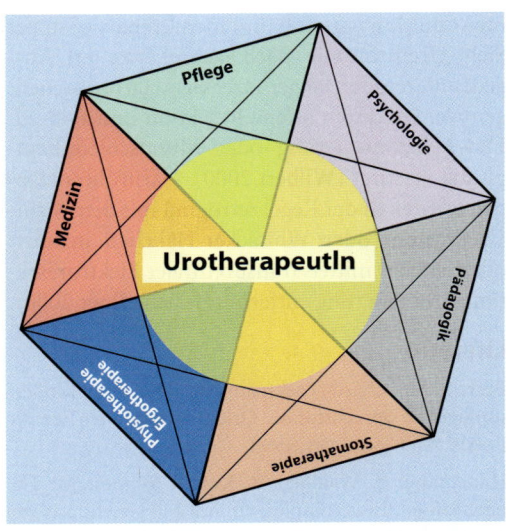

Abb. 2.14: Interdisziplinäre professionelle Vernetzung der Urotherapie.

2.5.2.1.1. Standard-Urotherapie

■ **Ziele der Urotherapie**

Standard- oder allgemeine Urotherapie wird bei allen funktionellen Formen der Harninkontinenz bei Kindern und Jugendlichen angewendet. Ihre Ziele sind:

- Aufklärung, Entlastung und Abbau von Schuldgefühlen
- Stärkung der Selbsthilfekompetenz *("Empowerment")*
- Anstoßen kognitiver Veränderungsprozesse, Abbau dysfunktionaler Gedanken
- Erkennen der Beeinflussbarkeit von Körpervorgängen
- Reduktion der Inkontinenz
- Steigerung der Lebensqualität

■ Stufen der Urotherapie

Die zeitliche und inhaltliche Intensität der Standardurotherapie kann erheblich variieren. Sie richtet sich nach dem individuellen Bedarf und den Fähigkeiten der Patienten, wie auch nach Möglichkeiten der anbietenden Institution. Neben diagnostischem Prozess und ärztlicher Beratung gibt es als dritte und vierte Stufe der Urotherapie die urotherapeutische Instruktion sowie die interdisziplinäre Kontinenzschulung (☞ Abb. 2.15).

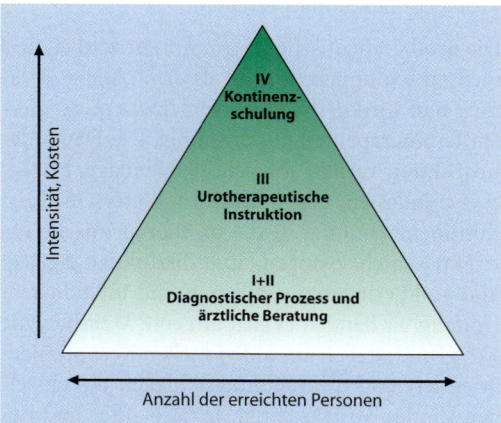

Abb. 2.15: Stufen urotherapeutischer Interventionen.

■ Urotherapie im diagnostischen Prozess

Die Ziele der Urotherapie können bereits im diagnostischen Prozess bearbeitet werden, der somit die erste Stufe der urotherapeutischen Intervention darstellt. Diagnostisch zu bewerten ist bereits die Auseinandersetzung der Familie mit Anamnesefragen und Protokollsystemen (Blasentagebücher und 14-Tage-Protokolle). Erste Gespräche zwischen Kind und Urotherapeut können zum Beziehungsaufbau genutzt werden. Die Miktionsbeobachtung durch qualifizierte Urotherapeuten kann wichtige Informationen zur Harndrangentwicklung und -wahrnehmung, zum Miktionsverhalten (Aufschub?) und zum Zeitpunkt des Einnässens (vor oder nach Miktion; Harnträufeln) liefern. Die Miktionsbeobachtung kann sehr gut mit seriellen Uroflowmetrien und Restharnbestimmungen sowie mit ersten urotherapeutischen Beratungsinhalten kombiniert werden.

■ Urotherapie im ärztlichen Gespräch

Die zweite Stufe urotherapeutischer Intervention ist das ärztliche Gespräch, in dem die wesentlichen Elemente der Standardurotherapie vertieft werden – orientiert an der individuellen Problematik (Form der Harninkontinenz sowie ggf. vorliegende Komorbiditäten).

▶ Information und Entmystifizierung, Erläuterung der normalen Ausscheidungsfunktion und der individuellen Abweichung davon

Was ist normal? (hier mit Betonung auf die hohe interindividuelle Bandbreite der Kontinenzentwicklung); Was ist im individuellen Fall gestört? Was kann man tun? Was ist nicht effektiv? Es sollte möglichst immer das Kind angesprochen und Bilder oder Modelle benutzt werden (z.B. Luftballon als Modell der Harnblase, einfache Skizze zur Zusammenarbeit von Kopf und Blase). Das Gespräch dient der Entlastung von Kind und Eltern und der Entwicklung einer gemeinsamen Motivation für das weitere Vorgehen. Erwartungen und Behandlungszeiten werden besprochen.

Kernaspekte der Elternberatung sind:

- Das Einnässen erfolgt nicht absichtlich
- Einnässen ist kein Erziehungsfehler
- Jedes Kind strebt danach, seine Ausscheidungen zu kontrollieren, dafür braucht es Unterstützung

▶ Anleitung zu einem optimalen Miktionsverhalten

Vor allem bei Miktionsaufschub werden regelmäßige Miktionen zu festen Zeiten eingeführt. Diese werden individuell festgelegt, ca. alle 2-3 Stunden. Dabei geht es weniger um fixe Uhrzeiten als um Regelmäßigkeiten im Tagesablauf, wie beispielsweise Schulpausen, nach dem Essen, nach den Hausaufgaben. Es soll dann versucht werden, die

Blase wahrzunehmen – Anhalten sollte vermieden werden. Besteht zwischen den Intervallen Harndrang, soll das WC aufgesucht und miktioniert werden. Bei der Miktion ist auf eine richtige Haltung zu achten. Ziel ist eine ausreichende Beckenbodenentspannung: ausreichend Halt für Gesäß und Füße muss durch einen geeigneten Toilettensitz und ggf. ein Fußbänkchen gewährleistet werden; die Hüften sollten etwas abduziert, die abdominellen Muskeln möglichst entspannt werden, um eine Koaktivierung des Beckenbodens zu vermeiden ("Die 3 Ws", ☞ Abb. 2.16). Bei vaginalem Reflux kann die Miktion mit gespreizten Beinen, in einigen Fällen sogar die umgekehrte Sitzposition auf der Toilette Abhilfe schaffen.

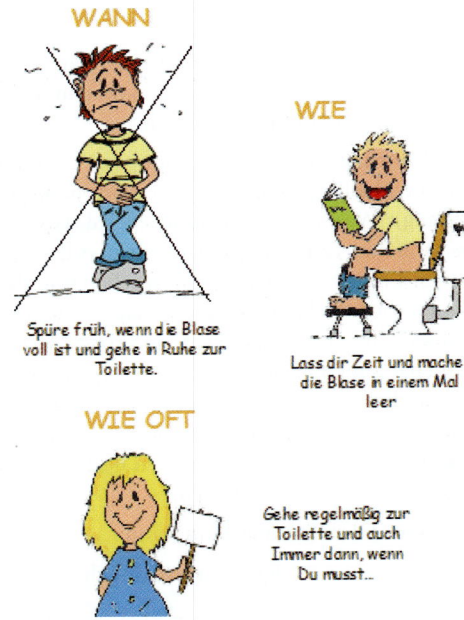

Abb. 2.16: "Die drei Ws" – Beispiel für didaktisches Material aus der Kontinenzschulung der KgKS e.V.

Bei Harnwegsinfektionen sind Hinweise zur Genitalhygiene sinnvoll: Wechseln der Unterwäsche nach Einnässen; Reinigen des Anus nach der Defäkation von vorne nach hinten, so dass keine Kontamination des Genitale erfolgt.

▶ Anleitung zum Trink- und Ernährungsverhalten

Die Trinkmenge sollte reguliert werden, gut zu merken ist die 7-Becher-Regel: Über den Tag verteilt sollten 7 Becher mit je 100-200 ml getrunken werden; die letzte Portion sollte ca. 2 h vor dem Schlafengehen getrunken werden. Bei Obstipation wird eine ballaststoffreiche Ernährung thematisiert.

▶ Dokumentation von Symptomatik und Miktionsmustern mit Hilfe von Protokollsystemen

Die Miktionen, das Trinken und die Inkontinenzepisoden sollten protokolliert werden. Es sollte ein abgestuftes Belohnungssystem eingeführt werden, in dem nicht nur eine Besserung der Inkontinenz sondern auch schon eine Kooperation mit den Behandlungsmaßnahmen belohnt wird.

▶ Regelmäßige Begleitung und Unterstützung von Kind und Familie

Dem Aufbau einer tragfähigen therapeutischen Beziehung kommt insbesondere bei langwierigem Verlauf eine wichtige Funktion zu. Das Angebot von Wiedervorstellungsterminen, telefonischen oder Mailkontakten trägt dazu bei.

■ Urotherapeutische Instruktion

Diese Stufe der Therapie ist indiziert, wenn der diagnostische Prozess mit der ärztlichen Beratung nicht zum vollen Erfolg führt oder die individuelle Problematik komplex erscheint.

Die urotherapeutische Instruktion ist zeitlich und methodisch umfangreicher als die ärztliche Beratung und wird in der Regel von einem qualifizierten Urotherapeuten durchgeführt. Die Dauer der Instruktion variiert je nach Problemlage, beträgt aber mindestens eine Stunde. Im Unterschied zur Kontinenzschulung ist die urotherapeutische Instruktion nicht zwingend interdisziplinär angelegt und von geringerem zeitlichen und inhaltlichem Umfang. Es handelt es sich um eine Methode, die sich grundsätzlich am individuellen Kernproblem orientiert und die Schulungsfähigkeit des einzelnen Kindes berücksichtigt. Je nach Alter und Bereitschaft des Kindes sind verschiedene Gesprächssettings innerhalb der urotherapeutischen Instruktion denkbar, wie zum Beispiel:

• Urotherapeut/in mit Kind und Eltern, wobei die Eltern in der Regel eine Zuhörerrolle einnehmen

• Urotherapeut/in mit dem Kind/Jugendlichen ohne Eltern

• Urotherapeut/in mit einer Gruppe von Kindern oder Eltern

• Urotherapeut/in mit den Eltern ohne Kind

Auf altersgerechte Weise und mit entsprechenden didaktischen Materialien arbeitet der Urotherapeut gemeinsam mit dem Kind, Jugendlichen oder den Eltern an den Ursachen und Lösungen bezüglich des individuellen Einnässproblems. Themen wie Physiologie, Pathophysiologie werden methodisch anhand von z.B. Geschichten bearbeitet, welche die Funktion der Blase beschreiben und zum besseren Verständnis des Störungsbildes beitragen. Spielerische Darstellungen und Materialien erläutern patientengerecht die Entstehung der Harninkontinenz und legen Sinn und Zweck der notwendigen Veränderungen von z.B. Trink- und Miktionsverhalten dar. Neben medizinischen können hier auch psychosoziale Aspekte angesprochen und bearbeitet werden. Innerfamiliäre Konflikte können zur Sprache kommen, Missverständnisse oder Schuldzuweisungen thematisiert werden. Es kann an Einigungen bezüglich zukünftiger Aufgabenverteilungen innerhalb der Familie gearbeitet werden. Didaktisch arbeitet die Instruktion mit möglichst einfacher, gut verständlicher Vermittlung aller Inhalte.

■ **Kontinenzschulung**

Methodik und Didaktik sind grundsätzlich vergleichbar mit der urotherapeutischen Instruktion. Die Kontinenzschulung ist jedoch zeitlich und inhaltlich deutlich intensiver (insgesamt 30 Unterrichtseinheiten) und ist grundsätzlich interdisziplinär angelegt. Eine Kombination von Elementen aus kognitiver Verhaltenstherapie, Schulung der Körperwahrnehmung, Auseinandersetzung mit psychosozialen Faktoren und das Erlernen von Blasenkontrolle bereitet den Kindern oder Jugendlichen eine Basis zum Umgang mit der Inkontinenz. Selbstmanagement und Alltagstransfer werden geübt. Auch die intensive Schulung der Angehörigen (in der Regel die Eltern) ist ein wichtiger Bestandteil der Kontinenzschulung und beinhaltet vor allem die Einübung der Unterstützerrolle für das betroffene Kind. Die Voraussetzung für die Teilnahme an einer Kontinenzschulung ist sowohl bei den Kindern und Jugendlichen, als auch bei den Eltern die Motivation zur Mitarbeit. Die Kontinenzschulung kann in einer Gruppe oder im Einzelsetting durchgeführt werden.

Rahmenbedingungen und Qualitätsmerkmale einer standardisierten, qualitätsgesicherten Kontinenzschulung für Kinder, Jugendlichen und deren Eltern sind von der interdisziplinären "Konsensusgruppe Kontinenzschulung e.V." (☞ Kap. 4.2.) erarbeitet worden (☞ Abb. 2.17 und 2.18).

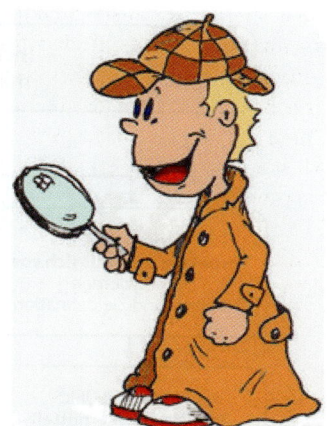

Abb. 2.17: Inspektor Uri – didaktische Leitfigur der Kontinenzschulung.

2.5.2.1.2. Spezielle Urotherapie

Diese spezielle Urotherapie erweitert die Standardurotherapie je nach Indikation mit der Anleitung zu speziellen therapeutischen Verfahren. Einen besonderen Stellenwert nimmt die Instruktion zur Apparativen Verhaltenstherapie (Weckapparattherapie) (☞ Kap. 2.5.2.4.) ein, die für einen optimalen Ablauf und die Compliance entscheidend sein kann. Andere Felder der speziellen Urotherapie sind Beckenbodentraining, Biofeedbacktraining, Anleitung zum Intermittierenden Katheterismus, Elektrostimulation, *Bowel management* und andere spezielle Methoden.

Literatur

Bachmann C, Heilenkötter K, Janhsen E, Ackmann C, Thomä M, Lax H, Bachmann H. Long-term effects of a urotherapy training program in children with functional urinary incontinence: A 2-year follow up. Scand J Urol Nephrol, 2008,8:1-7.

Bael A. Functional urinary incontinence in children. Clinical and urodynamic diagnosis, comorbidity, and interventions, in a multicenter controlled trial. PhD Thesis, Antwerp University, 2008.

Hoebeke P. Twenty Years of Urotherapy in Children: What Have We Learned? Eur Urol 2006,49:426-8.

Konsensusgruppe Kontinenzschulung (Hrsg.). Bachmann H, Steuber C: Kontinenzschulung im Kindes- und Jugendalter. Manual für die standardisierte Diagnostik, Therapie und Schulung bei Kindern und Jugendlichen

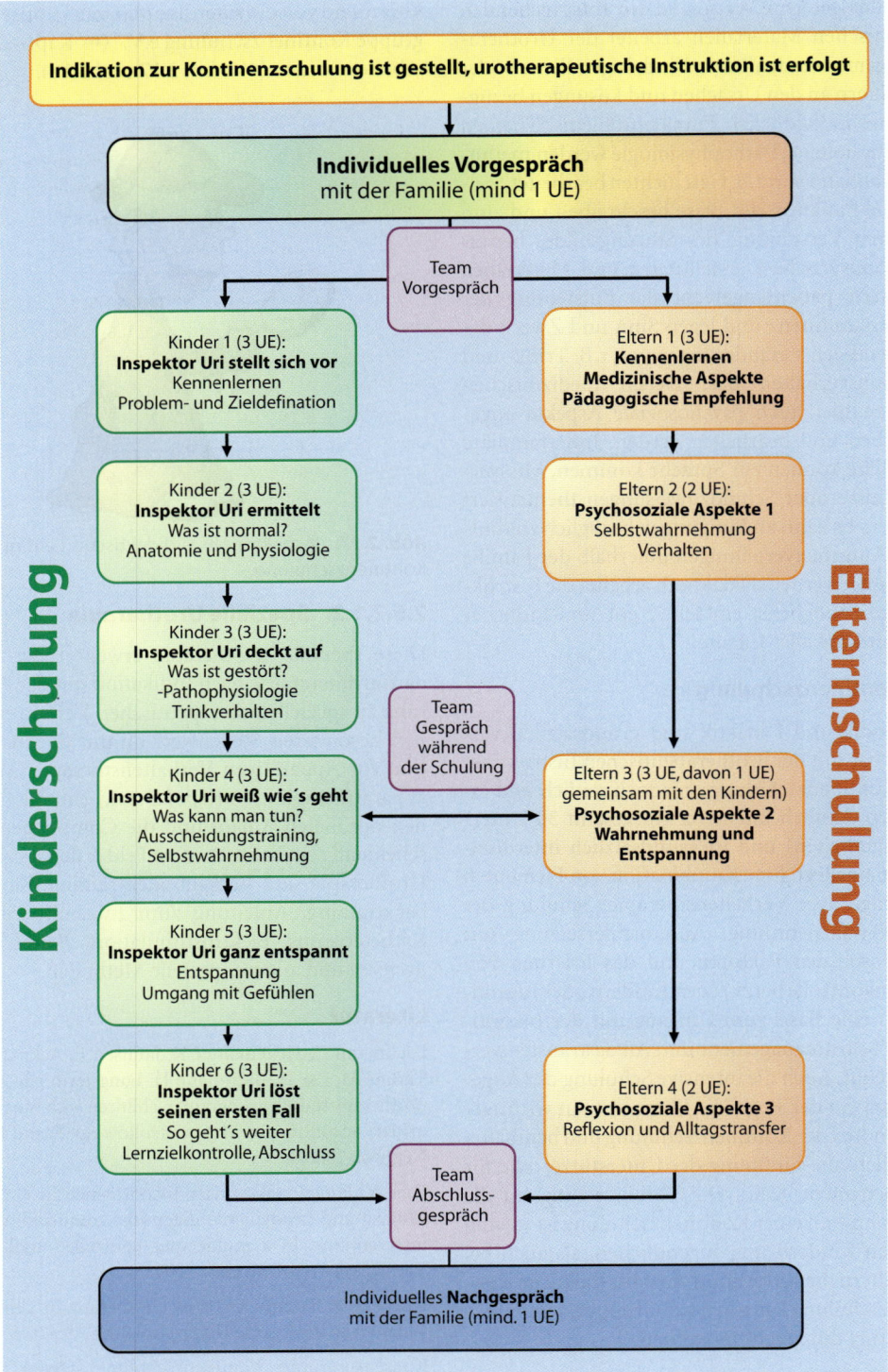

Abb. 2.18: Kontinenzschulung für Kinder mit funktioneller Harninkontinenz (Modell der Konsensusgruppe Kontinenzschulung) (☞ Kap. 4.2.).

mit funktioneller Harninkontinenz. Pabst Publishers, Lengerich 2010.

Neveus T, von Gontard A, Hoebeke P, Hjälmås K, Bauer S, Bower W, Jørgensen TM, Rittig S, Walle JV, Yeung CK, Djurhuus JC. The Standardization of Terminology of Lower Urinary Tract Function in Children and Adolescents: Report from the Standardisation Committee of the International Children's Continence Society. J Urol 2006,176:314-24.

2.5.2.2. Kinder- und jugendpsychiatrische Interventionen bei Harninkontinenz

Allgemein gilt, dass vor Beginn einer spezifischen Therapie der Harninkontinenz häufig zunächst eine sogenannte *Baseline*-Intervention durchgeführt wird (Glazener 2004; Evidenzgrad III). Diese Baseline-Intervention umfasst die Beratung von Eltern und Kind, Motivationsaufbau und Kalenderführung über nasse und trockene Nächte.

Im Falle einer komorbid vorliegenden Verstopfung bzw. Stuhlinkontinenz sollte diese zuerst behandelt werden, da bereits hierdurch das Einnässen verringert wird (Loening-Baucke 1997; Evidenzgrad III, Angabe der Evidenzgrade nach DGKJP 2007).

Bei Kindern mit Enuresis nocturna ist die apparative Verhaltenstherapie (AVT) ("Klingelhose" bzw. "Klingelmatte") das Mittel der ersten Wahl (Glazener 2005; Evidenzgrad I) (☞ Kap. 2.5.3.4.).

Weitere auf verhaltenstherapeutischen Prinzipien basierende Programme für Kinder mit Enuresis nocturna sind das *Arousal training* (Van Londen 1995, Evidenzgrad II), das *Full spectrum home treatment* (Mellon 2000; Evidenzgrad II), das *Dry-bed*-Training (Azrin 1974) und das sog. *Overlearning* als Rückfallprophylaxe (Morgan 1978, Glazener 2005; Evidenzgrad II).

Die Mehrzahl dieser Programme wird mit der AVT kombiniert, um die Erfolgsrate zu verbessern. Eine Metaanalyse von Houts et al. (1994) zeigte für die Hinzunahme eines VT-Programms zur AVT eine Verbesserung der Erfolgsrate (Kriterium: komplett trocken) von 62 % auf 72 % zu Behandlungsende. Allerdings fielen die Erfolgsraten im *Follow-up*-Zeitraum auf 47 % (nur AVT) bzw. 56 % (AVT + VT-Programm) ab. Für die alleinige Anwendung von VT-Programmen lagen die Erfolgsraten bei 33 % bzw. 30 %.

Das *Arousal*-Training stellt eine Erweiterung der AVT dar. Dabei erhält das Kind eine Belohnung, wenn es nach Auslösung des Alarms den Alarm innerhalb von drei Minuten abstellt, aufsteht, zur Toilette geht und danach den Alarm wieder "scharf" stellt (Evidenzgrad II). Die Erfolgsraten für die Kombination von AVT und *Arousal training* werden in einer Untersuchung von Van Londen et al. (1993) mit 89 % (Therapieende) bzw. 92 % (nach 30 Monaten) gegenüber 73 % bzw. 72 % für AVT alleine angegeben.

Bei dem *Full spectrum home treatment*, das in Kombination mit der AVT durchgeführt wird, handelt es sich um ein Behandlungsprogramm, das aus verschiedenen Komponenten besteht. Hierzu gehören eine schriftliche Vereinbarung, *Overlearning* (s.u.), *Arousal* (s.o.) und Halteübungen bei gefüllter Blase (Houts 1994). Wenngleich Erfolgsraten um 78 % erzielt wurden (Mellon 2000), so scheint der Haupteffekt primär auf der AVT zu beruhen (Glazener 2004).

Das *Dry bed training* (DBT) ist ein ausgesprochen aufwendiges und nicht leicht durchzuführendes Trainingsprogramm, das die AVT ergänzt. Am Anfang des DBT steht eine sogenannte "Intensivnacht". Vor dem Zubettgehen wird das Kind instruiert, auf dem Bett zu liegen, bis 50 zu zählen und dann zur Toilette zu gehen (sog. *"positive practice"*). Diese Prozedur wiederholt das Kind anschließend 20 mal. Nach dem Einschlafen wird das Kind stündlich aufgeweckt, bekommt ein Getränk angeboten und wird gefragt, ob es zur Toilette muss. Sollte das Kind einnässen, muss es das Bett neu beziehen und die *"positive practice"* (s.o.) erneut durchführen. Die folgenden Nächte werden für ein Erhaltungstraining genutzt: Das Kind wird nur einmal pro Nacht geweckt, und zwar, wenn die Eltern zu Bett gehen. Bleibt das Kind dann trocken, wird es in der folgenden Nacht eine halbe Stunde früher geweckt. Nässt es hingegen ein, verändert sich die Aufweckzeit nicht. Für trockene Nächte erhält das Kind Lob, im Fall nasser Nächte wird das oben beschriebene Procedere (Bett beziehen, *positive practice)* wiederholt. Nach sieben trockenen Nächten wird dann die Anwendung des Alarmgerätes beendet.

Der Stellenwert des DBT in der Behandlung der Enuresis nocturna ist heutzutage eher gering, da sich die von Azrin et al berichteten Effekte nicht replizieren ließen. Deshalb ist das DBT heute vor allem Jugendlichen mit therapieresistenter Enuresis nocturna vorbehalten.

Ziel des *Overlearning* (Morgan 1978), das nur bei Kindern, die nachts trocken geworden sind, angewendet wird, ist die Rückfallprophylaxe: Abend für Abend wird die Trinkmenge des Kindes kontinuierlich erhöht. Hierdurch kann die Rückfallrate von 20-40 % auf 10 % verringert werden.

Bei Kindern mit Einnässen tagsüber kommen individuell angepasste verhaltenstherapeutisch fundierte Konzepte zur Anwendung. Der Einsatz solcher Konzepte bei Dranginkontinenz besitzt den Evidenzgrad III, bei Miktionsaufschub den Evidenzgrad IV. Bei Patienten mit Detrusor-Sphincter-Dyskoordination werden die vorgenannten kognitiv-verhaltentherapeutischen Interventionen häufig durch ein spezifisches Biofeedback-Training ergänzt (Evidenzgrad III). Größere Untersuchungen zur Wirksamkeit solcher Trainingsprogramme fehlen jedoch bisher.

Eine Arbeit untersuchte auch die Integration eines kognitiv-behavioral orientierten Stress-Management-Programmes in die Inkontinenzbehandlung bei Kindern (Stauber 2007). Hierbei fand sich kein sicherer Wirknachweis, so dass solche Programme vorerst nicht für die routinemäßige Anwendung empfohlen werden können.

Darüber hinaus gibt es auch erste Untersuchungen zur Anwendung der AVT bei Einnässen tagsüber (Van Laecke 2006).

Biofeedback-Interventionen zählen ebenfalls zu den verhaltens- bzw. psychotherapeutischen Interventionen. Hierbei bekommt das Kind optische bzw. akustische Rückmeldungen für physiologische Vorgänge (z.B. Miktion, An-/Entspannung des Beckenbodens) und lernt so, diese Vorgänge bewusster zu steuern.

Biofeedbackverfahren werden hauptsächlich bei Kindern mit *Dysfunctional voiding* (dyskoordinierte Miktion), insbesondere bei gleichzeitig vorhandenem VUR oder häufigen Harnwegsinfekten, eingesetzt. Der Anteil von gebesserten oder symptomfreien Patienten wird für Enuresis nocturna mit 81 % (nach 6-monatiger Behandlung) bzw. 84 % (2-Jahres-*Follow-up*) und für Einnässen tagsüber mit 59 % bzw. 53 % angegeben (Yagci 2005). Allerdings ist bei der Interpretation dieser Ergebnisse zu berücksichtigen, dass die Biofeedback-Interventionen häufig in Programme mit weiteren

Therapieelementen eingebettet sind, so dass die Therapieeffekte nicht allein auf das Biofeedback zu attribuieren sind.

Nicht zuletzt enthalten auch urotherapeutische Behandlungskonzepte verhaltenstherapeutische Komponenten. Diese Konzepte werden ausführlich in Kap. 2.5.2.1. erläutert.

Zu den nicht effektiven und daher entbehrlichen psychotherapeutischen Interventionen bei Enuresis nocturna gehören Verhaltenstherapien ohne AVT sowie nicht verhaltenstherapeutisch geprägte Verfahren (z.B. Spieltherapie, Hypnotherapie, tiefenpsychologisch orientierte Verfahren) (DGKJP 2007).

Literatur

Azrin NH, Sneed TJ, Foxx RM. Dry-bed training: rapid elimination of childhood enuresis. Behav Res Ther 1974, 12:147-156.

Deutsche Gesellschaft für Kinder- und Jugendpsychiatrie und Psychotherapie (DGKJP), Bundesarbeitsgemeinschaft Leitender Klinikärzte für Kinder- und Jugendpsychiatrie und Psychotherapie, Berufsverband der Ärzte für Kinder- und Jugendpsychiatrie und Psychotherapie (Herausgeber): Leitlinien zur Diagnostik und Therapie von psychischen Störungen im Säuglings-, Kindes- und Jugendalter. 3. Auflage. Deutscher Ärzte-Verlag. Köln 2007.

Glazener CM, Evans JH. Simple behavioural and physical interventions for nocturnal enuresis in children. Cochrane Database Syst Rev 2004;CD003637.

Glazener CM, Evans JH, Peto RE. Alarm interventions for nocturnal enuresis in children. Cochrane Database Syst Rev 2005;CD002911.

Houts AC, Berman JS, Abramson H. Effectiveness of psychological and pharmacological treatments for nocturnal enuresis. J Consult Clin Psychol 1994,62:737-745.

Loening-Baucke V. Urinary incontinence and urinary tract infection and their resolution with treatment of chronic constipation of childhood. Pediatrics 1997,100: 228-232.

Mellon MW, McGrath ML. Empirically supported treatments in pediatric psychology: nocturnal enuresis. J Pediatr Psychol 2000,25:193-214.

Morgan RT. Relapse and therapeutic response in the conditioning treatment of enuresis: a review of recent findings on intermittent reinforcement, overlearning and stimulus intensity. Behav Res Ther 1978,16:273-279.

Stauber T, Petermann F, Bachmann H, Bachmann C, Hampel P. Cognitive-behavioral stress management training for boys with functional urinary incontinence. J Pediatr Urol 2007,3:276-281.

van Laecke E, Wille S, Vande Walle J, Raes A, Renson C, Peeren F, Hoebeke P. The daytime alarm: a useful device for the treatment of children with daytime incontinence. J Urol 2006,176:325-327.

van Londen A, van Londen-Barentsen MW, van Son MJ, Mulder GA. Arousal training for children suffering from nocturnal enuresis: a 2 1/2 year follow-up. Behav Res Ther 1993,31:613-615.

van Londen A, van Londen-Barentsen MW, van Son MJ, Mulder GA. Relapse rate and subsequent parental reaction after successful treatment of children suffering from nocturnal enuresis: a 2 1/2 year follow-up of bibliotherapy. Behav Res Ther 1995,33:309-311.

von Gontard A, Bayens D, von Hoecke E, Warzak W, Bachmann C. Psychological and psychiatric issues in bladder disturbances. J Urol (im Druck).

Yagci S, Kibar Y, Akay O, Kilic S, Erdemir F, Gok F, Dayanc M. The effect of biofeedback treatment on voiding and urodynamic parameters in children with voiding dysfunction. J Urol 2005,174:1994-1998.

2.5.2.3. Medikamentöse Therapie

Zielorgane der Pharmakotherapie bei Kindern mit Harninkontinenz bei nicht-organischer Blasendysfunktion sind Detrusor- und Beckenbodenmuskulatur.

Aus urodynamischen Studien bei Kindern wurde gefolgert, dass beide Störungen auf einer nicht neurogen bedingten Fehlfunktion der Blasenmuskeln beruhen: Einer Detrusorüberaktivität bei der überaktiven Blase und einer Überaktivität der Beckenbodenmuskulatur bei der dyskoordinierten Miktion.

2.5.2.3.1. Anticholinergika/Antimuscarine

Unwillkürliche Detrusorkontraktionen lassen sich durch die Stimulation von Muscarinrezeptoren erzielen. Anticholinergika/Antimuscarine sind daher die pharmakologischen Substanzen, die bei Patienten mit Detrusorüberaktivität besonders häufig verwendet werden. Diese Medikamente erreichen ihre Wirkung primär dadurch, dass sie antagonistisch auf die Muscarinrezeptoren (M2/M3) des Detrusors wirken. Aktuell stehen für die Therapie der überaktiven Blase **sieben Anticholinergika/Antimuscarine** zur Verfügung: **Oxybutinin, Tolterodin, Darifenacin, Solifenacin, Trospium, Propiverin und Fesoterodin.**

Nur für Oxybutinin gibt es weltweit eine Zulassung bei Kindern. Bei Propiverin beschränkt sich die Zulassung auf einige europäische Länder, keine Zulassung besteht für die USA. Vergleichende Studien zeigen, dass Oxybutinin und Solifenacin wahrscheinlich geringfügig effektiver als Tolterodin sind; andererseits scheint die Verträglichkeit von Tolterodin besser als die von Oxybutinin und Solifenacin zu sein. Pharmakokinetische Studien, die die Plasmakonzentrationen der Gesamtsubstanz *(total drug)* messen, sprechen dafür, dass bei therapeutischen Dosen der klinische Effekt von Darifenacin und Solifenacin bevorzugt durch eine selektive Blockade am M3-Rezeptor erreicht wird. Die pharmakodynamischen Effekte von panselektiven Medikamenten (wie Tolterodin und Trospium) beruhen auf ihrer Affinität zu mehrere Rezeptoren (eingeschlossen sind die M2- und M3-Rezeptoren). Die hohe M3 Rezeptoraffinität ist die wahrscheinlichste Erklärung dafür, dass es unter der Behandlung mit Darifenacin und Oxybutinin gehäuft zu Mundtrockenheit und/oder zur Obstipation kommt (Hegde 2006).

Antimuscarine haben eine unterschiedliche Fähigkeit, die Blut-Hirn-Schranke zu überwinden – verantwortlich für diesen Unterschied ist die differente Fettlöslichkeit – hieraus wiederum resultiert die Wahrscheinlichkeit, mit der mit dem Auftreten von ZNS-Nebenwirkungen zu rechnen ist. Oxybutinin ist unter den o.g. Medikamenten die Substanz, die die Blut-Hirn-Schranke am leichtesten überwindet. Besonders niedrig ist diese "Fähigkeit" auch für Trospium. Obwohl die neueren Antimuscarine im Vergleich zu den älteren Medikamenten eine deutliche Verbesserung in der Therapie darstellen, ist insgesamt das Wirksamkeits- und Verträglichkeitsprofil dieser Medikamentengruppe weit vom Optimum entfernt; die Therapietreue/Compliance der so behandelten Patienten ist niedrig.

Welche Therapieeffekte mit Antimuscarinen bei Kindern mit Harninkontinenz zu erzielen sind, ist derzeit nicht klar. Absolut notwendig sind deshalb Studien, in denen die Wirksamkeit der Anticholinergika/Antimuscarine im Vergleich zur Placebomedikation und zur Standardtherapie/Urotherapie geprüft wird.

■ Oxybutinin

Oxybutinin war traditionell das Medikament der ersten Wahl. Die aktuell zu beobachtende Zurückhaltung gegenüber Oxybutinin in der Therapie bei Kindern beruht auf dem Auftreten von Nebenwirkungen; ca. 10 % der Patienten beenden die Behandlung mit Oxybutinin wegen unerwünschter Effekte.

Häufige Nebenwirkungen von Anticholinergika/ Antimuscarinen sind Verstopfung, Mundtrockenheit (Folge der verminderten Speichelproduktion), Kopfschmerzen und verschwommenes Sehen. Jonville und Mitarbeiter (1993) berichten, dass bei Kindern 4mal häufiger Nebenwirkungen als bei Erwachsenen zu beobachten sind. In dieser Studie erfolgte bei bis zu 14 % der Patienten eine stationäre Behandlung wegen unerwünschter Reaktionen. Die Fähigkeit von Oxybutinin, die Blut-Hirn-Schranke zu überwinden, erklärt das Auftreten von psychischen Problemen und von Persönlichkeitsveränderungen. Fallberichte dokumentieren eine dramatische Verbesserung von Schulleistungen bei Kindern mit Myelomeningocele nach Absetzen von Oxybutinin.

Einige Daten machen es wahrscheinlich, dass Oxybutinin nicht effektiver ist als eine nicht-pharmakologische Behandlung (Standardtherapie/Urotherapie). In der *European Bladder Dysfunction Study* (EBDS, EU BMH1-CT94-1006), einer kontrollierten multizentrisch durchgeführten Studie – mit dem Ziel, Daten zur effektivsten Therapie bei Kindern mit Harninkontinenz zu erheben – wurden keine Unterschiede in der therapeutischen Wirksamkeit zwischen Placebo, Standardtherapie, Biofeedback und Oxybutinin (0,4 mg/kg/Tag) gefunden (Bael 2007).

> **Dosierungsempfehlung**
> (nach UPTODATE 2009)
>
> Kinder, oral:
> - 1-5 Jahre: 0,2 mg/kg/Dosis 2-3 ×/Tag
> - >5 Jahre: 5 mg 2 × täglich, max. 5 mg 3 ×/Tag
> - ≥6 Jahre: 5 mg 2 × täglich; bei guter Verträglichkeit ist eine Steigerung der Dosis in 5-mg-Schritten bis zu einem Maximum von 20 mg/Tag möglich

■ Tolterodin

Tolterodin-Tartrat ist ein neues Anticholinergikum mit hoher spezifischer Wirksamkeit an der Blase. Tierexperimentelle Daten zeigen, dass die Wirkung von Tolterodin an der Parotis acht mal weniger potent ist als die von Oxybutinin; gefolgert wird aus diesen Daten, dass das Nebenwirkungsprofil von Tolterodin dem von Oxybutinin überlegen ist.

Studien mit Tolterodin sprechen dafür, dass Tolterodin gut vertragen wird, dass es effektiv ist (Nijman 2005) und dass es im Vergleich zu Oxybutinin in der Behandlung von Kindern mit überaktiver Blase gleich wirksam und möglicherweise sicherer ist (Kilic et al. 2006).

> **Dosierungsempfehlung**
> (nach UPTODATE 2009)
>
> Erwachsene, oral:
> - Akuttherapie: 2-mg-Tablette 2 × täglich; die Dosis kann auf 1 mg 2 × täglich reduziert werden in Abhängigkeit von der individuellen Wirkung und Verträglichkeit
> - Eine Dosisanpassung bei Patienten, die zusätzlich CYP3A4-Inhibitoren* nehmen: 1 mg 2 × täglich
> - Bei Langzeittherapie: 4-mg-Kapsel 1 × täglich; die Dosis kann auf 2 mg täglich reduziert werden angepasst an die individuelle Wirkung und Verträglichkeit. Dosisanpassung bei Patienten, die zusätzlich mit einem CYP3A4-Inhibitor* behandelt werden: 2 mg täglich.
>
> *Hierzu gehören v.a. Makrolidantibiotika, Antimykotika (Fluconazol, Ketoconazol, Itraconazol) und H_2-Rezeptor-Antagonisten (Cimetidin).

■ Solifenacin

Solifenacin ist ein neuer selektiver M3-Muscarinantagonist, der für die Behandlung der überaktiven Blase entwickelt wurde. Solifenacin überwindet wahrscheinlich die Blut-Hirn-Schranke. Erfahrungen in der Therapie bei Erwachsenen sprechen dafür, dass Solifenacin im Vergleich zu Tolterodin effizienter in der Verringerung von Inkontinenzepisoden und im Vergleich zu Propiverin effizienter im Hinblick auf die Reduktion von Harndrang *(urgency)* und Nykturie-Episoden ist. Die Verträglichkeit von Solifenacin ist wahrscheinlich besser als die von Oxybutinin und Tolterodin.

Über günstige Therapieeffekte und wenige Nebenwirkungen unter der Therapie mit Solifenacin
wurde in einer Studie bei Kindern mit therapie-
sistenter überaktiver Blase berichtet; es handelt
sich um eine unkontrollierte und retrospektiv angelegte Studie. Ähnlich positiv sind die Ergebnisse
einer anderen Studie bei Kindern mit therapieresistenter überaktiver Blase (Bolduc et al. 2009) –
die Behandlung erfolgte mit Solifenacin und Oxybutinin.

**Dosierungsempfehlung
(nach UPTODATE 2009)**

Erwachsene, oral:

- 5 mg/Tag; bei guter Verträglichkeit Dosis-
  steigerung auf 10 mg/Tag

- Dosisanpassung bei Zusatzmedikation mit
  einem CYP3A4-Inhibitor*: max. Solifenacin-
  dosis 5 mg/Tag

*Hierzu gehören v.a. Makrolidantibiotika, Antimyko-
tika (Fluconazol, Ketoconazol, Itraconazol) und H_2-
Rezeptor-Antagonisten (Cimetidin).

■ Propiverin

Propiverin hat neurotrope und musculotrope
Wirkungen an der glatten Muskulatur der Blase.
Kontrollierte klinische Studien haben gezeigt, dass
Propiverin in der Behandlung der Detrusorüberaktivität und in der Behandlung von Patienten mit
überaktiver Blase wirksam ist. Bei Erwachsenen ist
die Verträglichkeit von Propiverin besser als die
von Oybutinin. Propiverin gehört zu den wenigen
Medikamenten, die durch das *"Committee on
Pharmacological Treatment during the First International Consultation of Incontinence"* für die Behandlung der Detrusorüberaktivität empfohlen
wurden. Auch in pädiatrischen Studien lässt sich
zeigen, dass die Wirksamkeit von Propiverin bei
Kindern mit überaktiver Blase und Harninkontinenz einer Placebobehandlung überlegen ist, und
dass das Medikament gut vertragen wird (Marschall-Kehrel 2009).

**Dosierungsempfehlung
(nach UPTODATE 2009)**

Kinder, oral:

- empfohlene Tagesdosis: 0,8 mg/kgKM in 2-3
  Dosen

- 12-16 kg: 10 mg in 2 Dosen/Tag

- 17-22 kg: 15 mg in 2-3 Dosen/Tag

- 23-28 kg: 20 mg in 2-3 Dosen/Tag

- 29-34 kg: 25 mg in 2-3 Dosen/Tag

Erwachsene, oral:

- 15 mg 2-3 ×/Tag; die Dosis kann auf 4 Do-
  sen/Tag gesteigert werden. Einige Patienten
  sprechen auf eine Dosis von 15 mg/Tag an

■ Darifenacin, Trospium und Fesoterodin

Unter den Antimuscarinen ist die M3-Selektivität
von Darifenacin einzigartig. Studien mit Darifenacin bei Kindern liegen bislang nicht vor.

Trospium ist eine Therapieoption in der Behandlung von Kindern mit überaktiver Blase. Im Vergleich zu Oxybutinin findet sich keine überlegene
Wirksamkeit.

Fesoterodin wird rasch zu dem aktiven 5-Hydro-
xymethyl Tolterodin (5-HMT) umgebaut. Studien
mit Fesoterodin bei Kindern wurden bisher nicht
publiziert.

2.5.2.3.2. Andere pharmakologische Therapieansätze

■ Alpha-Blocker

Alpha-Blocker werden bei Erwachsenen mit Blasenentleerungsstörungen häufig eingesetzt, insbesondere bei Männern mit benigner Prostatahyper-
trophie.

Alpha-adrenerge Rezeptoren finden sich im Bereich des unteren Harntraktes. Ihre Konzentration
ist besonders groß im Bereich des Blasenhalses und
der Urethra (Bradley et al. 1976).

Der Gebrauch von Alpha-Blockern in der Behandlung von Kindern mit nicht-organischer Blasendysfunktion erfolgt *"off-label"*. Eine Zulassung besteht für diese Patientengruppe nicht. Es existieren
vereinzelte Literaturberichte über die Therapie mit
selektiven Alpha-Blockern bei Kindern mit unvoll-
ständiger Blasenentleerung und mit pathologischen *Flow*-Mustern (*"staccato"* oder verlängerte
Miktion) (Yucel et al. 2005). Diese Literaturanga-
ben sind ermutigend und machen es wahrschein-

lich, dass Alpha-Blocker in der Lage sind, die Blasenentleerung bei Kindern mit dyskoordinierter Miktion zu erleichtern. Die Aussage dieser Studien ist allerdings durch eine Reihe von Faktoren limitiert: Es fehlt ein valides *Scoring*-System zur Einschätzung der Schwere der Erkrankung, die Patientenzahl ist klein, eine Randomisierung erfolgte nicht.

Denkbar scheint, dass die Alpha-Blocker auch in der Therapie von Patienten mit überaktiver Blase eine therapeutische Rolle spielen können (unabhängig von der Wirkung am Blasenhals): Alpha-Blocker mit mehr zentraler Wirkung scheinen bei Patienten mit überaktiver Blase wirksam zu sein (Franco 2007).

Dosierungsempfehlung
(nach UPTODATE 2009)

Kinder *(off-label)*, oral:
- Für die Akuttherapie: Initial 1×1 mg Doxazosin täglich; max. 4 mg/Tag

---

■ Botulinumtoxin

Ein weiterer pharmakologischer Ansatz, um die Blasenentleerung zu erleichtern oder die Detrusorüberaktivität zu vermindern, ist die Behandlung mit Botulinum-A-Toxin (Botox). Botox ist ein Inhibitor der Acetylcholinfreisetzung an der präsynaptischen neuromusculären Verbindung; unter der Therapie mit Botox kommt es zu einer schlaffen Parese. In der klinischen Praxis gibt es umfangreiche positive Erfahrungen mit Botox-Injektionen in der Therapie fokaler Dystonien, von Muskelspasmus und Spastizität (Grazko et al. 1995).

Auch bei Patienten mit einer Dysfunktion im Bereich des unteren Harntraktes gibt es inzwischen Erfahrung in der Therapie mit Botox; mehrere Studien berichten über die Anwendung von Botox in der Behandlung von Kindern mit Detrusor-Sphincter(externus)-Dyssynergie (Hoebeke et al. 2006). Die Berichte konzentrieren sich auf Kinder mit besonders schlechter Blasenentleerung, bei denen sowohl die Standardtherapie für die dyskoordinierte Miktion (Verhaltensmodifikation und Darmtraining) als auch die anderen Therapieoptionen (Biofeedback und Alpha-Blocker-Therapie) ohne Erfolg geblieben waren.

Ermutigend sind auch einige Berichte über die Botoxtherapie bei Patienten mit therapieresistenter hyperaktiver Blase – als letzte Therapieoption vor geplanten invasiven chirurgischen Maßnahmen (Hoebeke et al. 2006).

Die Gesamteinschätzung zur Botoxtherapie ist ähnlich wie oben für die Therapie mit Alpha-Blockern dargestellt. Die vorliegenden Studien sind in ihrer Aussagekraft durch verschiedene Faktoren limitiert: Die Patientenzahl ist klein, die Patientenvariablen sind groß, die Dosierungen für Botox differieren erheblich, alle Studien sind nicht kontrolliert.

2.5.2.3.3. Zusammenfassung

Die Behandlung der **überaktiven Blase** bei Kindern mit Harninkontinenz erfolgte in der Vergangenheit häufig medikamentös durch die Gabe von Anticholinergika/Antimuscarinen. Diese Medikamentengruppe ist in der Behandlung von Kindern mit neurogener überaktiver Blase und bei Kindern mit nicht-neurogener überaktiver Blase etabliert. Die *"International Consultation of Incontinence (ICI)"* empfiehlt aktuell die anticholinerge Behandlung für diese Indikation bei Kindern mit einem niedrigen *level of evidence* (Level 3, Grad B/C) (Nijman et al. 2005).

Bei über der Hälfte der Patienten mit nicht-organischer überaktiver Blase ist die Therapie mit Anticholinergika nicht wirksam; erfolgt die Therapie trotzdem, führt sie häufig bei Eltern, Patienten und Ärzten zur Frustration.

Bei Patienten mit **dyskoordinierter Miktion** war die medikamentöse Therapie nie Therapie der ersten Wahl.

Die *European Bladder Dysfunction Study* belegt, dass ca. 50 % der Patienten mit nicht-organischer Blasendysfunktion durch die sog. **Standardtherapie/Urotherapie** geheilt werden können. Dabei kommt es offensichtlich weniger auf die spezielle Form der Urotherapie an. Von größerer Bedeutung ist, dass das Kind mit seinem Blasenproblem (überaktive Blase/dyskoordinierte Miktion) überhaupt wahrgenommen und angeleitet wird, seinem Harndrang adäquat zu begegnen und den Beckenboden während der Miktion zu entspannen. Es ist die Botschaft, die zählt, nicht das Medium. Die Erfahrungen der letzten Jahre haben gezeigt, dass Kinder mit Harninkontinenz (bei nicht-organischer Blasendysfunktion) häufig von diesem urotherapeutischen Ansatz profitieren. Bei mehr als 50 % der Patienten führt die Standardtherapie/Urotherapie – Information, Demystifizierung, Erläuterung der normalen Blasenfunktion, Anleitung zu einem normalen Miktions-, Trink- und Ernährungsverhalten und zur Darmentleerung, regelmäßige Begleitung und Unterstützung von Kind und Familie – zum Erfolg. Diese Standardtherapie/Urotherapie ist bei einem Großteil der Patienten mindestens so erfolgreich wie die Pharmakotherapie.

Bei den Patienten, bei denen dieser Therapieansatz nicht zum Erfolg führt, ist eine weiterführende Diagnostik – diese kann auch eine urodynamische Diagnostik beinhalten – und eine Erweiterung der Therapie erforderlich. In Diagnostik und Therapie sind unbedingt die bei Kindern mit nicht-organischer Blasendysfunktion vorhandenen Komorbiditäten von Beginn an mit zu berücksichtigen.

Ein tieferes Verständnis im Hinblick auf die Ursachen der überaktiven Blase und der dyskoordinierten Miktion ist essentiell, um die für jedes Kind geeignete Therapieform zu finden. Die Behandlung der Harninkontinenz sollte unbedingt die o.g. Prioritäten in der Therapie berücksichtigen. Die Indikation für eine Pharmakotherapie muss in jedem einzelnen Fall mit großer Vorsicht getroffen werden, insbesondere auch auf dem Hintergrund möglicher schwerer Nebenwirkungen dieser Medikamente.

Literatur

Bael A. Functional urinary incontinence in children. Clinical and urodynamic diagnosis, comorbidity, and interventions, in a multicenter controlled trial. PhD Thesis, Antwerp University, 2008.

Bael AM, Benninga MA, Lax H, Bachmann H, Janhsen E, De Jong TP, Vijverberg M, Van Gool JD. Functional urinary and fecal incontinence in neurologically normal children: symptoms of one 'functional elimination disorder'? BJU Int 2007,99:407-12.

Bolduc S, Moore K, Lebel S, Lamontagne P, Hamel M. Double anticholinergic therapy for refractory overactive bladder. J Urol 2009,182:2033-8.

Bradley WE, Rockswold GL, Timm GW, Scott FB. Neurology of micturition. J Urol 1976,115(5): 481-486.

Franco I. Overactive bladder in children. Part 2: Management. J Urol 2007,178:769-74.

Franco I, Landau-Dyer L, Isom-Batz G, Collett T, Reda EF. The use of botulinum toxin A injection for the management of external sphincter dyssynergia in neurologically normal children. Journal of Urology 2007,178: 1775-1779.

Grazko MA, Polo KB, Jabbari B. Botulinum toxin A for spasticity, muscle spasms, and rigidity. Neurology 1995, 45:712-717.

Hegde SS. Muscarinic receptors in the bladder: from basic research to therapeutics. Br J Pharmacol 2006,147 Suppl 2:S80-7.

Hjälmås K, Hellström AL, Mogren K, Läckgren G, Stenberg A. The overactive bladder in children: a potential future indication for tolterodine. BJU Int 2001,87:569-74.

Hoebeke P, De Caestecker K, Vande Walle J, Dehoorne J, Raes A, Verleyen P, Van Laecke E. The effect of botulinum-A toxin in incontinent children with therapy resistant overactive detrusor. J Urol 2006,176:328-30.

Hoebeke P, De Pooter JC, De Caestecker K, Raes A, Dehoorne J, Van Laecke E, Vande Walle J. Solifenacin for therapy resistant overactive bladder. J Urol 2009,182(4 Suppl):2040-4.

Jonville AP, Dutertre JP, Barbellion M, Autret E. Adverse effects of oxybutynin chloride (Ditropan) in pediatrics. Arch Fr Pediatr 1993,50:27-9

Kilic N, Balkan E, Akgoz S, Sen N, Dogruyol H. Comparison of the effectiveness and side-effects of tolterodine and oxybutynin in children with detrusor instability. Int J Urol 2006,13:105-8.

Marschall-Kehrel D, Feustel C, Persson de Geeter C, Stehr M, Radmayr C, Sillén U, Strugala G. Treatment with propiverine in children suffering from nonneurogenic overactive bladder and urinary incontinence: results of a randomized placebo-controlled phase 3 clinical trial. Eur Urol 2009,55:729-36.

Nijman RJ. Classification and treatment of functional incontinence in children. BJU Int 2000,85 Suppl 3:37-42; discussion 45-6.

Nijman RJ, Borgstein NG, Ellsworth P, Djurhuus JC. Tolterodine treatment for children with symptoms of urinary urge incontinence suggestive of detrusor overactivity: results from 2 randomized, placebo controlled trials. J Urol 2005,173:1334-9.

Nijman RJ, Bower W, Ellsworth P, Butler U, Tekgul S, Von Gontard A. Diagnosis and management of urinary incontinence and encopresis in childhood. In: Abrams P, Cardozo L, Khoury S, Wein A, editors. Incontinence. ed. 3. Plymouth, UK: Health Publication Ltd; 2005:965-1058.

Nilvebrant L, Andersson KE, Gillberg PG, Stahl M, Sparf B. Tolterodine – a new bladder-selective antimuscarinic agent. Eur J Pharmacol. 1997, 327:195-207.

Yucel S, Akkaya E, Guntekin E, Kukul E, Akman S, Meli-
koglu M et al. Can alpha-blocker therapy be an alternative to biofeedback for dysfunctional voiding and urinary
retention? A prospective study. Journal of Urology 2005,
174:1612-1615.

2.5.2.4. Therapie der monosymptomatischen Enuresis nocturna

Im Gespräch mit Eltern und Kind gilt es zunächst
zu klären, ob eine Therapie überhaupt angestrebt
werden soll. Die Motivation von Eltern und Kind
ist dafür eine wesentliche Voraussetzung. Zur
Überbrückung von Wartezeiträumen und zur Entlastung des Familiensystems kann eine Windelversorgung sinnvoll sein. Der weit verbreiteten An-
sicht, Windelversorgung führe zur Verwöhnung
oder zögere das Trockenwerden hinaus, kann ent-
gegen gehalten werden, dass es dafür keine Evidenz
gibt, viele andere Kinder ebenfalls darauf angewiesen sind und man im individuellen Fall zu dieser
Maßnahme greifen kann, um die Beteiligten erst
einmal zu entlasten. Über die Windel entscheidet
letztlich das Kind, möchte es keine, so sollte es
altersentsprechend – nicht als Strafe! – in das Wä-
schewaschen einbezogen werden.

Im initialen ärztlichen Gespräch werden wichtige
Informationen vermittelt und die bisherigen Bemühungen der Familie positiv hervorgehoben.
Wenn das Kind zu festen Zeiten während des
Schlafs hochgenommen und zur Toilette gebracht
wird (z.B. vor dem Schlafengehen der Eltern), können die Eltern darauf hingewiesen werden, dass
diese Maßnahme das Einnässen allenfalls für die
betreffende Nacht verhindert, keinen Therapieeffekt im eigentlichen Sinne hat, aber auch nicht
schädlich ist. Wichtig ist die Basisinformation,
dass es sich bei der MEN nicht um vorsätzliches
Fehlverhalten handelt – niemand in der Familie ist
am nächtlichen Einnässen "schuld".

Sinnvolle Basismaßnahmen werden besprochen,
wie z.B. die Tagestrinkmenge so zu verteilen, dass
das Kind die letzte Flüssigkeitsportion ca. 2 Stunden vor dem letzten Toilettengang trinken kann,
ohne durstig zu Bett zu gehen, vor dem Zubettgehen zu miktionieren und das Führen eines Sonne-
Wolken-Kalenders mit Belohnungsstrategien. In
vielen Fällen kommt es mit diesen Maßnahmen
bereits zu einer signifikanten Besserung. Die Evidenz für diese positiven Effekte basiert auf Erfahrung.

► **Apparative Verhaltenstherapie (AVT)**

Die AVT mit Weckapparaten (Klingelhose oder
-matte) ist das Mittel der ersten Wahl bei der MEN.
Vor Therapiebeginn ist zu klären, ob die therapie-
bedingten Belastungen – vor allem der unterbrochene Nachtschlaf – in den Familienalltag integriert werden können. Frühestens im Alter von
sechs Jahren, in der Regel aber später erscheint der
Einsatz der AVT angebracht, denn er setzt eine
Mitwirkung des Kindes voraus.

Die AVT beruht auf einem komplexen Lernpro-
gramm, das zu einer Veränderung des Arousalver-
haltens und/oder zur Erhöhung der nächtlichen
Blasenkapazität führt. Entscheidend für den Behandlungserfolg ist die enge zeitliche Abfolge der
einzelnen Schritte: Einnässen, Wachwerden (oder
rasch geweckt werden), Gang zur Toilette und Entleerung der Blase im Zustand der Wachheit. Das
Kind soll vollständig wach werden. Dabei ist nicht
entscheidend, ob das Kind durch den Klingelton
selber wach wird oder von den Eltern geweckt
wird. Dies kann ausgesprochen schwierig und belastend sein und verweist auf die Notwendigkeit,
dass Eltern und Kind vor Einleitung der Weckapparattherapie intensiv beraten werden müssen.
Alle Beteiligten (Kind und Eltern) müssen die Be-
handlungsmethode akzeptieren, um einen optimalen Behandlungserfolg zu erreichen.

Es ist sinnvoll, das Kind ein Gerät aussuchen zu lassen, um es aktiv am Therapieprozess zu beteiligen,
zumal es keine Evidenz für eine Ungleichwertigkeit
der Fabrikate gibt. Moderne Geräte arbeiten mit
einem Funksensor, so dass die von Vielen als unangenehm empfundene Verkabelung entfällt. Unbedingt sollte die Funktionsweise des Gerätes vor
dem Einsatz erläutert werden, um Missverständ-
nissen vorzubeugen. Folgende Punkte sind dabei
wichtig: Das Signal ertönt erst, wenn es bereits zum
Einnässen gekommen ist. Wenn das Signal ertönt,
muss das Kind so geweckt werden, dass es sich am
nächsten Tag daran erinnert. Zur Überprüfung hat
sich die Ausgabe eines nächtlichen Losungsworts
bewährt, das am nächsten Morgen erfragt wird.
Nach dem Wecken muss das Kind auf das WC
gehen, um zu miktionieren. Wenn die Diagnose
stimmt, braucht es zum Aufwachen – zumindest
zu Therapiebeginn – fast immer Hilfe eines Eltern-
teils – ein oft mühsames, aber essentielles Unter-
fangen. Der von Eltern vorgebrachte Satz *"Alle*

werden wach, nur das Kind nicht" charakterisiert die Erkrankung und die Mühen der Eltern gut, und kann Anlass sein, darauf hinzuweisen, dass genau das Aufwachen von dem Kind gelernt werden muss.

Wenn trotz richtiger Anwendung nach vier bis acht Wochen keine Verbesserung eintritt, sollte die Therapie abgebrochen werden, länger als 16 Wochen sollte die Behandlung nicht durchgeführt werden. Wenn das Kind 14 Nächte in Folge trocken ist, kann die Behandlung beendet werden. Etwa zwei von drei Kindern werden mit dem Weckapparat trocken. Bei zwei Dritteln dieser Kinder kommt es zur adäquaten Miktionsunterdrückung während der Nacht (trockenes Durchschlafen), bei den anderen zum rechtzeitigen nächtlichen Erwachen (Nykturie).

Die langfristigen Erfolgsraten nach Absetzen der Therapie liegen bei 40-50 %. Rückfälle sprechen meist gut auf einen neuen Therapieversuch an. Bei fehlendem Erfolg muss die Diagnose überprüft (Tagessymptome?) und eine begleitende medikamentöse Behandlung kann erwogen werden.

Overlearning, Arousal training und *Dry bed training* sind verhaltenstherapeutisch geprägte Konzepte, die gelegentlich in Kombination mit AVT eingesetzt werden, wenn diese allein nicht zum Erfolg führt. Sie sind recht aufwändig und eignen sich vorwiegend für ein stationäres kinderpsychiatrisches oder -psychosomatisches Umfeld (☞ Kap. 2.5.2.2.).

▶ Medikamente

Desmopressin ist ein ADH-Analogon und reduziert die Urinproduktion. Die Dosis beträgt 1 bis 2 Tabletten à 0,2 mg vor dem Schlafengehen. Die nasale Applikation ist für diese Indikation nicht mehr zugelassen. Die Dosis ist unabhängig vom Körpergewicht oder Alter. Es kann zunächst eine Tablette gegeben werden und bei unzureichendem Effekt die Dosis erhöht werden, aber auch die umgekehrte Strategie ist in Absprache mit der Familie genauso gut möglich. Bei fehlendem Wirkungseintritt innerhalb einer Woche auch unter der höheren Dosis sollte die Behandlung beendet werden. Ist Desmopressin wirksam und entscheidet sich die Familie für eine längerfristige Anwendung, so ist es wichtig, regelmäßige Behandlungspausen einzulegen, um zu überprüfen, ob die Medikation noch benötigt wird. Auch sollte eine erneute Weckappa-

rattherapie erwogen werden, bevor Desmopressin über mehrere Monate oder gar Jahre angewendet wird. Das Medikament sollte bei Störungen des Wasser- und Elektrolythaushalts, Fieber oder gastroenteritischen Symptomen nicht angewendet werden. Bei habitueller Polydipsie ist Desmopressin kontraindiziert. Ab zwei Stunden vor der Einnahme sollte nichts mehr getrunken werden, um einer Wasserintoxikation sicher vorzubeugen. Es gibt Erkenntnisse, dass Desmopressin neben der antidiuretischen Wirkung zusätzliche zentralnervöse Effekte hat, die zur Besserung der Enuresis beitragen.

Die Ansprechrate unter Behandlung liegt bei 70 % (30 % vollständig, 40 % partiell). In derselben Größenordnung liegt die Rückfallrate nach Absetzen, so dass die Therapie den Spontanremissionsprozess wahrscheinlich nicht beschleunigt. Möglicherweise erhöht ein strukturiertes Ausschleichen über einen längeren Zeitraum den Therapieerfolg. Vor allem bei Kindern mit hoher nächtlicher Urinproduktion (>130 % der EBC – *cave*: Trinkgewohnheiten mit hoher abendlicher Flüssigkeitszufuhr) und normaler Blasenkapazität (maximales Miktionsvolumen am Tage >65 % der EBC) scheint Desmopressin anzusprechen. Durch seinen raschen Wirkungseintritt eignet sich Desmopressin besonders gut, um kritische Alltagssituationen (Ausfahrten, aushäusige Übernachtungen) zu überbrücken, nachdem man das Mittel eine Woche vorab zuhause ausprobiert hat. Schwere Nebenwirkungen sind selten, in bisher 20 dokumentierten Fällen trat eine Hyponatriämie und Wasserintoxikation auf.

Anticholinergika wie Propiverin oder Oxybutynin können, vor allem bei Therapieresistenz, alleine oder in Kombination mit Desmopressin eingesetzt werden. Vor allem Kinder, bei denen zusätzlich eine verminderte Blasenkapazität besteht (maximales Miktionsvolumen <65 % der EBC) scheinen von der Anwendung profitieren zu können. Die verfügbare Evidenz beruht auf nicht-randomisierten Studien. Beschrieben ist ein Therapieeffekt bei etwa 40 % der Kinder, bei denen die Standardmaßnahmen erfolglos waren; häufig ist dazu die Kombinationstherapie mit Desmopressin erforderlich. Wirkmechanismus ist eine Dämpfung des Detrusormuskels und hierüber eine Vergrößerung der nächtlichen Blasenkapazität. Zu beachten sind die unerwünschten Wirkungen der anticholinergen

Therapie, wie Obstipation, Mundtrockenheit, Dysphorie und Restharnbildung. Wahrscheinlich haben Propiverin und Tolterodin eine niedrigere Rate unerwünschter Wirkungen als Oxybutinin.

Das bei der MEN gut wirksame Antidepressivum *Imipramin* sollte aufgrund seiner potentiellen Kardiotoxizität nur in Ausnahmefällen eingesetzt werden.

▶ Andere Therapien

Aufgrund des in aller Regel selbst limitierenden Verlaufs der MEN ist es nicht verwunderlich, dass eine Reihe anderer Therapieverfahren in einzelnen Studien vermeintlich positive Effekte zeigen. Häufig liegen methodische Mängel vor, hinzu kommt der *"publication bias"* (fehlende positive Effekte werden nicht publiziert). Vielversprechende Hinweise für eine Wirksamkeit gibt es z.B. für Akupunktur, Urotherapie oder nicht-kardiotoxische Antidepressiva; denkbar ist, dass diese Verfahren bei entsprechender Evidenz in Zukunft einen Platz unter den empfohlenen Verfahren einnehmen werden. Für Verfahren der Komplementärmedizin (Homöopathie, Hypnotherapie, Naturheilverfahren) gibt es keinen Wirksamkeitsnachweis, ebenso wenig wie für Psychotherapie.

Literatur

Butler RJ, Golding J, Heron J and the ALSPAC Study Team: Nocturnal enuresis: a survey of parental coping strategies at 7 1/2 years. Child Care Health Dev 2005, 31: 659-67

Dt. Ges. f. Kinder- und Jugendpsychiatrie und Psychotherapie: Leitlinien zur Diagnostik und Therapie von psychischen Störungen im Säuglings-, Kindes- und Jugendalter. Enuresis und funktionelle Harninkontinenz. Köln: Deutscher Ärzte Verlag 2007, 327-42

Glazener CM, Evans JH, Peto RE: Alarm interventions for nocturnal enuresis in children. Cochrane Database Syst Rev 2005 (2): CD002911

Glazener CM, Evans JH: Simple behavioural and physical interventions for nocturnal enuresis in children. Cochrane Database Syst Rev 2004 (2): CD003637

Glazener CM, Evans JH: Desmopressin for nocturnal enuresis in children. Cochrane Database Syst Rev 2002 (3): CD002112

Konsensusgruppe Kontinenzschulung (Hrsg.). Bachmann H, Steuber C: Kontinenzschulung im Kindes- und Jugendalter. Manual für die standardisierte Diagnostik, Therapie und Schulung bei Kindern und Jugendlichen mit funktioneller Harninkontinenz. Pabst Publishers, Lengerich 2010.

Marschall-Kehrel D, Harms TW; Enuresis Algorithm of Marschall Survey Group: Structured desmopressin withdrawal improves response and treatment outcome for monosymptomatic enuretic children. J Urol 2009,182: 2022-6

Nevéus T, Eggert P, Evans J, Macedo A, Rittig S, Tekgül S, Vande Walle J, Yeung CK, Robson L, International Children's Continence Society: Evaluation of and treatment for monosymptomatic enuresis: a standardization document from the International Children's Continence Society. J Urol 2010,183:441-7

Tekgül S, Nijman RJM, Hoebeke P, Canning D, Bower W, von Gontard A: Diagnosis and management of urinary incontinence in childhood. In: Abrams P, Cardozo L, Khoury S, Wein A (eds.): Incontinence. Paris: Health Publication Ltd 2009,701-92

von Gontard A, Neveus T. The management of disorders of bladder and bowel control in childhood. Clinics in Development Medicine No. 170. London: Mac Keith Press 2006

2.5.3. Therapie der Komorbiditäten (Auswahl)

2.5.3.1. Therapie kindergastroenterologischer Komorbiditäten

Die wesentlichen gastroenterologischen Komorbiditäten sind die Obstipation mit und ohne begleitende Stuhlinkontinenz sowie die Stuhlinkontinenz ohne begleitende Obstipation (☞ Kap. 2.4.2.1 und Abb. 2.11).

Die Prinzipien der Therapie der Obstipation und der Stuhlinkontinenz als komorbide Störungen unterscheiden sich nicht von der Therapie bei den isolierten Störungen. Eine ausführliche Darstellung findet sich in Kap. 3.7..

Eine zentrale praktische Frage stellt sich beim komorbiden Auftreten der Störungen beider Ausscheidungsorgane: Soll man beide Störung gleichzeitig behandeln oder – falls nicht – welche Störung sollte zunächst angegangen werden?

Hierzu gibt es keine prospektiven Daten. Nachgewiesen wurde allerdings, dass die erfolgreiche Therapie der einen Störung eine Besserung der komorbiden Störung des anderen Organsystems zur Folge hat (Loening-Baucke 1997). Die Leitlinien der Deutschen Gesellschaft für Kinder- und Jugendpsychiatrie und -psychotherapie empfehlen, bei gleichzeitigem Vorliegen einer Stuhlinkontinenz diese stets zuerst zu behandeln (DGKJPP 2007).

Zudem zeigen praktische Erfahrungen in vielen Kliniken, dass man gerade Kleinkinder und junge Schulkinder überfordert, wenn man zu viele kognitive oder verhaltenstherapeutische Anforderungen stellt. Aus diesem Grunde raten wir von einer gleichzeitigen Behandlung beider Störungen ab.

Man beginnt pragmatisch die Therapie mit der Störung,

- die den größten Leidensdruck erzeugt (oft ist das die Stuhlinkontinenz, die sozial noch deutlicher stigmatisiert als die Harninkontinenz)

- die von Eltern und Patienten als "führende" Störung erlebt und wahrgenommen wird (wobei die komorbide Störung manchmal für Eltern und Kind nicht richtig bewusst ist)

- deren Therapie rasch zu spürbaren Erfolgen führt. Dies gilt vor allem für die isolierte Obstipation. Die medikamentöse stuhlweichmachende Therapie mit Macrogol, ergänzt durch Verhaltenstherapie und kognitive Aspekte (Demystifizierung) führt in einem relevanten Prozentsatz der Fälle zu einer Besserung. Oft bessern sich parallel dann die Harninkontinenz und die rezidivierenden Harnwegsinfekte (Loening-Baucke 1997).

Wir weisen besonders darauf hin, dass die grundsätzlichen Prinzipien der Urotherapie (Beratung, Schulung, Aufklärung, Demystifizierung) auch bei Störungen der Stuhlentleerung zentraler Bestandteil der Therapie sind. Insofern sollte man diesbezüglich eher von Kontinenztherapie sprechen. In den therapeutischen Programmen für die Harninkontinenz der KgKs sind Module für die Erfassung und Therapie der Stuhlkontrollstörungen integriert (Bachmann & Steuber, KgKS 2010).

- Beratung/Schulung/Begleitung
- Ursachen (z.B. anale Veränderungen) behandeln
- Stuhlaufweichende orale Therapie
- Ggf. initiale komplette Darmentleerung
- Ernährungsmodifikationen
- supportive Maßnahmen (Bewegung, Massage)
- Verhaltenstraining; (Biofeedback)

Tab. 2.12: Prinzipien der Therapie der Obstipation.

Details der Therapie der Stuhlkontrollstörung sind im entsprechenden Kapitel dargestellt (☞ Kap. 3.7.).

Literatur

Dt. Ges. f. Kinder- und Jugendpsychiatrie und Psychotherapie u.a. (Hrsg.): Leitlinien zur Diagnostik und Therapie von psychischen Störungen im Säuglings-, Kindes- und Jugendalter. Deutscher Ärzte Verlag, 3. überarbeitete Auflage 2007 Köln.

Konsensusgruppe Kontinenzschulung (Hrsg.). Bachmann H, Steuber C: Kontinenzschulung im Kindes- und Jugendalter. Manual für die standardisierte Diagnostik, Therapie und Schulung bei Kindern und Jugendlichen mit funktioneller Harninkontinenz. Pabst Publishers, Lengerich 2010.

Loening-Baucke V. Urinary incontinence and urinary tract infection and their resolution with treatment of chronic constipation of childhood. Pediatrics 1997,100: 228-232.

2.5.3.2. Therapie kindernephrologischer Komorbiditäten

Bei Mädchen im Vorschul- und Schulalter (bei Jungen nur sehr selten) findet sich häufig die Assoziation von rezidivierenden Harnwegsinfektionen (Blasenentzündungen) und funktioneller Blasendysfunktion mit Drangsymptomatik, Pollakisurie und Algurie, besonders häufig bei Mädchen mit überaktiver Harnblase (Bakker 2004). Die erfolgreiche Behandlung einer Blasendysfunktion mit Harninkontinenz gelingt oft nur dann, wenn Harnwegsinfektionen konsequent verhindert werden. Eine schmerzhafte Zystitis kann alle therapeutischen Bemühungen zunichte machen. Betroffene Kinder sollten daher mit einer antibakteriellen Langzeitprophylaxe (☞ Tab. 2. 13) bis zur Normalisierung einer Blasendysfunktion behandelt werden. Die Behandlungsdauer kann 6-12 Monate, evtl. auch länger betragen.

Substanz	Dosierung (mg/kg/d)	Anwendungsbeschränkung
Nitrofurantoin	1	<7. Lebenswoche
Trimethoprim	1 (bis 2)	<3.Lebensmonat
Cefaclor	10	keine
Cefixim	2	Früh- und Neugeborene
Cefuroximaxetil	5	<4. Lebensmonat

Tab. 2.13: Substanzen zur antibakteriellen Langzeitprophylaxe.

Nitrofurantoin und Trimethoprim sind Mittel der ersten Wahl, Penicillinpräparate (z.B. Amoxicillin) sind ungeeignet (Resistenzlage), Cephalosporine oder andere Breitbandantibiotika sollten zur Vermeidung von Resistenzen nur in Ausnahmefällen gegeben werden (Beetz 2006, 2007, Tönshoff 2007).

In den meisten Fällen findet sich im Urin E. coli. Da die Kinder häufig mit Antibiotika vorbehandelt sind, muss mit Resistenzen gegen E. coli gerechnet werden: Amoxicillin, Trimethoprim und auch Cephalosporine der 1. und 2. Generation sind häufig unwirksam (Haller 2004, Schmitt 2007). Nitrofurantoin ist jedoch als prophylaktisch gegebenes Arzneimittel weiterhin sehr empfehlenswert. Eine Dosis von 1 mg/kg am Abend nach der letzten Miktion unmittelbar vor dem Zubettgehen ist ausreichend, Nebenwirkungen bei dieser Anwendung (Übelkeit, Bauchschmerzen, Erbrechen) sind selten. Im Gegensatz zu Therapieerfahrungen bei Erwachsenen sind schwerwiegende Nebenwirkungen bei Kindern sehr selten (Coraggio 1989, Brumfitt 1998). Bei Durchbruchsinfektionen unter antibakterieller Prophylaxe sollte eine Urinkultur mit Resistenzprüfung angefordert und die Prophylaxe resistogrammorientiert fortgeführt werden.

Die Beratung der Eltern, die einer antibakteriellen Langzeittherapie oft sehr skeptisch gegenüber stehen, ist von großer Bedeutung. Wenn Antibiotika abgelehnt werden, kann ein Behandlungsversuch mit L-Methionin diskutiert werden. Der Urin wird dadurch angesäuert, die Adhärenzfähigkeit von E. coli am Uroepithel wird dadurch vermindert (Fünfstück 1997). Ein ähnlicher Effekt kann durch die Gabe von Cranberry-Präparaten erzielt werden (Jepson 2001, Ferrara 2009). Die Anwendung von oraler oder parenteralen Vakzine mit inaktivierten uropathogenen Keimen ist im Kindesalter nicht ausreichend untersucht und kann daher nicht empfohlen werden.

Rezidivierende HWI können auch symptomfrei bleiben; dabei findet sich im Urin eine hohe Konzentration an Bakterien (meist E. coli), erkennbar an einem sehr unangenehmen Uringeruch, der bei Inkontinenz zu einer starken psychosozialen Belastung führt. Die ayymptomatische Bakteriurie, die bei bis zu 2 % bei Mädchen im Schulalter nachzuweisen ist, sollte möglichst nicht antibiotisch behandelt werden (Kuwertz-Bröking 2000). Aller-

dings zeigen Kinder mit asymptomatischer Bakteriurie häufig Symptome einer überaktiven Harnblase (Hansson 1990). Bei Kindern mit ausgeprägter Blasendysfunktion kann eine Behandlung der asymptomatischen Bakteriurie daher sinnvoll sein, um die Therapiebemühungen bei Blasendysfunktion nicht zu gefährden und sicherzustellen, dass die Besiedlung der Harnwege mit Bakterien die Blasendysfunktion nicht beeinflusst.

Bei Kindern mit (dilatierendem) Reflux, Blasendysfunktion und Harnwegsinfektionen müssen Pyelonephritiden und damit das Risiko von Nierenparenchymschäden verhindert werden. Die antibakterielle Prophylaxe ist sehr empfehlenswert, solange die Blasendysfunktion nicht ausreichend behandelt ist. Die Bedeutung des Refluxes und die antibakterielle Prophylaxe werden zwar sehr kontrovers diskutiert (Venhola 2009, Coulthard 2009, Conway 2007), aber eine Blasendysfunktion in Assoziation mit einem VUR ist ein Risikofaktor für Nierennarben (Leonardo 2007) und erhöht das Risiko von Durchbruchsinfektionen (Koff 1998). Vor allem Patienten mit dyskoordinierter Miktion sind gefährdet (Scholtmeijer 1994). Die Therapie der Blasendysfunktion senkt das Harnwegsinfektionsrisiko (van Gool 1984) und verbessert die Chance einer Refluxmaturation (van Gool 1992).

Literatur

Allen TD. Vesicoureteral reflux and the unstable bladder. J Urol 1985,134:1180-1185.

Bakker E, van Gool J, van Sprundel M, van der Auwera JC, Wyndaele JJ. Risk factors for recurrent urinary tract infection in 4320 Belgian schoolchildren aged between 10 and 14 years. J Pediatr 2004,163:234-238.

Beetz R. May weg go on with bacterial prophylaxis in urinary tract infections ? Pediatr Nephrol 2006,21:5-13.

Beetz R, Bachmann H, Gatermann S, Keller HJ, Kuwertz-Bröking E, Misselwitz J, Naber KG, Rascher W, Scholz H, Thüroff JW, Vahlensiek W, Westenfelder M. Harnwegsinfektionen im Säuglings- und Kindesalter. Konsensus-Empfehlungen zur Diagnostik, Therapie und Prophylaxe. Monatsschr Kinderheilkd 2007,155: 261-271.

Brumfitt WQ, Hamilton-Miller JMT. Efficacy and safety profile of long-term nitrofurantoin in urinary tract infections: 18 years experience. J Antimicrob Chemother 1998,42:363-371.

Conway PH, Cnaan A, Zaoutis Th, Henry BV, Grundmeier RW, Keren R. Recurrent urinary tract infections in children. Risk factors and association with prophylactic antimicrobials. JAMA 2007,298(2):179-186.

Coraggio MJU, Gross TP, Rosceli JD. Nitrofurantoin toxicity in children. Pediatr Infect Dis 1989,J8:163-165.

Coulthard MG. Vesicoureteric reflux is not a benign condition. Pediatr Nephrol 2009,24:227-232.

Ferrara P, Romancello L, Vitello O, Gatto A, Serva M, Cataldi L: Cranberry juice for the prevention of recurrent urinary tract infections: a randomized controlled trial in children. Scand J Urol Nephrol 2009,43:369-72.

Fünfstück R, Straube E, Schildbach O et al. Reinfektionsprophylaxe durch L-Methionin bei Patienten mit einer rezidivierenden HWI. Med Klinik 1997,92:574-581.

Hansson S, Hjälmas K, Jodal U, Sixt R. Lower urinary tract dysfunction in girls with untreated asymptomatic or covert bacteriuria. J Urol 1990,143:333-335.

Jepson RG, Craig JC. Cranberries for preventing urinary tract infections (Cochrane Review). Cochrane Database Syst Rev 2008 23,(1):CD001321.

Kuwertz-Bröking E, Bulla M. Asymptomatische Harnwegsinfektionen (Bakteriurie und Leukozyturie) im Kindesalter. Monatsschr Kinderheilkd 2000,148:142-148.

Koff SA, Wagner TT, Jayanthi VR. The relationship among dysfunctional elimination syndromes, primary vesicoureteral reflux and urinary tract infections in children. J Urol 1998,160:1019-1022.

Leonardo CR, Filgueiras MFT, Vasconcelos MM, Vasconcelos R, Marino VP, Pire C, Pereira AC, Reis F, Oliveira EA, Lima EM. Risk factors for renal scarring in children and adolescents with lower urinary tract dysfunction. Pediatr Nephrol 2007,22:1891-1896.

Scholtmeijer RJ, Nijman RJ. Reflux and videourodynamic studies: results of a prospective study after three years of follow-up. Urology 1994,43:714-718.

Tönshoff B, Beetz R. Antibiotische Dauerprophylaxe bei Harnwegsinfektionen. Wann, womit, wie lange? Monatsschr Kinderheilkd 155:242-251

Van Gool JD, Kuiten RH, Donckerwolke RA et al. Bladder dysfunctiuon, urinary tract infection and vesicoureteral reflux with special reference to cognitive bladder training. Contrib Nephrol 1984,39:190-210.

Van Gool JD, Hjälmas K, Tamminen-Möbius T, Olbing H.Historical clue to the complex of dysfunctional voiding, urinary tract infection and vesicoureteral reflux. The International Reflux Study in Children. J Urol 1992, 148:1699-1702.

Venhola M, Uhari M. Vesicoureteral reflux, a benign condition. Pediatr Nephrol 2009,24:223-226.

2.5.3.3. Therapie kinder- und jugendpsychiatrischer Komorbiditäten

Sind im Rahmen des diagnostischen Prozesses bei Kindern mit Harninkontinenz eine oder mehrere komorbide kinder- und jugendpsychiatrische Störungen festgestellt worden, stellt sich die Frage nach der adäquaten Therapie. Während davon auszugehen ist, dass sich subklinische komorbide Störungsbilder unter einer erfolgreichen Behandlung der Harninkontinenz in der Mehrheit der Fälle von selber bessern, ist für manifeste kinder- und jugendpsychiatrische Störungen eine entsprechend abgestimmte Therapie vonnöten, die mit der gleichen Konsequenz wie die Behandlung des Einnässens verfolgt werden sollte (von Gontard, im Druck). Im Folgenden werden Grundzüge entsprechender störungsspezifischer Therapiestrategien dargelegt.

Die häufigsten externalisierenden Störungen im Zusammenhang mit Harninkontinenz sind die Aufmerksamkeitsdefizit-/Hyperaktivitätsstörung (ADHS) sowie (oppositionelle) Störungen des Sozialverhaltens bzw. eine Kombination der beiden Störungsbilder, die dann als Hyperkinetische Störung des Sozialverhaltens bezeichnet wird.

Bei der Behandlung der ADHS ist eine Kombination aus medikamentöser Behandlung und Verhaltenstherapie der Goldstandard. Die am häufigsten eingesetzten Pharmaka sind Methylphenidat (kurz- und langwirksam), Atomoxetin sowie Amphetamine. Wichtige flankierende Maßnahmen sind die Beratung von Eltern ("Elterntraining") und Lehrern.

Bei Sozialverhaltensstörungen steht eine verhaltenstherapeutische Therapie in Verbindung mit Elternberatung/-training im Vordergrund, am wirkungsvollsten sind multisystemisch-mehrdimensionale strukturierte Eltern-Kind- bzw. Familienintervention (z.B. MST, FFT). Eine medikamentöse Behandlung einer isolierten Störung des Sozialverhaltens ist schweren Fällen vorbehalten, hier sind insbesondere für Risperidon (off-label use) gute Wirkungen auf aggressives Verhalten beschrieben. Ergänzend können pädagogische Maßnahmen (z.B. Erziehung des Kindes in einer heilpädagogischen Tages- oder Wochengruppe o.ä.) erforderlich werden (Bachmann 2008a).

Bei internalisierenden Störungen (d.h. Ängste, depressive Störungen, Emotionalstörungen) steht eine psychotherapeutische Behandlung des Kindes an erster Stelle. Wirksame Verfahren sind die kognitiv-behaviorale Therapie, bei depressiven Störungen auch Interpersonale Therapie. Bei schwerer Ausprägung der Symptomatik kann die Psychotherapie durch eine medikamentöse Behandlung mit einem SSRI (selektiver Serotonin-Reuptake-Inhibitor) ergänzt werden, wobei für Ängste bessere Wirkungen als für depressive Störungen belegt sind (Bachmann 2008b). Zur Behandlung mit SSRIs ist anzumerken, dass die Behandlung aufgrund der Möglichkeit vermehrter Suizidideen (nicht jedoch Suizide!) eng überwacht werden sollte und der Einsatz im Kindes- und Jugendalter bei der Mehrzahl der SSRIs einen *"off-label use"* darstellt.

Die vorgenannten Therapiemaßnahmen können bei der ganz überwiegenden Mehrheit der Kinder ambulant durchgeführt werden. Eine teilstationäre oder vollstationäre kinder- und jugendpsychiatrische Behandlung ist angezeigt, wenn die ambulante Behandlung keinen ausreichenden Erfolg erzielt oder aufgrund schwerer weiterer Verhaltensstörungen oder einer Kombination verschiedener Komorbiditäten (z.B. Einnässen + Einkoten + ADHS + Depression) ein intensiveres Behandlungssetting vonnöten ist.

Literatur

Bachmann M, Bachmann C, Rief W, Mattejat F: Wirksamkeit psychiatrischer und psychotherapeutischer Behandlungen bei psychischen Störungen von Kindern und Jugendlichen – eine systematische Auswertung von Metaanalysen und Reviews. Teil II: ADHS und Störungen des Sozialverhaltens. Zeitschrift für Kinder- und Jugendpsychiatrie und Psychotherapie 2008a,36:321-333.

Bachmann M, Bachmann C, Rief W, Mattejat F: Wirksamkeit psychiatrischer und psychotherapeutischer Behandlungen bei psychischen Störungen von Kindern und Jugendlichen – eine systematische Auswertung von Metaanalysen und Reviews. Teil I: Angststörungen und depressive Störungen. Zeitschrift für Kinder- und Jugendpsychiatrie und Psychotherapie 2008b, 36:309-320.

von Gontard A, Baeyens D, van Hoecke E, Warzak W, Bachmann C: Psychological and psychiatric issues in bladder disturbances. Journal of Urology (im Druck).

3. Stuhlinkontinenz und Komorbiditäten

3.1. Physiologie von Darmentleerung und Stuhlkontinenz

Eine Stuhlinkontinenz kann sowohl durch organische Erkrankungen des Anus oder des Rectums sowie Störungen der afferenten und efferenten Innervation von Rectum und Anus bedingt sein als auch durch funktionelle Störungen.

Für das Verständnis der Pathophysiologie der Stuhlinkontinenz ist es wichtig, zunächst die Physiologie der Funktion von Rectum und Anus zu rekapitulieren.

An der Kontrolle der Stuhlentleerung und an der erfolgreichen Defäkation sind folgende Strukturen beteiligt (Wood 2007) (☞ Abb. 3.1):

- der externe, willkürliche Sphincter
- die Beckenbodenmuskulatur (Puborectalis-Schlinge)
- der interne Sphincter
- das Rectum
- autonome Nervenfasern der Darmwand (das sogenannte Enterische Nervensystem)
- Rezeptoren und sensible Fasern des Analkanals
- Sakralnerven, Rückenmark
- verschiedene Kernregionen des ZNS

Dazu ist es notwendig, dass die Individuen einerseits die Füllung der Rectumampulle wahrnehmen und andererseits die sensiblen Anteile der (Schleim-)Haut des Analkanals zwischen festem, flüssigem und gasförmigem Inhalt des Rectums unterscheiden können.

Normalerweise ist die Rectumampulle kaum oder nicht gefüllt. Wenn Stuhl durch die propulsive Peristaltik des Kolon aus dem Descendens-Sigma-Bereich in das Rectum transportiert wird, wird dies durch Rezeptoren der Darmwand registriert. Die Kolonmotilität wird u. a. durch eine Magenfüllung angeregt (sogenannter gastro-kolischer Reflex), was auch therapeutisch genutzt werden kann.

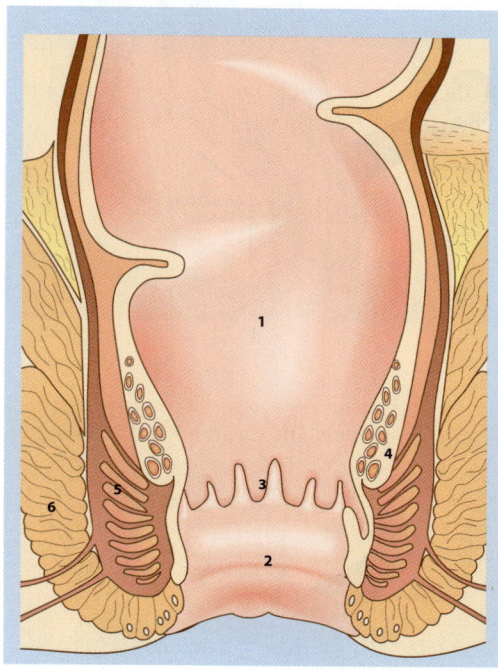

Abb. 3.1: Anatomie des Anorektums.
1: Ampulla recti, **2:** Analkanal, **3:** Linea dentata mit Analkrypten und Analpapillen, **4:** Corpus cavernosum recti (Hämorrhoidalpolster), **5:** Musculus sphincter ani internus, **6:** Musculus sphincter ani externus (aus Brühl/Wienert/Herold, Aktuelle Proktologie, 2005, UNI-MED Verlag).

Die Wahrnehmung der Rectumfüllung führt ab einer gewissen Menge zum Stuhldrang. Je nach Situation besteht dann die Möglichkeit, willkürlich durch Betätigung der Bauchpresse und Relaxation des Musculus puborectalis und des Sphincter ani externus eine Defäkation auszulösen oder durch Kontraktion dieser beiden Muskeln die Defäkation zu verhindern.

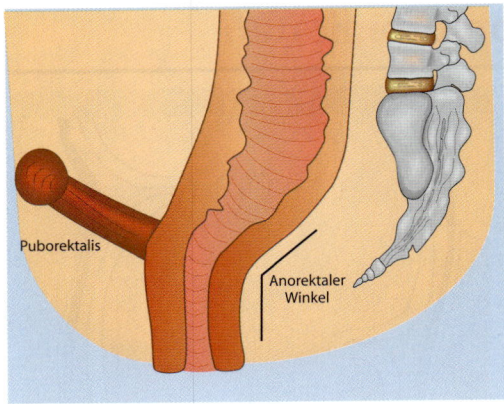

a

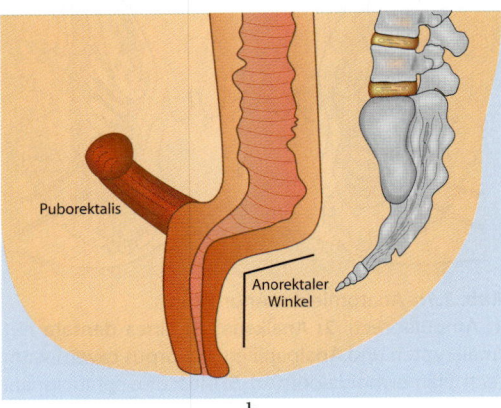

b

Abb. 3.2: Physiologie der Kontinenz bzw. Stuhlreten-tion (**a**) und der Stuhlentleerung (**b**). **a:** Puborectalis relaxiert, anorectaler Winkel verkleinert: Stuhlentlee-rung. **b:** Puborectalis verkürzt, anorectaler Winkel ver-größert: Stuhl wird zurückgehalten.

Einen erfolgreichen Defäkationsvorgang leitet ein Abfall des Drucks des inneren Sphincters ein, der durch die Dehnung des präsphincteren Rectums durch den vorangeschobenen Stuhl ausgelöst wird (sog. rectoanaler inhibitorischer Reflex = RAIR).

Soll die Defäkation verhindert werden, wird der äußere Sphincter ebenso wie die Beckenboden-muskeln (Puborectalis und Levator ani) ange-spannt. Das Rectum bleibt gefüllt und adaptiert sich an das vermehrte Volumen. Das Stuhldrang-gefühl lässt nach (Yunuszai & Toleimat 1989). Wenn der Defäkationsreiz immer wieder unter-drückt wird, erhöht sich die Dehnbarkeit (Compli-ance) des Rectums. Dieser Prozess gehört zu den zentralen Ereignissen in der pathophysiologischen

Kaskade der Entstehung einer funktionellen Obstipation (van den Berg et al. 2008).

3.2. Klinik der Stuhlinkontinenz

3.2.1. Symptome und Befunde

Leitsymptom der Stuhlinkontinenz ist natürlich der unkontrollierte Stuhlabgang, der in unter-schiedlicher Frequenz und in unterschiedlicher Menge auftreten kann. Eine Graduierung der Schwere kann versucht werden mit folgenden Items:

- Frequenz pro Tag bzw. pro Woche
- Verlust kleiner Mengen oder komplette Darm-entleerungen erfolgen außerhalb der Toilette
- Defäkation ist mit einer Verhaltensauffälligkei-ten vergesellschaftet oder nicht
- Eine Inkontinenz tritt nur am Tag oder am Tag und auch in der Nacht auf

Zur Unterscheidung zwischen der obstipations-assoziierten und der nicht obstipationsassoziierten Stuhlinkontinenz dienen Symptome, die auf eine Obstipationstendenz hinweisen (seltene Stuhlent-leerungen, schmerzhafte Defäkationen, willkürli-che Stuhlretention) – allerdings ist die Anamnese nicht immer eindeutig. Manchmal sind diese nur für die vergangene Säuglings- und Kleinkindzeit zu erfragen. Die Konsistenz des Stuhls sollte eben-falls dokumentiert werden, wobei sie nicht immer diagnostisch weiterhilft: Eine anhaltend flüssige Konsistenz kann sowohl bei einer Erkrankung mit Diarrhoe als auch bei einer Überlaufinkontinenz bei Obstipation vorkommen (weicher, sekundär verflüssigter Stuhl läuft an harten Skybala vorbei unkontrolliert nach außen) (☞ Abb. 3.3).

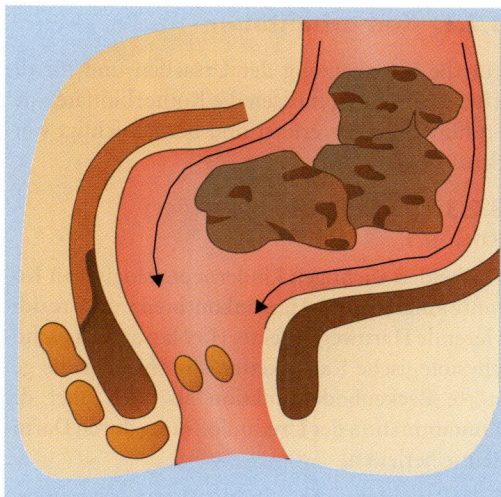

Abb. 3.3: Überlauf bei Obstipation.

Außerdem wichtig ist der Leidensdruck des Kindes und der Familie durch die Inkontinenz sowie die Frage, ob es eine längere Kontinenzphase gegeben hat (primäre/sekundäre Stuhlinkontinenz?).

Hinweise auf eine **organische Ursache der Inkontinenz** können u.a. sein:

- verspätete motorische oder psychomentale Entwicklung
- begleitende Gedeihstörung
- reduzierter Allgemeinzustand; Allgemeinsymptome
- Blut- und oder Schleimbeimengungen zum Stuhl
- tenesmusartige Bauchschmerzen vor der Darmentleerung
- imperativer Stuhldrang (Das Kind versucht die Toilette zu erreichen, dies gelingt wegen der Diarrhoe aber nicht.)
- bleistiftartiges Kaliber des Stuhls
- Das Kind ist nie stuhlkontinent gewesen. (Dies findet man allerdings auch bei funktionellen Störungen.)
- primäre, anhaltende Harninkontinenz (neurogene Störung beider Systeme?)

Alle diese Faktoren sind weder obligat noch pathognomonisch für eine organische Störung, sollten aber Anlass zu weiteren differentialdiagnostischen Überlegungen sein.

Leitsymptome und klinische Zeichen der **obstipationsassoziierten Stuhlinkontinenz** sind (modifiziert nach AWMF-Leitlinie der DGKJP, 2007):

- Anamnese einer Obstipation zwischen 1. und 4. Lebensjahr
- seltener Stuhlgang auf der Toilette
- wechselnd große Stuhlmengen
- nicht normale Stuhlkonsistenz
- vorgewölbtes Abdomen, tastbare Skybala
- Bauchschmerzen
- reduzierter Appetit
- Schmerzen bei Defäkation
- erweitertes Rectum in der Sonographie; Pelottierung der Blase von dorsal; Hypertrophie der Rectumwand
- Laxantien therapeutisch hilfreich

Im Gegensatz dazu findet man bei der **nicht mit Obstipation assoziierten Stuhlinkontinenz** folgende Symptome und klinische Zeichen:

- täglicher/mehrfach täglicher Stuhlgang auf der Toilette
- kleine Stuhlmengen
- normale Stuhlkonsistenz
- selteneres Entleeren kompletter Stuhlportionen außerhalb der Toilette
- keine Skybala, Abdomen im Niveau
- Ultraschall normal; Rectum meist leer
- guter Appetit
- Verschlechterung der Inkontinenz durch Laxantien

Eine besondere Form der Stuhlinkontinenz findet sich gelegentlich bei willensstarken Kindern im Alter von 3-6 Jahren: Bei diesem sogenannten **Toilettenverweigerungssyndrom** entleeren die Kinder den Darm willkürlich nur in die Windel und sind ansonsten überwiegend kontinent. Ob dies eine wirkliche Störung oder nur eine Übergangsphase der Entwicklung zur Kontinenz darstellt, lässt sich diskutieren. Der klinische Stellenwert wird auch durch die Reaktionen der Familie auf dieses Verhalten mitbestimmt.

Typische Hinweise auf ein **Toilettenverweigerungssyndrom** sind:

- Altersgruppe 3-6 Jahre
- Weigerung, auf der Toilette Stuhl abzusetzen

- Verlangen nach Windel für Defäkation
- Miktion auf der Toilette
- häufig Stuhlretention/Obstipation/schmerzhafte Defäkationen in der Anamnese
- oft mit Störung des Sozialverhaltens (oppositionelles Verhalten) assoziiert

Wenn die Toilette sowohl für die Miktion als auch Defäkation komplett gemieden wird und phobische Symptome dazukommen, spricht man von einer **Toilettenphobie**.

3.2.2. Diagnose

Für die Diagnosestellung, vor allem aber für die Unterscheidung zwischen den verschiedenen Formen der Stuhlinkontinenz, stehen wie bei der Harninkontinenz verschiedene Instrumente zur Verfügung:

▶ Basisdiagnostik

- gezielte Anamnese (Fragebogen und/oder Checkliste)
- 14-Tage-Stuhl-Protokoll
- körperliche Untersuchung
- Sonographie

▶ Erweiterte diagnostische Maßnahmen

- Rectomanometrie
- MRT der distalen Wirbelsäule
- Rectumschleimhautbiopsien
- Kolon-Transitzeitbestimmung
- Differentialdiagnostik der rezidivierenden Diarrhoe
  - Wasserstoffatemteste
  - Labordiagnostik
    - Zöliakie-Serologie
    - Stuhlelastase
    - mikrobiologische Stuhluntersuchung
    - fäkale Inflammationsmarker (Calprotectin/Laktoferrin im Stuhl)
    - allergologische Diagnostik
  - Endoskopie des Colon und Rectum

Die Durchführung der Stufendiagnostik und die Indikationsstellung für weitergehende Untersuchungen werden in Kap. 3.5.1. dargestellt.

3.2.3. Komorbiditäten

Für die Einschätzung der Ursachen und für die Therapieplanung müssen die Komorbiditäten der Stuhlinkontinenz erfasst und berücksichtigt werden.

3.2.3.1. Kindernephrologische Komorbiditäten

Die beiden wichtigen kindernephrologischen Komorbiditäten sind **Harninkontinenz** und **rezidivierende Harnwegsinfekte**. Hier lassen sich pathophysiologische Kausalketten sowohl über die gestörte Beckenbodenfunktion als auch über die Kontamination der Urethralöffnung durch Darmkeime herleiten.

Bei Patienten mit Stuhlentleerungsstörungen (Obstipation bzw. Stuhlinkontinenz) findet man Prävalenzen von 14-46 % für Harninkontinenz tagsüber und 20-40 % für Enuresis nocturna (Loening-Baucke 1990, 2004, 2007; Clavero Arevalo & Toro Trallero, 1993, van Ginkel et al. 2000, Hadjizadeh 2009). Wegen dieser Assoziationen wird von einigen Autoren vorgeschlagen, die Symptomtrias Obstipation, Stuhlinkontinenz und Enuresis als pathophysiologisch zusammengehörige "funktionelle Ausscheidungsstörungen" zu benennen.

Die detaillierte Darstellung der kindernephrologischen Komorbiditäten erfolgt in Kap. 2.. Daneben sei auf die Darstellung der Harninkontinenz mit der gastroenterologischen Komorbidität der Stuhlinkontinenz verwiesen (☞ Kap. 2.4.2.1.), zumal ja nicht immer festgestellt werden kann, welche Störung pathophysiologisch führend ist.

3.2.3.2. Kinder- und jugendpsychiatrische Komorbiditäten

Psychiatrische Störungen kommen bei allen Formen der Stuhlinkontinenz vermehrt vor. Ca. 30-50 % der Kinder mit Stuhlinkontinenz weisen psychische Störungen auf (3- bis 5-fach höher als bei Kontrollen) (von Gontard 2004, van Dijk 2010). Denkbar ist sowohl, dass die psychische Störung die Stuhlinkontinenz bedingt als auch eine sekundäre psychische Störung durch die Inkontinenz und deren Folgen im familiären und sozialen Kontext entsteht. Für die zweite Annahme spricht die Tatsache, dass sich bezüglich der psychiatrischen Komorbiditäten keine Unterschiede zwischen der Inkontinenz mit und ohne Obstipation nachweisen ließen. Zudem fand man keine enkopresisspezifische Psychopathologie; das Spektrum der begleitenden psychischen Störungen ist heterogen. Allerdings überwiegen internalisierende (emotionale) Störungen leicht. Störungen des Sozialverhaltens und hyperkinetische Störungen sind am zweithäufigsten. Beim Toilettenverweigerungssyndrom findet man vorwiegend Störungen des Sozialverhaltens mit oppositionellem Verhalten (Übersicht bei von Gontard 2004).

Wichtig sind die Besprechung und Deutung der psychiatrischen Auffälligkeiten als Komorbidität ohne immer klare Kausalzuordnung vor allem für diejenigen Eltern und Betreuer, die die Stuhlinkontinenz als eine reine Verhaltensstörung bzw. psychiatrische Störung einordnen. In der Beratung sollten deswegen immer alle Aspekte der komplexen funktionellen Störung angesprochen werden, um die Chancen der medizinischen Therapieansätze zu nutzen.

In den AWMF-Leitlinien der Kinder- und Jugendpsychiatrie (2007) wird besonders darauf hingewiesen, dass bei etwa der Hälfte aller Kinder mit Stuhlinkontinenz keine psychiatrische Komorbidität nachweisbar ist und auch in den Familien häufig keine pathologischen Interaktionen vorkommen.

Trotzdem sei angemerkt, dass nicht selten subklinische emotionale und Verhaltenssymptome bei den betroffenen Kindern bestehen, die nicht die Kriterien einer Störung erfüllen und die sich unter erfolgreicher Therapie der Inkontinenz zurückbilden. Beispiele hierfür sind Ängste, Traurigkeit, gestörtes Selbstwertgefühl, gelegentlich auch aggressives, verweigerndes Verhalten (von Gontard 2007).

Literatur

Clavero Arevalo M, Toro Trallero J. Enuresis and encopresis: their relationship. An Espan Pediatr 1993,39:320-324.

Dt. Ges. f. Kinder- und Jugendpsychiatrie und Psychotherapie u.a. (Hrsg.): Leitlinien zur Diagnostik und Therapie von psychischen Störungen im Säuglings-, Kindes- und Jugendalter. Deutscher Ärzte Verlag, 3. überarbeitete Auflage 2007 S. 327-342

Hadjizadeh N, Motamed F, Abdollahzade S, Rafiei S. Association of Voiding Dysfunction with Functional Constipation. Indian Pediatr. 2009, 46:1093-5.

Loening-Baucke V. Modulation of abnormal defacation dynamics by biofeedback treatment in chronically constipated children with encopresis. J Pediatr 1990,116:214-220.

Loening-Baucke V. Functional fecal retention with encopresis in childhood J Pediatr Gastroenterol Nutr 2004, 38:79-84.

Loening-Baucke V. Prevalence rates for constipation and faecal and urinary incontinence. Arch Dis Child 2007, 92:486-9.

van den Berg MM, Voskuijl WP, Boeckxstaens GE, Benninga MA. Rectal compliance and rectal sensation in constipated adolescents, recovered adolescents and healthy volunteers. Gut 2008,57:599-603.

Van Dijk M et al. Prevalence and associated clinical characteristics of behavior problems in constipated children. Pediatrics 2010,125:e309-317.

van Ginkel R, Benninga MA, Blommaart PJ, van der Plas RN, Boeckxstaens GE, Buller HA, Taminiau JA. Lack of benefit of laxatives as adjunctive therapy for functional nonretentive fecal soiling in children. J Pediatr 2000, 137:808-813.

von Gontard A. Enkopresis. Erscheinungsformen-Diagnostik-Therapie. Stuttgart: Kohlhammer-Verlag. 2004

von Gontard A, Hollmann E. Comorbidity of functional urinary incontinence and encopresis: somatic and behavioral associations. J Urol 2004,171:2644-2647.

Wood JD. Neuropathophysiology of functional gastrointestinal disorders. World J Gastroenterol 2007,13(9): 1313-32.

Younoszai MK, Tolaymat N. Chronic functional constipation in infants and children. In E. Lebenthal (Hrsg.), Textbook of Gastroenterology and Nutrition in Infancy. 2 ed. (S.1311-1326). New York: Raven Press 1989.

3.3. Organische Ursachen der Stuhlinkontinenz

Die organischen Ursachen der Stuhlinkontinenz sind vielfältig. Sie umfassen Störungen und Fehlbildungen des Anorectums, Erkrankungen des oberen und unteren Gastrointestinaltraktes mit weicher Stuhlkonsistenz, Störungen der efferenten und afferenten Innervation von Rectum und Sphincter sowie eine große Zahl neurologischer Erkrankungen und generalisierter Entwicklungsstörungen. Tab. 3.1. gibt eine Übersicht über Ursachen der Stuhlinkontinenz.

3.3.1. Neurogene Ursachen der Stuhlinkontinenz

3.3.1.1. Entwicklungsstörungen

Wie aus der Darstellung der Entwicklung der Kontinenz (☞ Kap. 3.1.) deutlich wird, gehört das Erreichen eines Entwicklungsalters, in dem Wahrnehmung und willkürliche Steuerung der Ausscheidung möglich sind, zu den zentralen Voraussetzungen für eine Kontinenz (☞ Kap. 1.1.). Insofern können alle Arten von Entwicklungsstörungen, sowohl generalisierte als auch isolierte, eine Kontinenzentwicklung erschweren, verzögern oder verhindern. Die Inkontinenz tritt weitgehend unabhängig von der Ursache der Entwicklungsstörung (genetisch, metabolisch, traumatisch, posthypoxisch,…) auf.

In der Diagnostik von Kindern mit Inkontinenz muss deswegen immer mithilfe der Anamnese, der klinischen Untersuchung oder durch gezielte neuropsychologische Testverfahren nach Verzögerungen bzw. Störungen der psychomentalen oder motorischen Entwicklung gesucht werden. Ggf. sollte neuropädiatrisches Spezialwissen in den diagnostischen Prozess einbezogen werden.

Erst ab einem Entwicklungsalter von 5 Jahren kann wirklich eine Inkontinenz diagnostiziert werden. Wenn sich allerdings eine sekundäre Inkontinenz nach einer längeren Kontinenzphase entwickelt, so kann dies als ein Hinweis auf eine neu entstandene Störung, zum Beispiel eine Obstipation, gewertet werden.

3.3.1.2. Neuromuskuläre Störungen

Bei Kindern mit spastischer Cerebralparese oder mit einer generalisierten muskulären Hypotonie gehört eine Stuhlkontinenz zu den typischen Begleiterscheinungen der Grunderkrankung. Sowohl die häufig vorliegende Obstipation als auch Störungen der afferenten und efferenten Innervation des Anorectums (Sensibilität/Steuerung des willkürlichen Sphincters) spielen meist in Kombination eine Rolle. Auch eine muskuläre Hypotonie des willkürlichen Sphincters führt zur Inkontinenz.

3.3.1.2.1. Myelomeningocelen (MMC)

Myelomeningocelen als kongenitale Neuralrohrdefekte können als Prototypen für eine neurogene Ursache der Stuhl- und Harninkontinenz (☞ Kap.

2.3.1.1.) angesehen werden. Bei 90 % der Betroffenen besteht eine Inkontinenz, die sowohl durch eine chronische Obstipation, durch eine Störung der Sensibilität von Rectum und Analkanal oder einen erniedrigten Sphincterdruck bedingt sein kann. Die Pathophysiologie der Inkontinenz kann individuell vor allem von der Höhe der Läsion im Cervikalkanal abhängen (Arhan 1984, Younouszai 1992).

3.3.1.2.2. Tethered-cord-Syndrom

Beim *Tethered-cord*-Syndrom können durch mechanischen Zug am Rückenmark die afferente und efferent Innervation der Beine, der Blase und auch des Enddarmes beeinträchtigt sein.

3.3.2. Organische Erkrankungen von Kolon und Anus

3.3.2.1. Angeborene Ursachen organischer Stuhlinkontinenz

- anorectale Malformationen (syn. Analatresie)
- Morbus Hirschsprung (Megacolon congenitum)
- andere: Steißteratom, Sacrumagenesie, Currarino-Triade

▶ Analatresie, Analdystopie (☞ Tab. 3.2)

Je höher der Darm blind endet, desto schlechter sind der Sphincter externus und der muskuläre Beckenboden insgesamt ausgebildet. Zusätzlich fehlt auch nach Verlagerung der Darmöffnung ins Zentrum des Sphincters (PSARP, posteriore sagittale Anorectoplastik nach Pena) der sensible Analkanal. Die Wahrnehmungsmöglichkeit für Stuhldrang, die Unterscheidungsmöglichkeit von Luft und Stuhl und damit die Stuhlkontinenz sind daher eingeschränkt (Rintala 2009). Falls die Analöffnung bei der Operation irrtümlich außerhalb des Zentrums des Beckenboden-Muskelkomplexes platziert wurde, verstärkt dies die Inkontinenz.

Neben diesen organischen Defiziten können die Kinder nach Geburt durch das Fehlen der Analöffnung nicht die reflektorische Stuhlentleerung nach Stuhlfüllung des Rectums erlernen; eine zusätzliche funktionelle Stuhlentleerungsstörung resultiert, die durch eine Tendenz zur Obstipation mit Überlaufinkontinenz die Stuhlinkontinenz häufig verschlimmert.

Auch die Minimalform der Analatresie, nämlich eine breite perineale Fistel unmittelbar ventral des

- Störungen der psychomentalen Entwicklung
- Erkrankungen und Fehlbildungen des ZNS mit Auswirkungen auf neuromuskuläre Funktionen, z.B.
  - Zerebralparese
  - Muskelhypotonie
- Erkrankungen der Wirbelsäule
  - Dysraphische Störungen mit/ohne Myelomeningocele
  - *Tethered cord*
  - Tumoren
- Muskuläre Störungen
  - Muskelatrophien oder -dystrophien mit generalisierter Hypotonie
- Erkrankungen des Anorectums
  - Analatresie, auch nach Operation, auch als Minimalform als breite perineale Fistel
  - M. Hirschsprung, auch nach operativer Korrektur
  - Recto-anale Fisteln
  - M. Crohn des Anus mit Störung der Integrität/Funktion des Sphincters
  - Analfissuren mit reaktiver Obstipation

- Chronische Diarrhoe mit imperativem Stuhldrang
  - Colitis (Colitis ulcerosa, M. Crohn, infektiöse Colitis, allergische Colitis)
  - Kohlenhydratmalabsorption
  - Kurzdarm, Z.n Kolektomie
  - Generalisierte Malabsorptionssyndrome
  - Gastrointestinale Infektionen
- Obstipation als Folge endokriner oder metabolischer Störungen
  - Hypothyreose
  - Renal tubuläre Azidose
  - Hypercalcämie
  - Diabetes insipidus
- Obstipation als Folge medizinischer Therapie
  - Opiate, Codein
  - Phenytoin
  - Methylphenidat
  - Aluminiumhaltige Antazida
- Obstipation/Inkontinenz als Folge einer sexuellen Misshandlung

Tab. 3.1: Ursachen der Stuhlinkontinenz bzw. obstipationsassoziierter Inkontinenz bei Kindern.

äußeren Schließmuskels (☞ Abb. 3.5) (falls bemerkt dann fälschlich häufig als "ventral dystoper Anus" bezeichnet, dieser ist im Gegensatz zur perinealen Fistel jedoch extrem selten und sollte nur nach sicherer Darstellung der Analöffnung im Zentrum des Sphincterkomplexes diagnostiziert werden), kann über Stenose und Obstipation zur Überlaufinkontinenz führen (zur Diagnostik ☞ Kap. 3.5.2., zur Therapie Kap. 3.6.2.).

Die Anorectoplastik kann durch Läsion der unmittelbar ventral vom OP-Gebiet gelegenen Ganglienzellen des Blasenhalses zu einer iatrogenen neurogenen Blasenentleerungsstörung führen (☞ Kap. 2.3.1.1.).

- Tiefe Form mit äußerlich sichtbarer Fistel
  - Mädchen: **perineale** oder **vestibuläre Fistel** (☞ Abb. 3.5)
  - Jungen: **perineale** Fistel
  - Minimalform: breite perineale Fistel unmittelbar ventral des äußeren Schließmuskels (☞ Abb. 3.4a)
- Hohe Form mit Mündung der Fistel innen
  - beim Jungen: in die Harnröhre oder den Blasenhals im dorsalen Bereich: **urethrale Fistel**
  - beim Mädchen: **cloacale Fehlbildung** (syn. vesicointestinale Atresie): gemeinsamer Ausführungsgang von Harn-, Geschlechts- und Darmtrakt, dann besteht nur eine äußerlich sichtbare Öffnung von Darm- und Genitalbereich. Häufig zusätzlich Doppelbildungen von Vagina und Uterus (vaginale Fistel – extrem selten, vestibuläre Fisteln werden häufig so fehldiagnostiziert)
- Analatresie **ohne Fistel**: in weniger als 5-10 %

Tab. 3.2: Formen der Analatresie.

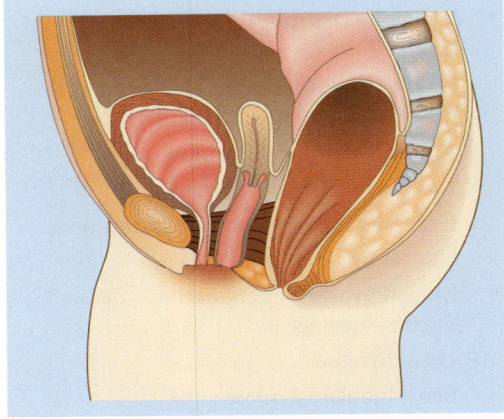

a

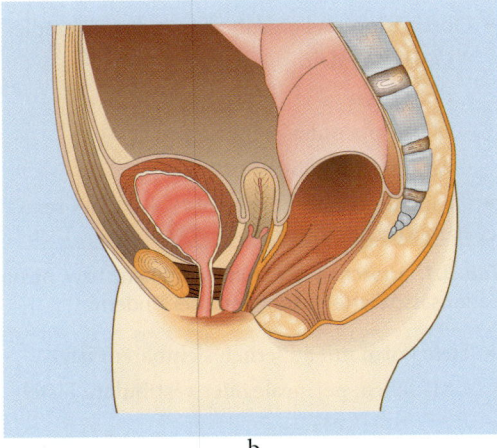

b

Abb. 3.4a+b: Analatresie. **a:** Fistelöffnung unmittelbar ventral des äußeren Schließmuskels; **b:** vestibuläre Fistel.

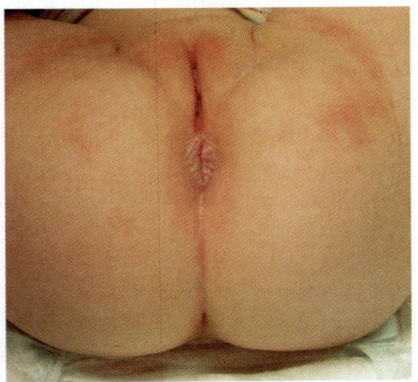

Abb. 3.5: Perineale Fistel: Die Analöffnung liegt im Bereich des Perineums und weist keinen zirkulären Sphincter auf.

▶ Morbus Hirschsprung

Durch das angeborene Fehlen der Ganglienzellen vom Anus an bis in einen variablen aboralen Darmbereich (meist bis ins Rectosigmoid) kommt es zur Ausbildung eines aperistaltischen, engen Darmsegmentes und eines nicht relaxationsfähigen Sphincters.

Auch nach der Resektion des betroffenen Darmes bleibt diese Funktionsstörung des Sphincters bestehen und kann postoperativ jederzeit zur erneuten Obstipation mit Überlaufinkontinenz führen. Daneben wird eine Motilitätsstörung des verbliebenen Darmes mit zu starker Propulsion im letzten Dickdarmabschnitt als Ursache einer postoperativen Stuhlinkontinenz beschrieben. Auch ist eine Läsion des Analsphincters oder eine zu weit gehende Resektion des Analkanales (Sensibilitätsverlust) im Rahmen der Operation möglich. (Zur funktionellen Stuhlentleerungsstörung bei Morbus Hirschsprung ☞ Kap. 3.6.2., interdisziplinäres Stuhltraining ☞ Kap. 4.5.).

▶ Sonstige angeborene Fehlbildungen

Zu den selteneren angeborenen Ursachen gehören zum Beispiel

- das **Steißteratom**, bei dem ein teilweise sehr großer, sich von der Steißbeinspitze aus entwickelnder Tumor zu einer massiven Verdrängung, Minderdurchblutung und Rarifizierung des Beckenbodens mit nachfolgender Stuhlinkontinenz führen kann.

- die **Sakrumagenesie** (kaudales Regressionssyndrom), bei der durch die nur rudimentäre Anlage auch der sakralen Rückenmarkssegmente eine neurogene Blasen- und Stuhlentleerungsstörung besteht (☞ Kap. 2.3.1.1.).

3.3.2.2. Erworbene Ursachen der organischen Stuhlinkontinenz

▶ Unfälle

Nach traumatischer Sphincterverletzung kann eine Stuhlinkontinenz resultieren. Diese Ursache ist im Kindes-und Jugendalter sehr selten, während die geburtstraumatisch bedingte Stuhl- wie Urininkontinenz der Frau im Erwachsenenalter eine sehr große Rolle spielt.

▶ M. Crohn; Analfisteln

Beim Morbus Crohn kommt es häufig zu entzündlichen Veränderungen des Anus mit Fisteln, Fissuren und Perianalabszessen. Durch die entzündliche Veränderung, aber auch als Folge chirurgischer Eingriffe kann es zu Stenosen, aber auch zur Schädigung des Sphincterapparates kommen. Eine größere Fistel kann zum Abgang von Luft und dünnflüssigem Stuhl führen (Singh et al. 2007, Dignass 2005). Auch ausgedehntere oder rezidivierende Analfisteln anderer Ursache können, insbesondere wenn sie sowohl Sphincter externus wie internus betreffen, die Stuhlkontinenz herabsetzen.

▶ Chronische Diarrhoe

Akute und chronische Durchfälle können auch ein gesundes, funktionell ungestörtes Kontinenzorgan überfordern. Insofern kommen alle Erkrankungen, die die Stuhlkonsistenz herabsetzen, differentialdiagnostisch in Frage. Besonders problematisch kann sich eine chronische Diarrhoe bei Kindern zwischen 1 und 4 Jahren auswirken, sodass eine normale Kontinenzentwicklung erschwert wird.

Von der langen Liste zur Diarrhoe führender Erkrankungen sollen hier besonders entzündliche Erkrankungen des Colon (Colitis) hervorgehoben werden. Die entzündlichen Veränderungen führen einerseits zu wässrigen Stühlen, andererseits zu einer Steigerung der Kolonmotilität. Patienten berichten von imperativem Stuhldrang, der es häufig verhindert, rechtzeitig die Toilette zu erreichen. Ein Hinweis auf die Entzündung können Schleim- und Blutbeimengungen zum Stuhl sein. Auch eine nächtliche Inkontinenz kommt vor.

3.4. Nicht organische/funktionelle Ursachen der Stuhlinkontinenz

In der überwiegenden Zahl der Kinder lässt sich auch durch subtile Diagnostik keine organische Ursache der Inkontinenz nachweisen. Man spricht entsprechend der Rome-III-Klassifikation von einer **funktionellen Stuhlinkontinenz**.

Wenn die organische Diagnostik keine Ursache der Inkontinenz erkennen ließ, muss Laien gegenüber klar herausgestellt werden, dass dies nicht gleichbedeutend mit psychologischer Ursache oder willkürlicher, vom Kind absichtlich herbeigeführter Inkontinenz ist. Der Begriff der funktionellen Störung sollte eingehend erläutert werden.

3.4.1. Obstipationsassoziierte funktionelle Stuhlinkontinenz

In etwa 80 % der Fälle von Kindern mit Stuhlinkontinenz liegt eine chronische Obstipation vor (Loening-Baucke 1996). Durch die chronische Akkumulation des Stuhls im Rectum kommt es zu einer anhaltenden Erweiterung des Rectums. Dies führt zu einer verminderten Wahrnehmung des Füllungsgrades und zu einem Anstieg der Dehnbarkeit (Compliance) des Rectums (van den Berg et al. 2008). Dieser Faktor trägt auch zur Chronifizierung der Problematik bei.

Die anhaltende Überdehnung des Rectums verkürzt den Analkanal und vermindert den Verschlussdruck des Sphincters (☞ Abb. 3.6). Bei körperlicher Aktivität, Husten und Lachen kommt es dann zum unwillkürlichen Abgang von kleinen Mengen Stuhl, der von den Eltern meist als Stuhlschmieren beschrieben wird. Weicher Stuhl oder sekundär verflüssigter Stuhl läuft an den festen Skybala vorbei nach außen (Di Lorenzo & Benninga 2004) (☞ Abb. 3.3). Manchmal werden deswegen die Kinder mit der Hauptsymptomatik Durchfall plus Inkontinenz vorgestellt, so dass die ursächlich zugrundeliegende Obstipation nur durch klinische und sonographische Untersuchungen zu erfassen ist.

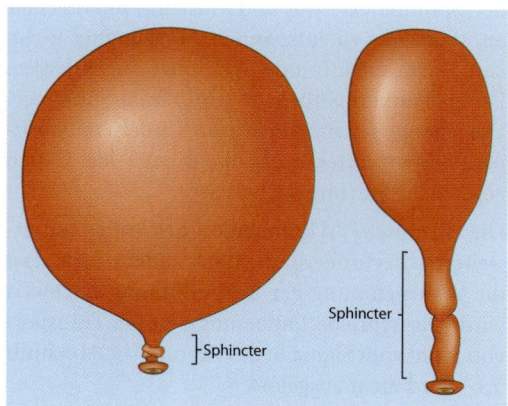

Abb. 3.6: Schema zur Verdeutlichung der funktionellen Verkürzung des Sphinkterkanals bei Obstipation und Erweiterung des Enddarms.

Bei 63 % einer Gruppe von Kindern mit obstipationsassoziierter Stuhlinkontinenz konnten Triggererlebnisse mit schmerzhafter Defäkation (z.B. durch perianale Entzündung, Fiebermessen, große Stuhlkaliber) vor dem dritten Geburtstag anamnestisch erfasst werden (Patin et al. 1992). In der Folge vermeiden die Kinder den schmerzhaft erinnerten Prozess der Darmentleerung, das Stuhlkaliber wird größer, der Stuhl härter, sodass die nächste Stuhlpassage erneut zu schmerzhaften Erfahrungen führt. Schließlich verselbständigt sich diese Sequenz dann im Sinne eines Circulus vitiosus (☞ Abb. 3.7), auch wenn der Auslöser längst beseitigt ist.

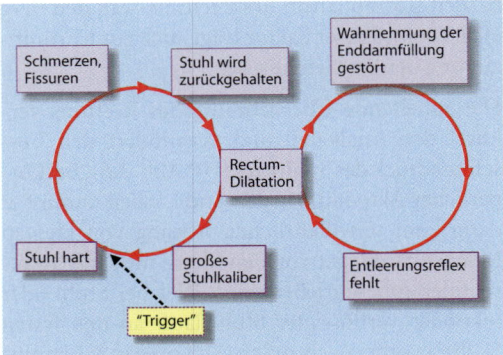

Abb. 3.7: Pathophysiologie: circulus vitiosus.

Durch manometrische Untersuchungen konnte gezeigt werden, dass bei einem hohen Prozentsatz obstipierter Kinder ein paradoxes Defäkationsverhalten vorliegt: Während des Pressens zur Defäkation spannen die Betroffenen (meist unbewusst) den Sphincter externus und Musculus puborectalis an, statt diese zu entspannen. So gelingt es nicht, den Darm effektiv oder komplett zu entleeren. Diese Funktionsstörung wird Anal-Sphincter-Dyssynergie genannt. Bei vielen Kindern mit obstipationsassoziierter Stuhlinkontinenz kann man eine solche Störung nachweisen.

Die chronische Akkumulation des Stuhls mit erweiterter Rectumampulle führt zudem dazu, dass die Wahrnehmung der Rectumfüllung erschwert wird. Der typische Entleerungsreiz bei Transport von Stuhl vom Sigma in das Rectum (☞ Abschnitt 3.1.) wird nicht ausgelöst.

3.4.2. Nicht obstipationsassoziierte funktionelle Stuhlinkontinenz

Die zweithäufigste Form der funktionellen Stuhlinkontinenz tritt bei Kindern auf, die keine nachweisbare Obstipation haben. Die beiden Gruppen lassen sich durch anamnestische sowie durch klinische, rectale und/oder sonographische Untersuchungen unterscheiden: Es gibt keinerlei Hinweise

auf eine Stuhlretention, Laxantien verschlechtern die Kontinenz.

Differentialdiagnostisch abzugrenzen sind organische Erkrankungen, die zu imperativem Stuhldrang und weicher Konsistenz des Stuhls führen. Führend sind hier entzündliche Erkrankungen des Dickdarms (Colitis ulcerosa, Morbus Crohn) sowie Nahrungsunverträglichkeiten (Allergien und Kohlenhydratmalabsorption).

Bei den meisten Patienten mit nicht-obstipationsassoziierter Stuhlinkontinenz zeigen sich völlig normale organische Befunde, eine normale anorectale Funktion bei der Rectomanometrie und eine normale Kolontransitzeit (Benninga et al. 1994). Die genaue Pathophysiologie der Störung ist noch nicht endgültig geklärt. Wahrscheinlich handelt es sich um eine heterogene Gruppe von Patienten. Psychische Komorbiditäten sind in dieser Gruppe nicht häufiger als in der Gruppe der Patienten mit Stuhlinkontinenz bei Obstipation, so dass eine rein psychiatrische Ursache unwahrscheinlich erscheint (Benninga et al. 2004).

Literatur

Arhan P, Faverdin C, Devroede G, Pierre-Kahn A, Scott H, Pellerin D Anorectal motility after surgery for spina bifida. Dis Colon Rectum 1984,27:159-63.

Benninga MA, Buller HA, Heymans HS, Tytgat GN, Taminau JA. Is encopresis always the result of constipation? Arch Dis Child 1994,71:186-193.

Benninga MA, Voskuijl WP, Akkerhuis GW, Taminiau JA, Buller HA. Colonic transit times and behaviour profiles in children with defecation disorders. Arch Dis Child 2004,89:13-16.

Dignass AU. Management of perianal fistulizing Crohn's disease: a conservative approach. Dtsch Med Wochenschr. 2005130 :1968

Di Lorenzo C, Benninga MA. Pathophysiology of pediatric fecal incontinence. Gastroenterology 2004;126 (Suppl 1):33-40.

Loening-Baucke V. Encopresis and soiling. Ped Clin North Am 1996;43:279-298.

Partin JC, Hamill SK, Fischel JE, Partin JS. Painful defecation and fecal soiling in children. Pediatrics 1992,92: 1007-1009

Rintala RJ. Congenital anorectal malformations: anything new? J Pediatr Gastroenterol Nutr 2009,48 Suppl 2:S79-82.

Singh B, George BD, Mortensen NJ. Surgical therapy of perianal Crohn's disease. Dig Liver Dis 2007,39:988-92.

van den Berg MM, Voskuijl WP, Boeckxstaens GE, Benninga MA. Rectal compliance and rectal sensation in constipated adolescents, recovered adolescents and healthy volunteers. Gut 2008,57:599-603.

Younouszai MK. Stooling problems in patients with myelomeningocele. South Med J 1992,85:718-24.

3.5. **Diagnostischer Prozess**

Ziele des diagnostischen Prozesses:

* Obstipation erkennen oder ausschließen

* Organische Ursachen der Stuhlinkontinenz erfassen

* Komorbiditäten erfassen

3.5.1. **Stuhlinkontinenz**

Neben der zielgerichteten Anamnese und problemorientierten klinischen Untersuchung hat sich zur Dokumentation ein strukturierter Fragebogen (von Gontard 2004; ☞ Kap. 5.8.) sowie die Dokumentation der Stuhlentleerung im 14-Tage-Ausscheidungs-Protokoll (☞ Kap. 5.3.) als hilfreich erwiesen.

Wichtig ist es, anamnestisch nach Obstipationstendenzen (seltene Stuhlentleerungen, schmerzhafte Defäkationen, willkürliche Stuhlretention) in der Säuglings- und Kleinkindzeit zu fragen, nach dem Leidensdruck des Kindes durch die Inkontinenz und ob es eine längere Kontinenzphase gegeben hat (primäre Stuhlinkontinenz?). Die Konsistenz des Stuhls sollte ebenfalls dokumentiert werden, wobei sie nicht immer diagnostisch weiterhilft: Eine anhaltend flüssige Konsistenz kann sowohl bei einer Erkrankung mit Diarrhoe als auch bei einer Überlaufinkontinenz im Rahmen einer Obstipation vorkommen (weicher, sekundär verflüssigter Stuhl läuft an harten Skybala vorbei unkontrolliert nach außen). Wechselnde Stuhlfestigkeiten findet man bei der obstipationsassoziierten Inkontinenz häufig.

Hinweise auf eine **organische Ursache der Inkontinenz** können u.a. sein:

* begleitende Gedeihstörung

* reduzierter Allgemeinzustand; Allgemeinsymptome

* Blut- und oder Schleimbeimengungen zum Stuhl

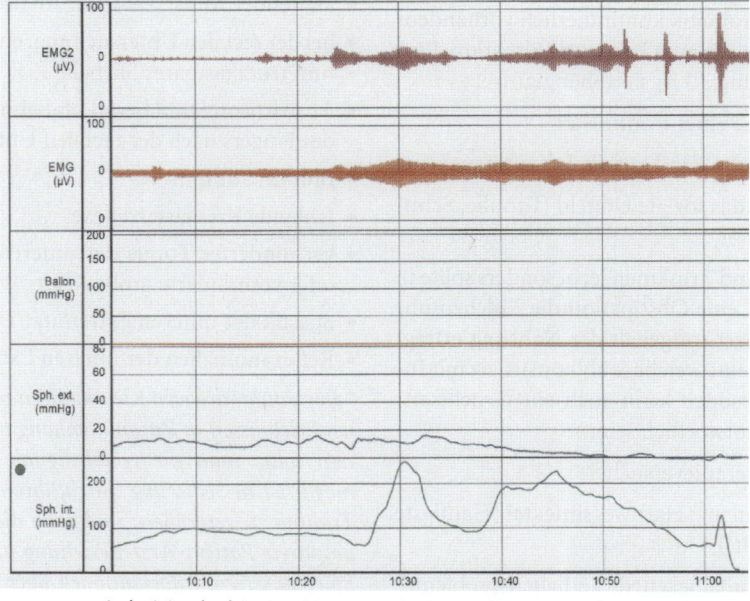

Abb. 3.8: Rectomanometrie bei Analsphincter-Dyssynergie: Versuch, einen gefüllten Ballon peranal herauszudrücken: **EMG:** Abdominelle Muskulatur mit Aktivitätsspitzen beim Pressen; **EMG2:** Beckenbodenmuskulatur: diese zeigt eine paradoxe Aktivität bei Defäkation. **Sph. int.:** dieser zeigt einen Druckanstieg des willkürlichen Sphincters statt der zu erwartenden Relaxation. Der zweite Druckmesskanal **"Sph. ext."** rutscht während des Defäkationsversuches aus dem Analkanal heraus und die Druckwerte sind deswegen ab 10.40 nicht zu verwerten. Der Druckkanal **"Ballon"** ist während des Defäkationsversuches deaktiviert.

- verspätete motorische oder psychomentale Entwicklung

- tenesmusartige Bauchschmerzen vor der Darmentleerung

- imperativer Stuhldrang (das Kind versucht die Toilette zu erreichen, dies gelingt wegen der Diarrhoe aber nicht)

- bleistiftartiges Kaliber des Stuhls

- primäre, anhaltende Harninkontinenz (neurogene Störung beider Systeme?)

▶ Kernfragen der Anamnese

- Frequenz und Menge der Stuhls (Toilette/unkontrolliert/Windel)

- Beschaffenheit des Stuhls (mit Frage nach Blut und Schleim)

- Haltemanöver/aktuelles Defäkationsverhalten (Rückzug…)?

- Schmerzen bei Defäkation (aktuell und in der Vergangenheit?

- Obstipation, Stuhlverhalt in der Säuglings- und Kleinkindzeit?

- Ist die Symptomatik kontinuierlich vorhanden? Von welchen äußeren Faktoren (Situation, Psyche, Ernährung,…) ist sie abhängig?

- Längste Phase einer Kontinenz?

- Wie reagiert das Kind auf die Inkontinenz?

- Wie reagiert das soziale Umfeld (Familie, Schule, Freunde,…)?

- Ernährung und Trinkmenge; besonders sollte in Hinblick auf eine Obstipation die Milchzufuhr und der Ballaststoffgehalt der Nahrung erfragt werden. Für eine weiche Stuhlkonsistenz mit Inkontinenzepisoden kann auch ein "Fruchtsaftabusus" verantwortlich sein.

- Bisherige Therapieversuche?

- Harninkontinenz? Harnwegsinfekte? (Häufigste Komorbidität!)

- Psychische Auffälligkeiten? Verhaltensprobleme?

- Meilensteine der Entwicklung (auch Vorsorgeheft ansehen!)

- Medikamente (auch für andere Erkrankungen – eine Obstipation kann auch Nebenwirkung einer medikamentösen Therapie sein)

Selbstverständlich muss nach den verschiedenen Komorbiditäten gezielt gefragt und gesucht werden (☞ Kap. 3.5.3.).

▶ Körperliche Untersuchung

Wie bei der Harninkontinenz ist die gezielte körperliche Untersuchung zusammen mit der Anamnese die entscheidende diagnostische Maßnahme (Baker et al. 1999).

Bei der **klinischen Untersuchung** muss auf folgende Bereiche bzw. Auffälligkeiten besonders geachtet werden:

- Länge/Gewicht mit Perzentilen absolut und im Verlauf

- Vorgewölbtes Abdomen; Skybala

- Pigmentanomalien oder Behaarung über der unteren Wirbelsäule

- Pilonidalsinus

- polsterartige Hautverdickungen über der lumbosakralen Region

- sakrale Agenesie

- flaches Gesäß

- nach ventral verlagerter Anus

- klaffender Anus; fehlender Analreflex

- bei der rectalen Untersuchung: enges leeres Rectum trotz tastbarer Skybala*

- Austritt von Stuhl bzw. Luft beim Herausziehen des Fingers nach der rectalen Untersuchung*

- Blut im Stuhl

- fehlende Kremasterreflexe

- verminderter Tonus der unteren Extremitäten oder verminderte grobe Kraft

- Spastik der unteren Extremität/Fußanomalien

- Reflexanomalien der unteren Extremitäten

Bei traumatisierten Kleinkindern mit schmerzhaften Erlebnissen in Zusammenhang mit der Defäkation sollte man die rectal-digitale Untersuchung möglichst in Sedierung durchführen, um nicht das Trauma zu vergrößern und auch die Basis für eine angstfreie Patient-Arzt-Beziehung nicht initial aufs Spiel zu setzen. Informationen über die Rectumfüllung lassen sich auch durch die Sonographie erhalten.

▶ Sonographie

Das wichtigste nicht-invasive Instrument zur Dokumentation einer Obstipation stellt die Sonographie dar, die die Weite der retrovesikalen Rectumabschnitte bestimmen lässt (☞ Abb. 3.9a). Als Hinweis auf eine Stuhlretention kann ein Querdurchmesser des Rectums von >40 mm gelten (Klijn et al. 2004, Bijos et al. 2008). Wenn mehrfach eine Stuhlretention zu sehen ist, evtl. zudem noch eine Verdickung der Rectumwand als Ausdruck der Hypertrophie der Muskulatur erkennbar ist (Keshtar 2004) (☞ Abb. 3.9b), kann von einer Obstipation als Ursache der Stuhlinkontinenz ausgegangen werden. Selbstverständlich werden auch Nieren und Harntrakt mit begutachtet und man sucht nach einer anterioren sakralen Meningozele (⇒ Currarino-Triade). Bei extremer Rektumdilatation kann es zu einer Harntransportstörung durch Verdrängung der Blase oder Kompression der Ureteren kommen.

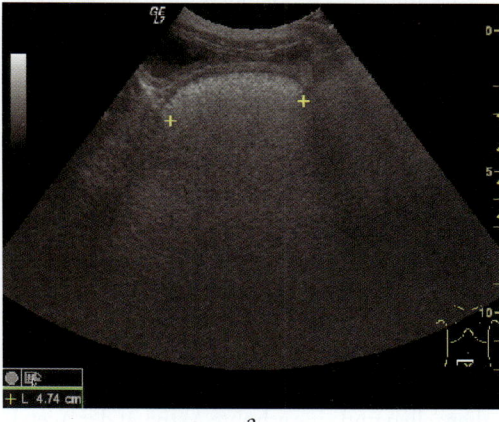

a

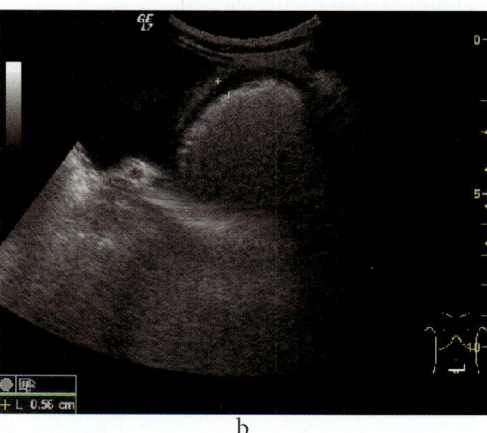

b

Abb. 3.9a+b: a: Sonographie bei Obstipation: Erweitertes Rectum (+—+); Partielle Verdrängung und Pelottierung der Blase. **b:** Deutliche Wandhypertrophie des Rectums, außerdem: partiell nach rechts verlagerte Blase.

Aufgrund dieser Daten (Anamnese, 14-Tage-Ausscheidungs-Protokoll, klinische Untersuchung, Sonographie) gelingt es fast immer, die Stuhlentleerungsstörung zu klassifizieren.

▶ Weitergehende Untersuchungen

Eine weitergehende Diagnostik sollte dann durchgeführt werden, wenn es anamnestische oder klinische Hinweise auf eine zugrundeliegende organische Problematik gibt. Es hat sich auch bewährt, die Diagnostik auszuweiten, wenn nach einigen Monaten der Standardtherapie kein Erfolg zu erkennen ist.

Folgende Untersuchungsverfahren können weitergehende Informationen geben:

• Die **Rectomanometrie (incl. Beckenboden-EMG)** kann mit vertretbarem Aufwand und niedriger Belastung wertvolle Informationen über die anorectalen Funktionen geben (☞ Abb. 3.10): Einerseits macht der Nachweis eines rectoanal inhibitorischen Reflexes (RAIR) eine Innervationsstörung (M. Hirschsprung) unwahrscheinlich, andererseits kann die Beckenbodendyssynergie als funktionelle Störung durch einen Defäkationsversuch des leicht gefüllten Ballons dargestellt werden (Keren 1988) (☞ Abb. 3.8). Der Analsphinctertonus kann erhöht sein bei funktionaler Obstipation mit Überlaufinkontinenz; er ist erniedrigt bei anorectalen Fehlbildungen, nach Sphincterverletzungen und bei neuromuskulären Störungen.

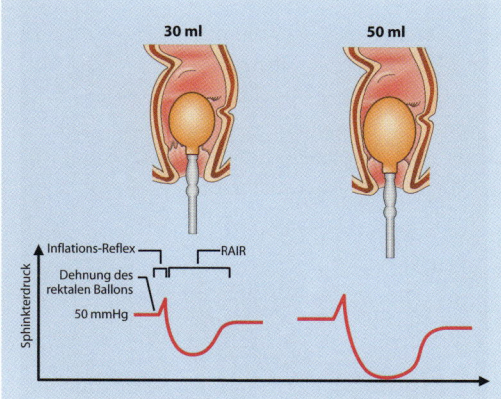

Abb. 3.10: Prinzipien der Rectomanometrie: Volumenabhängiger Abfall des Sphincterdrucks bei Suflation eines rektalen Ballons (RAIR – Rectoanalinhibitorischer Reflex).

- **MRT der distalen Wirbelsäule:** Eine Kombination von Harninkontinenz und Stuhlinkontinenz kann selten auch ein Hinweis auf eine neurogene Störung sein (daneben muss an psychiatrische Erkrankungen oder einen sexuellen Missbrauch gedacht werden). Eine prospektive Studie zum Wert einer MRT-Untersuchung bei 130 Kindern mit therapieresistenter Obstipation und/oder Inkontinenz zeigte bei 3 % der Patienten Auffälligkeiten der distalen Wirbelsäule; die funktionelle Bedeutung dieser Störungen bleibt in der Studie aber offen, da bei den Kindern mit Auffälligkeiten eine Besserung auch ohne neurochirurgische Intervention erzielt werden konnte (Bekkali 2010).

- **Kolon-Transitzeitbestimmung** mit röntgendichten Pellets, die an 6 aufeinanderfolgenden Tage gegeben werden. Am 7. Tag wird eine Abdomenübersichtsaufnahme durchgeführt. Die Verteilung der Pellets erlaubt, zwischen einer generalisierten Transportstörung des Colon (Pseudoobstruktion) und einer *"outlet obstruction"* (funktionelle Obstipation, M. Hirschsprung, Analstenose,...) zu unterscheiden (☞ Abb. 3.11).

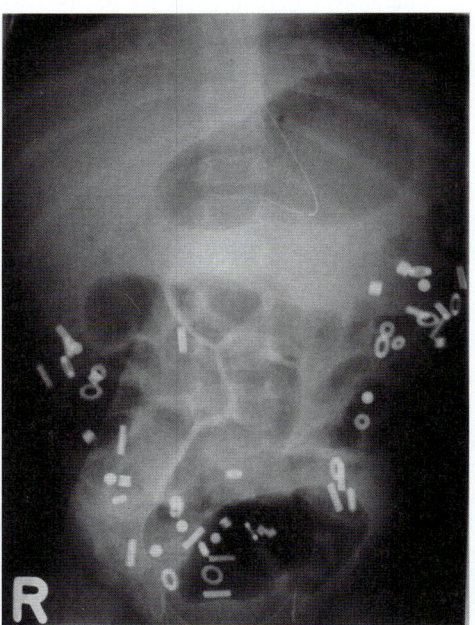

Abb. 3.11: Kolon-Transitzeitbestimmung mit röntgendichten Pellets: Patient mit viszeraler Neuropathie und generalisierter Transportstörung im Kolon: Die Pellets sind im gesamten Kolonrahmen verteilt.

- **Labor-Diagnostik** in Hinblick auf Malabsorptionssyndrome und Diarrhoe-Ursachen (bei Kindern mit nicht obstipationsassoziierter Stuhlinkontinenz) sowie zur Erkennung von Auslösern einer Obstipation. Als sinnvoll gelten zunächst:
  - Gewebstransglutaminase-AK und Gesamt-IgA im Serum
  - Kalium, Calcium im Serum
  - fT_4, TSH
  - Stuhl-Elastase
  - Fäkales Calprotectin oder Laktoferrin
  - Erregerdiagnostik im Stuhl (ggf. incl. Parasiten wie Amöben und Lamblien)

- **Wasserstoffatemteste** (Laktose, Fruktose) zum Ausschluss von Kohlenhydratmalabsorptionen

- **Diagnostische Eliminationsdiäten** bei V.a. Kuhmilchallergie als Ursache einer Obstipation oder einer allergiebedingten Diarrhoe; ggf. auch Bestimmung von IgE-Antikörpern gegen Nahrungsallergene (wobei die meisten gastrointestinalen Manifestationen von Nahrungsallergien nicht IgE-vermittelt sind) (Claßen 2009).

- **Schweißtest** bei V.a. Mukoviszidose

- **Endoskopie mit Biopsien bzw. Saugbiopsien** (bei V.a. M. Hirschsprung oder bei V.a. chronisch entzündliche Darmerkrankung). Bei M. Hirschsprung kann das Fehlen von Ganglienzellen und eine erhöhte Aktivität der Acetylcholinesterase nachgewiesen werden.

Eine **Röntgen-Abdomenübersicht** in Hinblick auf einen Obstipationsnachweis sollte wegen geringen diagnostischen Werts und wegen der Strahlenbelastung vermieden werden (Rockney et al. 1995, Reuchlin-Vrocklage et al. 2005).

Literatur

Baker SS, Liptak GS, Colletti RB, Croffie JM, Di Lorenzo C, Ector W, Nurko S. Constipation in infants and children: evaluation and treatment. A medical position statement of the North American Society for Pediatric Gastroenterology and Nutrition. J Pediatr Gastroenterol Nutr 1999,29:612-626.

Bekkali NL, EO Hagebeuk E, EJ Bongers M, R van Rijn R, P Van Wijk M, Liem O, A Benninga M. Magnetic Resonance Imaging of the Lumbosacral Spine in Children with Chronic Constipation or Non-retentive Fecal Incontinence: A Prospective Study. J Pediatr 20010,156: 461-465.

Bijœ A, Czerwionka-Szaflarska M, Mazur A, Romañczuk W. The usefulness of ultrasound examination of the bowel as a method of assessment of functional chronic constipation in children. Pediatr Radiol 2007,37:1247-52.

Claßen M. Immunologisch bedingte Nahrungsmittelunverträglichkeiten. Monatsschrift Kinderheilkunde 2009,157:1007-18.

Keren S, Wagner Y, Heldenberg D,Golan M. Studies of manometric abnormalities of the rectoanal region during defecation in constipated and soiling children: modification through biofeedback therapy. Am J Gastroenterol 1988,83:827-831.

Keshtgar AS, Ward HC, Clayden GS, Sanei A. Thickening of the internal anal sphincter in idiopathic constipation in children. Pediatr Surg Internat 2004,20:817-23

Klijn AJ, Asselman M, Vijverberg MA, Dik P, de Jong TP. The diameter of the rectum on ultrasonography as a diagnostic tool for constipation in children with dysfunctional voiding. J Urol 2004,172:1986-1988.

Reuchlin-Vroklage LM, Bierma-Zeinstra S, Benninga MA, Berger MY. Diagnostic value of abdominal radiography in constipated children: a systematic review. Arch Pediatr Adolesc Med 2005,159:671-8.

Rockney RM, McQuade WH, Days AL. The plain abdominal roentgenogram in the management of encopresis. Arch Pediatr Adolesc Med. 1995,149:623-7.

von Gontard A. Enkopresis. Erscheinungsformen-Diagnostik-Therapie. Stuttgart: Kohlhammer-Verlag. 2004.

3.5.2. Organisch-gastroenterologische Störungen

Die im Kap. 3.3.2. genannten Fehlbildungen werden folgendermaßen diagnostiziert:

- **Anorectale und dysraphische Fehlbildungen** durch die klinische Untersuchung, zur weiteren Diagnostik und Therapie siehe kinderchirurgische Lehrbücher.

- Bei Verdacht auf **breite perineale Fistel** (Analöffnung zu weit ventral, evtl. stenotisch, dorsal davon angedeutetes Analgrübchen und Kontraktionsmaximum beim Auslösen des anocutanen Reflexes) (☞ Abb. 3.5) ist eine perkutane Elektrostimulation des Analsphincters in Narkose (sogenannte Reizstromuntersuchung) in einer kinderchirurgischem Klinik indiziert, um die Fehllage der Analöffnung in Bezug zum Sphincter sicher zu diagnostizieren.

- Bei Verdacht auf **Morbus Hirschsprung** führt eine Rectumschleimhaut-Saugbiopsie mit histochemischer Darstellung der Acetycholinesterase im Biopsat zur Diagnose.

Zum genaueren Verständnis der eventuellen Obstipation und Stuhlinkontinenz auch bei den erworbenen Formen stehen Sonographie, Anorectomanometrie, sowie Röntgen-und MRT-Darstellungen des Darmes und der Defäkation zur Verfügung.

(Zur psychologischen und physiotherapeutischen Diagnostik funktioneller und psychosomatischer Komponenten der Stuhlinkontinenz ☞ Kap. 4.5., interdisziplinäres Stuhltraining.)

3.5.3. Komorbiditäten

3.5.3.1. Kindernephrologische Komorbiditäten

Eine ausführliche Darstellung findet sich in Kap. 2..

3.5.3.2. Kinder- und jugendpsychiatrische Komorbiditäten

Für die Diagnostik der kinderpsychiatrischen Komorbidität der Stuhlinkontinenz gilt grundsätzlich das Gleiche wie für die Harninkontinenz. Die Rate komorbider kinder- und jugendpsychiatrischer Störungen ist beträchtlich, so dass eine gestufte kinder- und jugendpsychiatrische Diagnostik unerlässlich ist.

Entsprechende Screening-Instrumente oder diagnostische Algorithmen zur Erfassung kinder- und jugendpsychiatrischer Auffälligkeiten bei Kindern mit Stuhlinkontinenz liegen jedoch bislang nicht vor. Es erscheint deshalb sinnvoll, sich an der in Kap. 2.4.2.3. dargestellten Vorgehensweise bei Kindern mit Harninkontinenz zu orientieren.

3.6. Therapie der organischen Stuhlinkontinenz

Entsprechend der heterogenen Pathophysiologie der Inkontinenz bei Kindern mit organischen Grunderkrankungen muss für jedes Individuum eine auf die Störung und die individuelle soziale Situation zugeschnittene Lösung des Inkontinenzproblems gesucht werden. Dabei sollte parallel in einem multidisziplinären Ansatz auch für die häufig parallel bestehende Harninkontinenz eine Lösung gesucht werden (Mor et al. 1997). In vielen Fällen muss die Wirksamkeit verschiedener Therapieansätze ausprobiert werden und entsprechende Ausdauer ist erforderlich (Pena 2000, Levitt 2009).

3.6.1. Neurologische Erkrankungen: Dysraphische Störungen (Spina bifida); Cerebralparese

Pathophysiologisch kann man bei Patienten mit dysraphischen Störungen je nach Höhe der Läsion unterschiedliche Störungsmuster nachweisen. Bei mehr als der Hälfte liegt eine Obstipation mit Überlaufenkoprese vor. Die Obstipation kann verschiedene Teilursachen haben – sowohl bei der "Speicherung" des Stuhls als auch beim Entleerungsmechanismus *(slow transit,* wenig Bewegung, fehlende Wahrnehmung der Rectumfüllung, Unfähigkeit der Relaxation der Sphincters). Wenn eine Störung der Sensibilität der Rectumfüllung und des Analkanals und/oder eine Unfähigkeit der aktiven Beeinflussung des Sphincters und der Bauchpresse dazu kommt, gelingt eine Kontinenz nur mit äußeren Hilfen.

In einer zweiten Patientengruppe ist eine schlaffe Lähmung des Sphincters der Grund für unwillkürlichen Stuhlabgang bei jeder intrabdomineller Druckerhöhung. Eine Kombination dieser Störung mit einer Obstipation kommt vor und ist für eine erfolgreiche Therapie günstig. Schwieriger sind Fälle von hypermotilem Kolon und weichen Stühlen (hier ist es manchmal lohnend, nach Ursachen für Diarrhoe zu suchen ☞ Kap. 3.5.1.).

Zur Planung der therapeutischen Interventionen ist ein Stuhlprotokoll, eine rectal-digitale Untersuchung zur Beurteilung des Sphinctertonus und der Rectumfüllung, eine Sonographie des Rectums und der Blase sowie ggf. zusätzlich eine Rectomanometrie (☞ Kap. 3.5.1.) sinnvoll (natürlich auch eine Evaluation des Harntraktes).

▶ Situation 1: Das Kardinalproblem ist die Obstipation mit Überlauf

In diesem Fall können verschiedene Strategien versucht werden:

• Digitales Ausräumen des im Rectum akkumulierten festen Stuhls (zwischen 1×/Tag bis 1 × alle 2 Tage). Bei sehr fester Stuhlkonsistenz kann dies zu einer kompletten Stuhlkontinenz führen. Dieses Verfahren eignet sich für Menschen verminderter oder aufgehobener Sensibilität für

diese Manipulationen (da sie häufig als unangenehm empfunden werden) und sollte nicht gegen den Willen eines Kindes oder bei Schmerzen angewendet werden. Notwendig ist in der Regel eine Hilfsperson (Eltern, Pflegekraft). Die Obstipation wird hier als begünstigend für die Stuhlretention in Kauf genommen und nicht behandelt (bei der Ernährung wird eher versucht, für einen festen Stuhl zu sorgen). Eine komplette Kontinenz wird nicht immer erreicht. Unterstützend können Analtampons versucht werden, die zwischen den Entleerungen den festen Stuhl zurückhalten.

• Stuhltraining mit Toilettensitzungen 1-2 × pro Tag, um eine möglichst komplette Entleerung des Darms zu bestimmten Zeiten zu erreichen und damit den Darm an bestimmte Entleerungszeiten zu gewöhnen. Dies funktioniert vor allem bei Kindern mit tief sitzenden Läsionen des Rückenmarks, wenn noch eine Beeinflussung des Sphincters und der Einsatz der Bauchpresse möglich ist. Unterstützend kann hier eine orale stuhlweichmachende Therapie versucht werden (Makrogol, ☞ Kap. 3.7.1.))

• Tägliche Applikation eines rectalen Stimulus für die Darmentleerung (Suppositorium, z.B. mit Produktion von CO_2, die über eine Dehnung des Rectums eine reflektorische Entleerung auslösen können oder chemisch den Enddarm reizen; Miniklistier). Dies funktioniert bei Patienten mit funktionierendem rectoanal inhibitorischem Reflex (RAIR; ☞ Kap. 3.1.). Hilfreich ist hier, wenn die Kinder zur willkürlichen Entleerung des distalen Colon aktiv die Bauchpresse betätigen können; orales Makrogol kann unterstützend versucht werden.

• Applikation von Klysmata täglich bis alle 2 Tage, um durch die Aufweichung des Darminhaltes eine komplette Entleerung des linken Hemicolon (Descendens, Sigma, Rectum) zu erzielen. Hierzu können kommerzielle Klysmen, aber auch selbst hergestellte Spüllösungen verwendet werden.

• Bowel-Management

  - Retrograde Colon-Irrigation mit angewärmter Spüllösung (hierzu gibt es Geräte wie Peristeen® und Spülkatheter mit einem Ballon zur Abdichtung, um weiter oben gelegene Dickdarmabschnitte zu erreichen). Die Irrigation kann selbstständig auf der Toilette sitzend appliziert werden. Mit diesem Regime kann ein größerer Teil des Colons frei gespült werden und auch fest sitzende Stuhlmassen lassen sich so entfernen. Die Spülungen sollten anfangs täglich gemacht werden, später reicht in manchen Fällen eine Anwendung alle 2 Tage, um eine Kontinenz zu erreichen. Denn die erneute Füllung des Colons und schließlich des Rectums (Ausgangspunkt der erneuten Inkontinenz) benötigt wieder längere Zeit. Die oft direkt nach der Spülung nachlaufenden geringen Flüssigkeitsmengen können ggf. mit Analtampons oder Binden aufgefangen werden.

- Antegrade Spülung des gesamten Colon über eine im Bereich des Coecumpoles befindlichen "Zugang" zum Colon. Publiziert sind einerseits das sogenannte Malone-Stoma (MACE = *Malone Antegrade Continence Enema*), gebildet aus der Appendix, andererseits ein Button (handelsüblich, für eine perkutan endoskopische Gastrostomie vertrieben) (Bani-Hani 2008a, Cascio 2004, Curry 1999, Herndon 2004, Wong 2004). Diese operativen Lösungen beinhalten aber ein relevantes Komplikationsrisiko. Hier wird mit entsprechenden Flüssigkeitsmengen das gesamte Colon antegrad ausgespült. Danach kann es wieder über 2-3 Tage den Stuhl sammeln und bleibt dann meist kontinent. Praktische Hilfen zur Einstellung der Patienten finden sich bei Bani-Hani (2008b). Hier wie bei den retrograden Spülungen wird darüber diskutiert, welche Spüllösungen geeignet sind (Leitungswasser gegenüber Kochsalzlösungen, alternativ Makrogol-Salz-Lösungen) (Yerkes 2001). Die antegrade Spülung des Colons kommt für weitgehend therapieresistente Fälle in Frage, bei denen alle anderen Optionen nicht wirksam waren. Sie kann ein Bowel-Management erleichtern und die Patienten besonders bei eingeschränkter Geschicklichkeit unabhängig von einer Hilfsperson machen.

Bei beiden Techniken des Bowel-Managements kann es zu Bauchschmerzen und Kreislaufproblemen während der Anwendung kommen, so dass die ersten Spülungen unter klinischer Überwachung erfolgen sollten.

- Als *ultima ratio* kommt die Anlage eines Kolostomas in Frage.

▶ Situation 2: Das Kardinalproblem ist die neuromuskuläre Insuffizienz des Sphincters

Hier können die in den vorhergehenden Abschnitten dargestellten Techniken des Bowel-Managements versucht werden. Auch bei kompletter Sphincterinsuffizienz kann eine komplette Entleerung des Kolon dazu führen, dass für einen Tag kein neuer Stuhl in das Rectum transportiert wird.

Unterstützend können folgende Maßnahmen, ggf. in Kombination versucht werden:

- Eine die feste Stuhlkonsistenz fördernde Ernährung

- Motilitätshemmende Medikamente wie Loperamid

- Analtampons

Lässt sich so keine Kontinenz erreichen, wären eine Kolostomie oder andere operative Maßnahmen wie ein artefizieller Sphinkter zu diskutieren.

Literatur

Bani-Hani AH, Cain MP, Kaefer M, Meldrum KK, King S, Johnson CS, Rink RC. The Malone antegrade continence enema: single institutional review. J Urol 2008, 180:1106-10. (a)

Bani-Hani AH, Cain MP, King S, Rink RC. Tap water irrigation and additives to optimize success with the Malone antegrade continence enema: the Indiana University algorithm. J Urol 2008,180:1757-60. (b)

Cascio S, Flett ME, De la Hunt M, Barrett AM, Jaffray B. MACE or caecostomy button for idiopathic constipation in children: a comparison of complications and outcomes. Pediatr Surg Int 2004,20:484-7.

Curry JI, Osborne A, Malone PS. The MACE procedure: experience in the United Kingdom. J Pediatr Surg 1999, 34:338-40.

Herndon CD, Rink RC, Cain MP, Lerner M, Kaefer M, Yerkes E, Casale AJ. In situ Malone antegrade continence enema in 127 patients: a 6-year experience. J Urol 2004, 172:1689-91.

Levitt M, Peña A. Update on pediatric faecal incontinence. Eur J Pediatr Surg 2009, 19:1-9.

Mor Y, Quinn FM, Carr B, Mouriquand PD, Duffy PG, Ransley PG. Combined Mitrofanoff and antegrade continence enema procedures for urinary and fecal incontinence. J Urol 1997;158:192-5.

Peña A, Hong A. Advances in the management of anorectal malformations. Am J Surg 2000,180:370-6.

Wong AL, Kravarusic D, Wong SL. Impact of cecostomy and antegrade colonic enemas on management of fecal incontinence and constipation: ten years of experience in pediatric population. J Pediatr Surg 2008,43:1445-51.

Yerkes EB, Rink RC, King S, Cain MP, Kaefer M, Casale AJ. Tap water and the Malone antegrade continence enema: a safe combination? J Urol 2001,166:1476-8.

3.6.2. Therapie bei organischen gastroenterologischen Störungen

▶ Nach Analatresie

Im Alter, in dem normalerweise Kontinenz erreicht wird (drei bis vier Jahre) sollte eine funktionelle Komponente der Stuhlentleerungsstörung ausgeschlossen oder entsprechend behandelt werden (☞ Kap. 4.5., Interdisziplinäres Stuhltraining). Bei dann weiterhin nicht ausreichender Kontinenzleistung ist eine passive Entleerung des distalen Colons durch täglichen Einlauf, das sog. Bowelmanagement (☞ Kap. 3.6.1.), Standardtherapie, um eine soziale Kontinenz zu erreichen (Levitt & Pena 2006). Bei Fehllage der Analöffnung außerhalb des Sphinkterkomplexes kann eine operative Rekonstruktion sinnvoll sein (Pena & Grasshoff 2007), daneben gibt es kontinenzverbessernde Operationen wie die Gracilisplastik (eventuell elektro-dauerstimuliert) oder die Implantation eines artifiziellen Analsphincters.

▶ Nach Morbus Hirschsprung

Häufig steht die Überlaufinkontinenz durch Obstipation im Vordergrund. Auch hier kann eine durch negative Stimuli ausgelöste funktionelle Komponente beteiligt sein, die psycho-/physiotherapeutischer Therapie zugänglich ist (☞ Kap. 4.5.). Die Achalasie des Sphincter internus kann durch Botulinumtoxin-Injektionen zeitweise und durch operative Sphinctermyektomie dauerhaft korrigiert werden.

▶ Postoperativ

Bei Inkontinenz durch **postoperative Schäden des Kontinenzorgans** ist wie bei Sphincterinsuffizienz auch aus anderer Ursache (☞ Kap. 3.3.2.2.) folgendes stufenweises Vorgehen zu empfehlen:

- aktives Defäkationstraining mit physiotherapeutisch angeleiteter Optimierung der Presstechnik
- gegebenenfalls zusätzlich Unterstützung einer reflektorischen Defäkation durch CO_2-Suppositorium

- falls nicht ausreichend: Bowelmanagement (siehe oben)

Literatur

Levitt A, Pena A. Treatment of fecal incontinence. In: Holschneider A; Hutson JM: Anorectal malformations in children. Springer Berlin Heidelberg New York 2006.

Schmiedeke E, Busch M, Stamatopoulos E, Lorenz C. Multidisciplinary behavioural treatment of fecal incontinence and constipation after correction of anorectal malformation. World J Pediatr 2008,4: 206-210.

van Kuyk EM, Brugman-Boezeman ATM, Wissink-Essink M et al. Multidisciplinary behavioural treatment of defecation problems: a controlled study in children with anorectal malformations. J Pediatr Surg 2001,36: 1350-1356.

3.7. Therapie der funktionellen Stuhlinkontinenz mit und ohne Obstipation

3.7.1. Funktionelle obstipations-assoziierte Stuhlinkontinenz

Ziele der Therapie der **obstipationsassoziierten Stuhlinkontinenz** sind eine regelmäßige, komplette und schmerzfreie Stuhlentleerung und die Unterbrechung des Teufelskreises zwischen Erweiterung des Enddarms und weiterer Stuhlretention (Übersichten: Rappaport & Levine 1986; Keller 2002; Benninga, Voskuijl, Taminau et al. 2004).

Hierzu dienen folgende Maßnahmen:

- **Aufklärung, Beratung** und Demystifizierung gehören an den Anfang einer jeden Therapie der Störungen der Ausscheidungsorgane. Die Darstellung der Pathophysiologie von Obstipation und Enkopresis kann zu einer Entlastung der Beziehung zwischen Eltern und Kindern beitragen, Schuldzuweisungen und Schuldgefühle vermindern und das Selbstwertgefühl der Kinder stützen. Es sollte besonders auf die Notwendigkeit einer langfristigen, konsequenten Therapie eingegangen werden (6-24 Monate! Den Eltern wird erklärt, dass die Therapie solange notwendig ist, wie die Störung bereits bestanden hat.). Die Beratung erfordert in der Regel einen Zeitaufwand von >30 Minuten und sollte sich didaktischer Hilfsmittel (Schemata) und schriftlichen Informationsmaterials (☞ Kap. 5.9.) bedienen. Im Verlauf einer längerfristigen Therapie müssen Nachschulungen und erneute Beratungen angeboten werden. Die Einbindung von Kontinenztrainer(innen) in den Schulungs- und Beratungsprozess erweist sich häufig als sinnvoll.

Eine separate Schulung der Kinder kann sich ab einem Alter von 6 Jahren als hilfreich erweisen, zumal auch bei den betroffenen Kindern oft sehr falsche Vorstellungen von der Funktion der Ausscheidungsorgane bestehen.

• **Ernährungsberatung** der Eltern mit dem Ziel der Erhöhung des Ballaststoffgehaltes der **Nahrung** und der Flüssigkeitsaufnahme. Bei hohem Konsum von Milchprodukten kann eine Reduktion der Milchzufuhr sinnvoll sein. Die Bedeutung des Ballaststoffgehaltes der Nahrung für die Therapie einer Obstipation wird allerdings nicht nur von Laien oft überschätzt. Die Evidenz für solche Interventionen ist relativ gering (Pijpers et al. 2009). Eine Fixierung von Eltern auf dieses Thema sollte vermieden werden.

• **Stuhlaufweichende medikamentöse Therapie:** Sie stellt die zentrale Maßnahme zur Therapie der obstipationsassoziierten Stuhlinkontinenz dar. Im Kindesalter werden stimulierende Laxantien, die auf die Motorik des Darms wirken, vermieden. Bevorzugt werden in der Dauertherapie stuhlaufweichende Medikamente eingesetzt. Wirkprinzip ist bei diesen die osmotische Bindung von Wasser im Stuhl zur Verminderung der Stuhlkonsistenz.

Sie werden nach einer ausreichenden initialen Stuhlentleerung begonnen. Die wichtigsten Medikamente für die Dauertherapie sind:

- **Polyethylenglykol (PEG) 3.500 oder 4000 bzw. Macrogol.** Dieser Stoff hat den besten stuhlaufweichenden Effekt und die breiteste Evidenzbasis (Loening-Baucke et al. 2004, Nurko 2008, Thomson et al. 2008, Review: Candy 2009). Es handelt sich um ein nicht resorbierbares Molekül, das osmotisch Wasser im Stuhl bindet. Dosis: 0,5-0,8 (-1,0) g/kg KG/Tag

- **Lactulose** und **Lactitol**, im Dünndarm nicht resorbierbare Zucker, die von Dickdarmbakterien metabolisiert werden und deren Spaltprodukte Wasser binden (Potentielle Nebenwirkung: Gasbildung). Die Wirkung ist schlechter als die von Macrogol (Dupont 2005). Dosis: Säuglinge 5-15 ml, Kleinkinder 20-30 ml, Schulkinder 30-90 ml.

- **Paraffinöl** als osmotisch wirksames Medikament und als Gleitmittel. Die Wirksamkeit dieses Präparates ist meist besser als die der Zucker. Ein Problem ist die Aspirationsgefahr bei Säuglingen. Dosis: bis 30 ml/10 kg.

• **Einläufe oder Suppositorien:** Diese werden vor allem zur initialen Entleerung angestauter Stuhlmassen angewendet (Alternative: orthograde Darmlavage mit hochdosiertem Polyethylenglykol (Bekkali et al. 2009)). Besonders bei Kleinkindern sind rectale Maßnahmen oft zusätzlich traumatisierend, so dass sie nur wohlüberlegt eingesetzt und für die Dauertherapie vermieden werden sollten. Die Verabreichung der Klysmen unter Sedativa verringert dieses Trauma.

Bei älteren Kindern mit obstipationsassoziierter Stuhlinkontinenz, die Suppositorien akzeptieren, kann eine tägliche Verabreichung vor einer Stuhltrainingssitzung das Timing einer Defäkation erleichtern und die Kontinenz insgesamt verbessern.

• **Verhaltenstherapie:** Einen Überblick geben Brooks et al. (2000). Durch regelmäßige Toilettensitzungen können Kinder jenseits des 5. Lebensjahres daran gewöhnt werden, ihren Darm regelmäßig zur rechten Zeit, am rechten Ort und komplett zu entleeren (Howe & Walker 1992). Voraussetzung dazu ist die Kooperationsbereitschaft der Patienten und vor allem eine psychomentale Reife, die ein Stuhltraining ermöglicht. Stuhltrainingssitzungen sind vor allem nach den Mahlzeiten sinnvoll. Bei Patienten mit ausgeprägter Toilettenphobie sollte man ein Stuhltraining nicht erzwingen, sondern zunächst die Toilettenphobie therapieren.

• **Biofeedback-Training:** Verschiedene Untersuchungen zur Therapie der funktionellen Stuhlentleerungsstörungen mit Biofeedback-Techniken haben bisher trotz des theoretisch naheliegenden Konzeptes keinen Wirkungsnachweis erbringen können. Sie könnte allenfalls bei Patienten mit Stuhlinkontinenz wirksam sein; bei obstipierten Kindern ist sie der stuhlaufweichenden Therapie unterlegen (Loening-Baucke 1990; Borowitz et al. 2002; Palsson et al. 2004, Fernandez-Fraga et al. 2005). Bei Kindern im Schulalter, vor allem bei Nachweis einer Analsphincter-Dyssynergie, einer begleitenden Harninkontinenz und einer schwierig zu therapierenden Stuhlinkontinenz haben wir in Einzelfällen positive Effekte durch einen Bio-feedback-Trainingsansatz gesehen. Hier sollte neben der Anspannung auch die bewusste Ent-spannung der Beckenbodenmuskulatur trai-niert werden.

- **Physiotherapie:** Zur Verbesserung der Körper-wahrnehmung gibt es verschiedene Techniken, die allerdings bisher nicht in Studien untersucht wurden.

- **Psychotherapie:** Die Notwendigkeit einer Psy-chotherapie hängt von dem Vorhandensein psy-chischer Komorbiditäten, vom Alter des Kindes und von der psychosozialen Situation ab (☞ Kap. 3.2.3.2.) (Übersichten: Brazzelli & Griffiths 2001, von Gontard 2004).

3.7.2. Funktionelle Stuhlinkontinenz ohne Obstipation

Hier ist die therapeutische Situation schwieriger (Benninga et al. 1994, Benninga &Taminiau 2001). Zunächst geht es hier darum, zugrundeliegende Störungen, die zu weichen Stühlen und imperati-vem Stuhldrang führen, zu erkennen und ggf. zu behandeln (☞ Kap. 3.5.1.). Stuhlaufweichende Medikamente haben keinen positiven, häufig so-gar einen negativen Effekt (van Ginkel et al. 2000).

Von den meisten Zentren wird ein multimodaler Therapieansatz gewählt (Verhaltenstherapie/Stuhltraining + Psychotherapie bei Vorliegen von psychischen Komorbiditäten), ohne dass hierfür ein Evidenzbeweis vorliegt (Loening-Baucke 1996). Die Zuwendung der Therapeuten mit Ver-besserung der Motivation der Kinder und das Un-terbrechen der Schuldzuweisungshaltung der El-tern spielen wahrscheinlich ebenfalls eine wichtige Rolle. In seltenen Fällen können auch motilitäts-hemmende Medikamente mit Erfolg eingesetzt werden (Voskuijl et al. 2003).

Literatur

Bekkali NL, van den Berg MM, Dijkgraaf MG, van Wijk MP, Bongers ME, Liem O, Benninga MA. Rectal fecal impaction treatment in childhood constipation: enemas versus high doses oral PEG. Pediatrics 2009,124:e1108-15.

Benninga MA, Taminiau JA. Diagnosis and treatment ef-ficacy of functional non-retentive fecal soiling in child-hood. J Pediatr Gastroenterol Nutr 2001, 32 (Suppl 1): 42-43.

Benninga MA, Buller HA, Heymans HS, Tytgat GN, Ta-minau JA. Is encopresis always the result of constipation? Arch Dis Child 1994,71:186-193.

Benninga MA, Voskuijl WP, Taminiau JA. Childhood constipation: Is there new light in the tunnel? J Pediatr Gastroenterol Nutr 2004;39:448-464.

Borowitz SM, Cox DJ, Sutphen JL, Kovatchev BJ. Treat-ment of childhood encopresis: a randomized trial com-paring three treatment protocols. J Pediatr Gastroenterol Nutr 2002,34:378-384.

Brazzelli M, Griffiths P. Behavioural and cognitive inter-ventions with or without other treatments for defaeca-tion disorders in children. Cochrane Database Systema-tic Review. 2001;(4), CD002240.

Brooks RC, Copen RM, Cox DJ, Morris J, Borowitz S, Sutphen J. Review of the treatment literature for enco-presis, functional constipation, and stool-toileting refu-sal. Ann Behav Med 2000,22:260-267.

Candy D, Belsey J. Macrogol (polyethylene glycol) laxati-ves in children with functional constipation and faecal impaction: a systematic review. Arch Dis Child 2009, 94:156-60.

Dupont C, Leluyer B, Maamri N, Morali A, Joye JP, Fio-rini JM, Abdelatif A, Baranes C, Benoît S, Benssoussan A, Boussioux JL, Boyer P, Brunet E, Delorme J, François-Cecchin S, Gottrand F, Grassart M, Hadji S, Kalidjian A, Languepin J, Leissler C, Lejay D, Livon D, Lopez JP, Mougenot JF, Risse JC, Rizk C, Roumaneix D, Schirrer J, Thoron B, Kalach N. Double-blind randomized evalua-tion of clinical and biological tolerance of polyethylene glycol 4000 versus lactulose in constipated children. J Pe-diatr Gastroenterol Nutr 2005,41:625-33.

Fernandez-Fraga X, Azpiroz F, Casaus M, Aparici A, Ma-lagelada JR. Responses of anal constipation to biofeed-back treatment. Scand J Gastroenterol 2005,40:20-27.

Howe AC, Walker EC. Behavioral management of toilet training, enuresis and encopresis. Pediat Clin N Am 1992,39:413-432.

Keller K-M. Evidenzbasierte Therapie der chronischen Obstipation und Enkoprese bei Kindern. Monatsschrift Kinderheilkunde 2002,150:594-601.

Loening-Baucke V. Modulation of abnormal defacation dynamics by biofeedback treatment in chronically cons-tipated children with encopresis. J Pediatr 1990,116:214-220.

Loening-Baucke V. Encopresis and soiling. Pediat Clin N Am 1996,43:279-298.

Loening-Baucke V. Functional fecal retention with en-copresis in childhood. J Pediatr Gastroenterol Nutr 2004,38:79-84.

Loening-Baucke V, Krishna R, Pashankar DS. Polyethy-lene glycol 3350 without electrolytes for the treatment of functional constipation in infants and toddlers. J Pediatr Gastroenterol Nutr 2004,39: 536-539.

Nurko S, Youssef NN, Sabri M, Langseder A, McGowan J, Cleveland M, Di Lorenzo C. PEG3350 in the treatment of childhood constipation: a multicenter, double-blinded, placebo-controlled trial. J Pediatr 2008,153:254-61, 261.e1.

Palsson OS, Heymen S, Whitehead WE. Biofeedback treatment for functional anorectal disorders: a comprehensive efficacy review. Appl Psychophysiol Biofeedback 2004,29:153-174.

Pijpers MA, Tabbers MM, Benninga MA, Berger MY. Currently recommended treatments of childhood constipation are not evidence based: a systematic literature review on the effect of laxative treatment and dietary measures. Arch Dis Child 2009,94:117-31.

Rappaport LA, Levine MD. The prevention of constipation and encopresis: a developmental model and approach. Pediat Clin N Am 1986,33:859-869.

Price KJ, Elliott TM. What is the role of stimulant laxatives in the management of childhood constipation and soiling? Cochrane Database Systematic Review 2001 (3), CD002040.

Thomson MA, Jenkins HR, Bisset WM, Heuschkel R, Kalra DS, Green MR, Wilson DC, Geraint M. Polyethylene glycol 3350 plus electrolytes for chronic constipation in children: a double blind, placebo controlled, crossover study. Arch Dis Child 2007,92:996-1000.

van Ginkel R, Benninga MA, Blommaart PJ, van der Plas RN, Boeckxstaens GE, Buller HA, Taminiau JA. Lack of benefit of laxatives as adjunctive therapy for functional nonretentive fecal soiling in children. J Pediatr 2000, 137:808-813.

von Gontard A. Enkopresis. Erscheinungsformen-Diagnostik-Therapie. Stuttgart: Kohlhammer-Verlag. 2004.

Voskuijl WP, van Ginkel R, Taminiau JA, Boeckxstaens GE, Benninga MA. Loperamide suppositories in an adolescent with childhood-onset functional non-retentive fecal soiling. J Pediatr Gastroenterol Nutr 2003,37:198-200.

3.7.3. Kinder- und jugendpsychiatrische Interventionen bei Stuhlinkontinenz

Die Wahl der geeigneten psychotherapeutischen Intervention bei Kindern mit Stuhlinkontinenz hängt entscheidend vom Subtypus des Einkotens ab.

Grundsätzlich sollte immer als Erstes die Psychoedukation von Eltern und Kind erfolgen. Dies umfasst eine ausführliche, demystifizierende Erläuterung über den normalen Ablauf von Verdauung und Defäkation (inkl. Anatomie und (Patho-) Physiologie), Ursachen des Einkotens, sinnvolle Therapiemaßnahmen, Behandlungsdauer (meist langwierig) und die mehrheitlich gute Behandelbarkeit des Problems.

Bei **Stuhlinkontinenz mit Verstopfung** sollte zunächst ein einfaches Toilettentraining durchgeführt werden: Das Kind wird angehalten, sich drei Mal am Tag (jeweils nach den Hauptmahlzeiten) für 5 bis 10 Minuten entspannt auf die Toilette zu setzen (ggf. muss zum Erreichen einer entspannten Position bei kleineren Kindern ein Fußbänkchen eingesetzt werden). Sowohl die Durchführung der "Sitzung" als auch eine erfolgte Defäkation wird dokumentiert.

Das einfache Toilettentraining kann auch erfolgreich mit einem verhaltenstherapeutischen Verstärkerprogramm zum so genannten erweiterten Toilettentraining ("extended toilet training") gekoppelt werden (Cox 1998). Hierbei erhält das Kind z.B. einen Stempel oder einen Sticker für jede erfolgreich absolvierte Toilettensitzung. Beim Erreichen einer vorher festgelegten Zahl von Stempeln/Stickern kann das Kind diese gegen eine Belohnung eintauschen.

Eine neuere Untersuchung weist jedoch darauf hin, dass behaviorale Therapieelemente gegenüber konventioneller Therapie keine signifikanten Effekte zeitigen (van Dijk 2008).

Biofeedbackverfahren erwiesen sich in Übersichtsarbeiten nicht als erfolgversprechend – in einer Studie hatten Patienten mit Biofeedbackbehandlung sogar ein schlechteres *Outcome* als Patienten mit Standardbehandlung (Toilettentraining) (Loening-Baucke 1995, van der Plas 1996, Cox 1998).

Für die *funktionelle Stuhlinkontinenz* (ohne Verstopfung) empfiehlt sich therapeutisch ebenfalls das Standard- bzw. erweiterte Toilettentraining. Für Biofeedbackverfahren konnte in Studien und in einer Metaanalyse keine Wirksamkeit nachgewiesen werden (Brazzelli 2006, Voskuijl 2006).

Das so genannte *toilet refusal syndrome* (Toilettenverweigerungssyndrom) bezeichnet eine Störung, die vorwiegend im Kleinkindalter auftritt. Hierbei vermeidet das Kind die Nutzung der Toilette selektiv für die Defäkation und zieht es vor, den Stuhl in eine Windel abzusetzen. Für diese Störung ist eine hohe Spontanremissionsrate bekannt. Ein Toilettentraining ist bei dieser Störung nicht indiziert. Stattdessen wird dem Kind bedeutet, dass es vorerst wieder eine Windel tragen muss und erst wieder eine Unterhose anziehen darf, wenn es die Toilette benutzt. Sollte das Verhalten durch eine Stuhlretention mit bedingt sein, so ist diese gleichzeitig zu behandeln. Tritt das *toilet refusal syndrome* bei älteren Kindern und im Rahmen einer primären Stuhlinkontinenz auf, sind die Erfolgsraten sehr ungünstig (Taubman 1997).

Bei der *Toilettenphobie* vermeidet das Kind die Nutzung der Toilette sowohl für die Miktion als auch für die Defäkation – aus Angst, es könnte z.B. in der Toilette ein Monster versteckt sein. Teilweise beziehen sich diese Ängste nicht nur auf die Nutzung der Toilette, sondern umfassen auch das Betreten des Badezimmers.

Bei diesem Störungsbild ist die verhaltenstherapeutische Methode der systematischen Desensibilisierung indiziert, d.h. das Kind wird stufenweise mit den angstauslösenden Reizen konfrontiert, bis diese keine Angstreaktion mehr verursachen (von Gontard 2006).

Literatur

Brazzelli M, Griffiths P. Behavioural and cognitive interventions with or without other treatments for the management of faecal incontinence in children. Cochrane Database Syst Rev 2006:CD002240.

Cox DJ, Sutphen J, Borowitz S, Kovatchev B, Ling W. Contribution of behavior therapy and biofeedback to laxative therapy in the treatment of pediatric encopresis. Ann Behav Med 1998,20:70-76.

Loening-Baucke V. Biofeedback treatment for chronic constipation and encopresis in childhood: long-term outcome. Pediatrics 1995,96:105-110.

Taubman B, Buzby M. Overflow encopresis and stool toileting refusal during toilet training: a prospective study on the effect of therapeutic efficacy. J Pediatr 1997, 131:768-771.

van der Plas RN, Benninga MA, Büller HA, Bossuyt PM, Akkermans LM, Redekop WK, Taminiau JA. Biofeedback training in treatment of childhood constipation: a randomised controlled study. Lancet 1996,348:776-780.

van Dijk M, Bongers ME, de Vries GJ, Grootenhuis MA, Last BF, Benninga MA. Behavioral therapy for childhood constipation: a randomized, controlled trial. Pediatrics 2008,121:e1334-1341.

Von Gontard A, Nevéus T. The management of disorders of bladder and bowel control in childhood. Mac Keith Press. London 2006.

Voskuijl WP, Reitsma JB, van Ginkel R, Büller HA, Taminiau JA, Benninga MA. Longitudinal follow-up of children with functional nonretentive fecal incontinence. Clin Gastroenterol Hepatol 2006,4:67-72.

3.7.4. Therapie der Komorbiditäten

3.7.4.1. Therapie kindernephrologischer Komorbiditäten

Eine ausführliche Darstellung findet sich in Kap. 2.

3.7.4.2. Therapie kinder- und jugendpsychiatrischer Komorbiditäten

Das Spektrum komorbider kinder- und jugendpsychiatrischer Störungen bei Stuhlinkontinenz ist insgesamt recht heterogen – es kommen sowohl internalisierende (z.B. Angst, Depression) als auch externalisierende Störungen (z.B. ADHS, Störung des Sozialverhaltens) vor. Hinsichtlich der Indikationsstellung und Durchführung einer ergänzenden kinder- und jugendpsychiatrischen Behandlung dieser Störungen sei auf Kap. 2.5.3.3. verwiesen.

4. Interdisziplinäre Betreuung

4.1. International Children's Continence Society (ICCS)

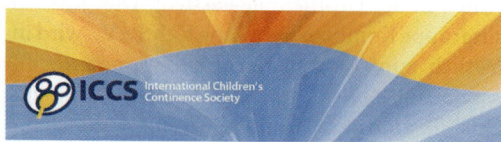

Die offizielle Gründung der ICCS erfolgte 1997. Schon viele Jahre vorher war die Idee zum Aufbau einer derartigen Gesellschaft geboren worden; die geistigen Väter dieser Entwicklung waren K. Hjälmas, J.P. Nörgard und J.C. Djurhuus. Vorbild war die ICS *(International Continence Society)*. Sie hatte für den Erwachsenenbereich eindrucksvoll demonstriert, dass die mit der Inkontinenz (Harn- und Stuhlinkontinenz) verbundenen Fragestellungen am besten interdisziplinär bearbeitet werden können. Die Kooperation von Experten aus sehr unterschiedlichen Sektoren der Klinischen Medizin und aus der Grundlagenforschung hatte zu bedeutsamen Fortschritten sowohl in der Forschung als auch in der Diagnostik und Therapie von Patienten mit Inkontinenz geführt.

Die Interdisziplinarität ist auch eines der Markenzeichen der ICCS: Kindernephrologen, Urologen, Kinderurologen, Kinder- und Jugendpsychiater, Kinderchirurgen, Urotherapeuten und Physiotherapeuten aus der ganzen Welt haben sich zusammengeschlossen, um gemeinsam und kontinuierlich die Bedingungen für Kinder und Jugendliche mit Harn-(und Stuhl)inkontinenz zu verbessern. Es geht um medizinische Fortschritte in der Grundlagenforschung und auf allen Sektoren, die sich mit der Diagnostik und Therapie dieser Patientengruppe befassen. Eines der zentralen Ziele ist die Verbesserung der Lebensqualität der betroffenen Kinder und Jugendlichen und ihrer Familien.

Zu den bedeutenden Basisleistungen der ICCS gehört die Erstellung und Verbreitung von Standards in der Terminologie. In verschiedenen international zusammengesetzten Arbeitsgruppen werden aktuell Kriterien für die Diagnostik und Therapie der pädiatrischen Krankheitsentitäten mit Inkontinenz erarbeitet *(Standardisation Documents)* (☞

Kap. 6.1.). Die großen Meetings der ICCS finden 2jährlich statt: 2008 Boston, 2010 San Franzisko.

Weitere Infos ☞ www.i-c-c-s.org

4.2. Konsensusgruppe Kontinenzschulung (KgKS) e.V.

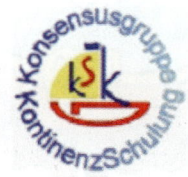

Die KgKS e.V. ist im deutschsprachigen Raum das Pendant zur ICCS. Die Initiatoren dieses Projektes kamen erstmals im Januar 2004 in Bremen zusammen. Von Beginn an war die Zusammensetzung der Gruppe interdiszipinär: Kinder- und Jugendärzte, Kinder- und Jugendpsychiater, Kinderurologen, Kinderchirurgen, Kindernephrologen, Kindergastroenterologen, Kinderkrankenschwestern, Pädagogen, Physiotherapeuten, Psychologen und Urotherapeuten trafen sich, um die vorhandenen diagnostischen und therapeutischen Standards für Kinder und Jugendliche mit Harninkontinenz darzustellen und zu diskutieren.

Diesem ersten Treffen folgten viele weitere Gespräche und Konferenzen. Es gelang, eine gemeinsame Sprache zu finden und – im Konsens – die Elemente zu benennen, die für eine strukturierte Diagnostik bei Kindern und Jugendlichen mit Harninkontinenz (unter Einbeziehung der Komorbiditäten) zu berücksichtigen sind. Die Urotherapie wurde als primäre Therapiemaßnahme bei Kinder und Jugendlichen mit funktioneller Harninkontinenz etabliert. Ein eigenes Schulungsprogramm (Kontinenzschulung KgKS) wurde entwickelt. Der Stellenwert der Pharmakotherapie für diese Patientengruppe wurde neu definiert. Daten zur Lebensqualität von Kindern und Jugendlichen mit Harninkontinenz wurden erhoben und veröffentlicht.

Die Gründung des Vereins KgKS erfolgte 2007. Eine Ausbildung zum Kontinenztrainer wird ab 2010 möglich sein.

☞ www.Kontinenzschulung.de

4.3. **Netzwerk Urotherapie**

Arbeitsgemeinschaft Urotherapie/ESPU-Nurses/Fachweiterbildung

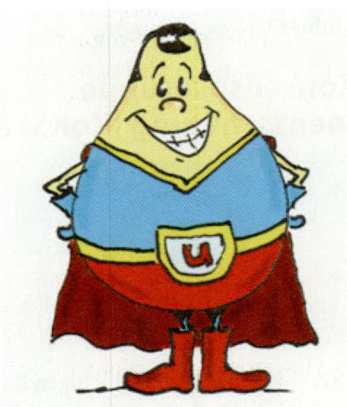

© I. Podien

Auf Initiative der Urotherapeutinnen der Universitätskinderklinik in Essen und des Klinikums Links der Weser in Bremen trafen sich erstmalig im November 2004 in Essen interessierte Urotherapeutinnen und Urotherapeuten aus verschiedenen Einrichtungen Deutschlands und Österreichs. Es entstand die "Arbeitsgemeinschaft Urotherapie im Kindes- und Jugendalter", die seither das Ziel verfolgt, ein Netzwerk aufzubauen.

Seit 2004 finden in jedem Jahr Treffen der AG statt, in Bremen 2005, in Osnabrück 2006, Homburg/Saar 2007, in Haltern 2008, sowie in München 2009. Durch die Organisation der an den jeweiligen Orten ansässigen Fachkliniken, werden Konferenzen zum Thema Urotherapie im Kindes- und Jugendalter angeboten. Inhaltlich geht es dabei um Ausscheidungsstörungen und derer Komorbiditäten bei Kindern und Jugendlichen, sowie um Austausch auf interdisziplinärer Ebene zwischen Organisatorinnen, Referenten/-innen und Teilnehmer/-innen.

International gibt es mehrere aktive Fachgruppen, die ebenfalls multidisziplinär organisiert und vernetzt sind. Die jährlichen Kongresse der "ESPU – *European Society for Pediatric Urology*" gemeinsam mit der "*ESPU-Nurses group*" seien hier genannt, weil sie beispielhaft für gemeinsame Arbeit und Austausch zwischen verschiedenen Fachdisziplinen sind. Die *"ESPU-Nurses group"* vernetzt europäische Urotherapeuten und Urotherapeutinnen

miteinander, deren Arbeitsschwerpunkt in den vielfältigen Aspekten der Kinderurologie liegt.

Ein Fazit aus Austausch auf nationaler und internationaler Ebene, sowie aus wissenschaftlicher und klinischer Forschung ist, dass Fort- und Weiterbildung die Vorraussetzung für professionelle Arbeit in der Urotherapie darstellt. Die "Konsensusgruppe Kontinenzschulung KgKS e.V." wird inhaltlich zum Kontinenzschulungsprogramm für Kinder/Jugendliche (☞ Kap. 2.5.2.1. + 4.2.), eine Qualifikation zum "Kontinenztrainer" anbieten.

Die Erfahrungen der letzten Jahre zeigen, dass die Urotherapie in der Diagnostik/Therapie sowohl von Kindern und Jugendlichen, als auch von Erwachsenen an Bedeutung gewinnt.

Seit 2007 bietet das Klinikum Links der Weser/Bremen eine interdisziplinäre Fachweiterbildung zum/zur Urotherapeutin an, die sich an Urotherapeuten im Kinder-/Jugend- wie auch im Erwachsenenbereich richtet. Vorbild für diese Fachqualifizierung ist die mehr als 20-jährige Erfahrung der KollegInnen aus Skandinavien.

Weitere Informationen, sowie eine aktuelle Netzwerkliste ist einzusehen unter:

www.kontinenzschulung.de

www.urotherapie.de

www.urotherapie-bonn.de

4.4. **Kindertageskliniken**

■ **Konzept der Kindertageskliniken**

Krankenhausbehandlung kann gemäß § 39 SGB V stationär oder teilstationär erbracht werden. Teilstationär ist eine Behandlung, die auf Grund ihrer Komplexität in einem Krankenhaus erbracht werden muss, ohne eine vollstationäre Aufnahme zu erfordern. Sie wird im Rahmen eines Behandlungskonzeptes an einzelnen Tagen, an mehreren aufeinander folgenden Tagen oder mit tageweisen Unterbrechungen durchgeführt. Der Gründung von teilstationär arbeitenden Tageskliniken in der Pädiatrie ging die Einsicht voraus, Patienten dann nachts nach Hause zu entlassen, wenn es medizinisch, d.h. diagnostisch und therapeutisch, vertretbar ist. Denn es ist für eine zukunftsorientierte Kinderheilkunde nicht mehr zeitgemäß, Patienten nur deshalb über Nacht in Krankenhäusern zu betreuen, weil nur so die erbrachten Krankenhausleistungen abrechenbar sind. Tageskliniken betreuen daher aufgrund der Leistungskomplexität Patienten, die nachts nach Hause in die Obhut ihrer Eltern entlassen werden. Die tagesstationäre Behandlung ist überall dort, wo sie eingeführt wurde, von Eltern, Kindern und einweisenden Ärzten sehr begrüßt worden und wird sehr gerne genutzt, wie die Belegungsdaten der letzten Jahre zeigen. In Norddeutschland haben sich die dort seit 1999 etablierten Kindertageskliniken (u.a. in Bremen, Hamburg, Osnabrück, Hannover, Stade) zu einem Netzwerk zusammengeschlossen, um Erfahrungen mit dieser Versorgungsform auszutauschen und gemeinsame Diagnostik- und Behandlungsstandards zu entwickeln.

Die pädiatrische Tagesklinik als Synonym für "teilstationäre Versorgung" stellt das Kompetenzzentrum für chronisch kranke Kinder und Jugendliche sowie deren Familien dar. Sie ist ein Focus für die notwendige fachübergreifende und zeitaufwändige Versorgung. Die interdisziplinäre Arbeitsstruktur inkl. einer psychosozialen Kompetenz bildet eine entscheidende Voraussetzung dafür. In der Kinderheilkunde spielt der Zeitfaktor eine wichtige Rolle, da häufig erst eine kontinuierliche, über den Verlauf eines Tages gehende Beobachtung des Kindes und seiner Interaktionen mit den Eltern bzw. der Umwelt angemessene Einschätzungen familiendynamischer Aspekte und wirksame Therapievorschläge ermöglicht. Multimodale Komplexbehandlungen, die auch strukturierte und multidisziplinäre Patientenedukation umfassen, sind Domänen tagesklinischer Behandlung.

▶ Charakteristika der Diagnostik und Therapie von Kindern mit Inkontinenz

Kinder mit Inkontinenz, sei es für Harn oder Stuhl, sind oder fühlen sich in der großen Mehrzahl der Fälle nicht "krank", wie etwa Kinder mit chronischen Krankheiten wie Mukoviszidose, onkologischen Erkrankungen oder chronisch-entzündlichen Darmerkrankungen. Ihr Symptom hat einen starken Entwicklungsbezug und sie sind in aller Regel gesund bis auf eine Funktionsstörung der Ausscheidung. Sie bedürfen daher auch in der Regel keines vollstationären Krankenhausaufenthalts. Für die ambulante Versorgung ist die Problematik allerdings häufig zu komplex, denn gerade für diese Kinder und ihre Familien sind die diagnostischen und therapeutischen Interventionen sehr zeitaufwändig und erfordern Interdisziplinarität.

■ **Diagnostik**

Zunächst muss ein vertrauensvoller Zugang zum Kind (und seinen Angehörigen) angesichts des potentiell schambesetzten Symptoms geschaffen werden. Die Anamnese ist meist umfangreich und umfasst neben der störungsspezifischen Entwicklungsgeschichte auch die Erhebung der familiären Bewältigungsstrategien und ggf. das Aufdecken dysfunktionaler Zuschreibungen und konflikthafter Verarbeitungsmuster. Die Befunde der Uroflowmetrie und Restharnsonographie sind erst durch serielle Bestimmung valide. Diese Untersuchungsverfahren benötigen häufig eine Eingewöhnungszeit der Kinder an die Apparaturen in einer fremden Umgebung. Die Miktionsbeobachtung kann sich über einige Stunden erstrecken und setzt eine positive Beziehung zum Betreuungspersonal voraus. In der Diagnostik wirken Urotherapeutinnen und Ärzte eng zusammen, bei Bedarf ergänzt um Psychologen.

Auch für die seltener indizierten, spezielleren und potentiell belastenden diagnostischen Maßnahmen wie Beckenboden-EMG, MCU, Zystomanometrie, Rectomanometrie oder Rectumbiopsie ist der Rahmen der Tagesklinik optimal, denn sie erfordern Zeit, Fingerspitzengefühl oder medikamentöse Sedierung mit anschließender Überwachung.

■ **Therapie**

Wenngleich das Problem medizinisch häufig "einfach" erscheint (☞ Kap. 1.4.), haben die betroffenen Familien in der Regel einen hohen Beratungsbedarf, der für die Harn- und Stuhlinkontinenz mit ihren Komorbiditäten unterschiedliche Schwerpunkte hat, und neben medizinischen Aspekten im engeren Sinne (Pathophysiologie, Prognose, Medikamente) auch solche der Ernährung, Lebensführung, Alltagsbewältigung und Erziehung umfasst. Für die Harninkontinenz hat sich mancherorts die urotherapeutische Instruktion als erste, kind- bzw. elterngerecht aufgearbeitete Intervention etabliert. Sie kann sehr gut im Gruppensetting erfolgen und dauert etwa ein bis zwei Stunden. Die aufwändigeren, interdisziplinären Kontinenzschulungen (nach dem Modell der KgKS) können an mehreren aufeinander folgenden Tagen oder in größeren Abständen durchgeführt werden.

Bei Kindern mit Obstipation wird häufig eine initiale Darmentleerung mittels Klistier erforderlich. Zur Vermeidung von Traumatisierungen ist die Sedierung mit Midazolam und die anschließende Überwachung obligat – und damit die entsprechende pflegerische Expertise. Ernährungsberatung und bei Bedarf psychologische Beratungsgespräche erfolgen ebenfalls im Rahmen der Tagesklinik. Mehrtägiges, interdisziplinäres Stuhltraining wird häufig noch vollstationär durchgeführt.

■ **Beispielhafter Ablauf einer kindertagesklinischen Betreuung im Klinikum Links der Weser in Bremen**

Aufnahmeanlass: Abklärung und Therapiekonzeption bei Kindern mit Harninkontinenz

Vorbereitung: Aussenden von Anamnesefragebogen, Blasentagebuch und 14-Tage-Protokoll; Terminvergabe erst nach Rücksendung der ausgefüllten Bögen

Setting: Geschlechtshomogene Gruppe von 4 Kindern und ihre Eltern werden gemeinsam einbestellt

Zeit	Inhalt	Profession
8.00	Begrüßung, Formalitäten, pflegerische Aufnahme	Kinderkrankenpflege
	Gegenseitiges Kennenlernen, Besprechen der Abläufe, Kennenlernen der Räumlichkeiten (Gruppenraum, Uroflowgerät, Aufenthalts- und Spielraum), Beziehungsaufbau	Urotherapeutin
9.00	Im Gruppensetting: Anleitung zum Trinken großer Flüssigkeitsmengen, Miktionsbeobachtung, serielle Uroflowmetrie, serielle Restharnbestimmung, Urinteststreifen	Urotherapeutin
	Parallel zur Miktionsbeobachtung: Sukzessive Einzelgespräche mit den vier Familien: Anamnese anhand der Anamnesefragebögen, gemeinsame Bewertung des Blasentagebuchs, der 14-Tage-Protokolle und ggf. des CBCL-Fragebogens. Interaktionsbeobachtung, körperliche Untersuchung, Sonographie des Harntrakts (Dauer pro Patient ca. 30-45 min)	Kinderarzt
12.00	Teambesprechung mit Befundbewertung, Diagnosefindung und Therapieplanung	Urotherapeutin, Kinderarzt
12.30	Mittagspause	
13.00	Urotherapeutische Instruktion mit individuell an die Diagnose angepasster inhaltlicher Schwerpunktsetzung. Erfolgt in Kleingruppen zunächst der Kinder, dann der Eltern. Incl. Erfahrungsaustausch und Nutzung gruppendynamischer Prozesse.	Urotherapeutin
15.30	Individuelle Abschlussgespräche mit den einzelnen Familien incl. Therapieplan, Wiederholung und Festigung der in der urotherapeutischen Instruktion vermittelten Informationen, Umsetzbarkeit im Alltag, Ansprechen von relevantem, auf die Inkontinenz bezogenem Konfliktpotential und dysfunktionaler Zuschreibungen	Kinderarzt
Freie Zeitintervalle	Betreuung der Kinder im Spielzimmer incl. Verhaltensbeobachtung	Erzieherin
ggf.	Bei individuellem Bedarf Erstkontakt zur Psychologin und Vereinbarung eines Beratungsgesprächs, Auswertung des CBCL	Psychologin
17.00	Ende	

▶ Fazit

Die Betreuung inkontinenter Kinder ist zeitaufwändig, erfordert Raum und psychosoziale Kompetenz, um einen tragfähige therapeutische Beziehung aufzubauen und ist prinzipiell interdisziplinär und multiprofessionell angelegt (Kinderärzte, Urotherapeutinnen, Kinderkrankenschwestern, pädagogische Fachkräfte, Ernährungsfachkräfte und Psychologen). Sie kann in entsprechend konzipierten Kindertageskliniken optimal umgesetzt werden.

4.5. Interdisziplinäres Stuhltraining

In Kap. 3.3.2. wurden die organischen und funktionellen Ursachen der Stuhlinkontinenz nach Analatresie dargestellt. Zusätzlich besteht häufig eine psychosomatische Fehlsteuerung der Stuhlentleerung, da die Kinder durch schmerzhafte körperliche Erfahrungen (Operationen, Bougierung des Neoanus, Wundsein nach der Anus-praeter-Rückverlagerung) und soziale Probleme (Scham, Nachteile durch üblen Geruch) den für sie traumatischen Komplex Defäkation möglichst verdrängen: sie nehmen ihren Bauch und Beckenboden kaum noch wahr, und geraten so häufig in einen Teufelskreis von Obstipation, Verschlimmerung der Inkontinenz und der psychosozialen Probleme. Dies gilt auch für viele Patienten nach operativer Versorgung eines Morbus Hirschsprung.

Eine Arbeitsgruppe in Nijmegen hat diese Zusammenhänge herausgearbeitet und ein interdisziplinäres, psycho- und physiotherapeutisches Therapiekonzept erarbeitet (van Kuyk et al. 2001). Durch Vermittlung der Selbsthilfegruppe SOMA praktizieren wir diesen Ansatz seit 2001 auch in Bremen.

Es geht darum, die Kinder mit ihrer bisherigen Krankheitsgeschichte zu versöhnen und sie in einer positive Wahrnehmung ihres Körpers und der Ausübung einer nach kaudal gerichteten Bauchpresse unter gleichzeitiger Entspannung des Beckenbodens zu schulen. Durch regelmäßige Defäkationen nach den Mahlzeiten und beim Bemerken von Stuhldrang können so auch Kinder mit deutlichen organischen Einschränkungen eine für sie befriedigende soziale Kontinenz erreichen (Schmiedeke et al. 2008).

Derselbe Therapieansatz wird in Nijmegen auch für Kinder mit funktioneller Obstipation und Überlauf-Inkontinenz angewendet. Elemente davon können unserer Erfahrung nach auch bei MMC-Patienten mit nicht zu schwerer neurologischer Schädigung zur Verbesserung der Stuhlinkontinenz eingesetzt werden, obwohl bei diesem Krankheitsbild eine psychosomatische Komponente seltener beobachtet wird (☞ Kap. 3.6.1.).

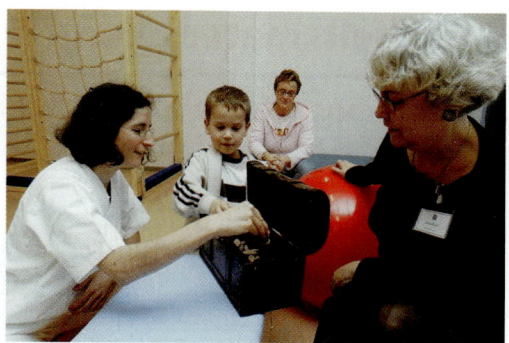

Abb. 4.1: Interdisziplinäres Stuhltraining.

Das diesem Bericht zugrundeliegende Vorhaben des Interdisziplinären Stuhltrainings wurde mit Mitteln des Bundesministeriums für Bildung und Forschung im Rahmen des Netzwerkes "CURE-Net" zur Erforschung der molekularen Ursachen sowie klinischer und psychosozialer Ergebnisse angeborener urorectaler Fehlbildungen unter dem Förderkennzeichen 01GM08107 gefördert. Die Verantwortung für den Inhalt dieser Veröffentlichung liegt beim Autor.

Literatur

Levitt A, Pena A. Treatment of fecal incontinence. In: Holschneider A; Hutson, J.M.: Anorectal malformations in children. Springer Berlin Heidelberg New York 2006.

van Kuyk EM, Wissink-Essink M, Brugman-Boezeman AT, Oerlemans HM, Severijnen RS, Bleijenberg G. Multidisciplinary behavioural treatment of defecation problems: a controlled study in children with anorectal malformations. J Pediatr Surg 2001,36: 1350-1356.

Schmiedeke E, Busch M, Stamatopoulos E, Lorenz C. Multidisciplinary behavioural treatment of fecal incontinence and constipation after correction of anorectal malformation. World J Pediatr 2008,4: 206-210.

5. Arbeitsmaterialien

5.1. Anamnesefragebögen mit kinderpsychiatrischen Screening-Fragen

5.1.1. Fragebogen der KgKS

Wir bitten Sie, diesen Fragebogen in Ruhe mit ihrem Kind durchzulesen und auszufüllen. Offen bleibende Fragen besprechen wir mit Ihnen bei unserem Treffen ☺		
Name:_____ Vorname: _____ Geburtsdatum:_____		
ausgefüllt am_____von: ❏ Mutter	❏ Vater	❏ andere:_____
unter Beteiligung des betroffenen Kindes:	❏ nein	❏ ja

Einnässen nachts – denken Sie an die letzten 4 Monate		
Mein Kind ist nachts trocken.	❏ ja, seit _____ Jahren	❏ nein
Mein Kind war nachts zwischenzeitlich trocken.	❏ ja, für _____ Monate im Alter von _____ Jahren	❏ nein
Mein Kind geht nachts von selbst zur Toilette.	❏ ja, regelmäßig	❏ nein
Mein Kind ist schwer erweckbar.	❏ ja, kaum wach zu bekommen	❏ nein
Die Einnässmenge ist klein.	❏ ja, nur die Schlafanzugshose wird feucht	❏ nein
Das Einnässen erfolgt in mehreren Portionen.	❏ ja, mindestens _____ Mal	❏ nein
Mein Kind trägt nachts eine Windel.	❏ ja	❏ nein

Einnässen tagsüber – denken Sie an die letzten 4 Monaten (auch wenige Tropfen in der Unterhose zählen!)		
Mein Kind ist tagsüber trocken.	❏ ja, seit _____ Jahren	❏ nein
Mein Kind war tagsüber zwischenzeitlich trocken.	❏ ja, für ___ Monate im Alter von ___ Jahren	❏ nein
Die Einnässmenge ist klein.	❏ ja, nur die Unterhose wird feucht	❏ nein
Das Einnässen geschieht nur nach dem Toilettengang.	❏ ja, als wenn es nachträufelt	❏ nein
Der Harndrang kommt plötzlich (wie ein Blitz).	❏ ja, innerhalb von Sekunden	❏ nein
Zum Einnässen kommt es typischerweise, wenn mein Kind den Toilettengang aufgeschoben hat.	❏ ja, typische Situation: z.B. beim Spielen, Fernsehen, Computer, andere_____	❏ nein
Mein Kind bemerkt, wenn es eingenässt hat.	❏ ja	❏ nein
Haltemanöver (Hinhocken, Überkreuzen der Beine, Fersensitz) beobachte ich häufig.	❏ ja, täglich_____ mal	❏ nein

Harnwegsinfekte (Blasen- oder Nierenentzündungen)		
In den letzten Jahren wurden Blasen- oder Nierenentzündungen bei meinem Kind festgestellt.	❏ ja, insgesamt _____ Mal, zuletzt_____	❏ nein
Es bestand gleichzeitig Fieber.	❏ ja, insgesamt_____ Mal, zuletzt_____	❏ nein

Darmentleerung / Stuhlschmieren / Einkoten – denken Sie an die letzten 4 Monate		
Mein Kind klagt über Schmerzen bei der Stuhlentleerung und/oder entleert weniger als 3 ×/Woche den Darm.	❏ ja	❏ nein
Es kommt zum Stuhlschmieren oder Einkoten.	❏ ja, etwa _____ mal pro Woche	❏ nein

Familie			
Ich weiß von Familienmitgliedern, die länger gebraucht haben, um trocken zu werden.	❏ ja, wer:_____ bis zum Alter von_____		❏ nein
In welchem Haushalt lebt Ihr Kind?	❏ Eltern ❏ Mutter	❏ Vater	❏ Andere_____
Wieviele Geschwister hat Ihr Kind?		Brüder:_____	Schwestern:_____

Bisherige Untersuchungen und Behandlungen:	
Mein Kind ist wegen des Einnässens bereits untersucht und/oder behandelt worden.	❏ nein ❏ ja, beim Kinderarzt, Urologe, Psychiater, Hausarzt, Psychologe, Heilpraktiker, andere: _____ (Zutreffendes bitte markieren)

Mein Kind ist bereits mit einem der folgenden Medikamente behandelt worden:				
Oxybutynin (z.B. Dridase®)	❏ nein	❏ ja, von_____ bis_____	Erfolg: ❏ nein	❏ ja
Propiverin (z.B. Mictonetten®)	❏ nein	❏ ja, von_____ bis_____	Erfolg: ❏ nein	❏ ja
Desmopressin (z.B. Minirin®)	❏ nein	❏ ja, von_____ bis_____	Erfolg: ❏ nein	❏ ja
Andere:_____	❏ nein	❏ ja, von_____ bis_____	Erfolg: ❏ nein	❏ ja

Nicht-medikamentöse Behandlung				
Mein Kind ist mit einem der folgenden Verfahren wegen des Einnässens behandelt worden:				
Klingelhose, Weckapparat o.ä.	❏ nein	❏ ja, von_____ bis_____	Erfolg: ❏ nein	❏ ja
Änderung der Trinkgewohnheit	❏ nein	❏ ja, von_____ bis_____	Erfolg: ❏ nein	❏ ja
Psychotherapie	❏ nein	❏ ja, von_____ bis_____	Erfolg: ❏ nein	❏ ja
Alternativmedizin	❏ nein	❏ ja, von_____ bis_____	Erfolg: ❏ nein	❏ ja
Andere _____	❏ nein	❏ ja, von_____ bis_____	Erfolg: ❏ nein	❏ ja

Gesundheit / Entwicklung / Verhalten			
Mein Kind schnarcht.	❏ nein	❏ ja	❏ weiß nicht
Mein Kind hat ein gesundheitliches oder seelisches Problem.	❏ nein	❏ ja: ❏ ja, ich möchte im Gespräch darüber berichten	
Die sprachliche oder körperliche Entwicklung meines Kindes ist verzögert.	❏ nein	❏ ja	❏ weiß nicht
Mein Kind ist leicht ablenkbar.	❏ nein	❏ ja	❏ weiß nicht
Mein Kind ist zappelig.	❏ nein	❏ ja	❏ weiß nicht
Mein Kind zeigt Konzentrationsschwächen.	❏ nein	❏ ja	❏ weiß nicht
Mein Kind zeigt unkontrolliertes, impulsives Verhalten.	❏ nein	❏ ja	❏ weiß nicht

Mein Kind reagiert mit aggressivem, trotzigem, verweigerndem Verhalten.	❏ nein	❏ ja	❏ weiß nicht
Mein Kind zeigt Schwierigkeiten, Regeln einzuhalten.	❏nein	❏ ja	❏ weiß nicht
Mein Kind ist ängstlich (z.B. in bestimmten Situationen, bei besonderen Personen).	❏ nein	❏ ja	❏ weiß nicht
Mein Kind ist traurig, unglücklich, zieht sich zurück oder meidet Kontakte.	❏ nein	❏ ja	❏ weiß nicht
Mein Kind hat Schulleistungsprobleme.	❏ nein	❏ ja	❏ weiß nicht
Mein Kind ist motiviert und zur Mitarbeit bereit.	❏ nein	❏ ja	❏ weiß nicht

Auslöser	
Ich kann mir gut vorstellen, dass es bestimmte Gründe für das Einnässen gibt.	❏ nein ❏ ja, welche: _____ ❏ ja, ich möchte im Gespräch darüber berichten

Leidensdruck (1 = gar kein Leidensdruck bis 5 = extrem starker Leidensdruck)	
Frage an die Eltern: Wie stark stört Sie das Einnässen Ihres Kindes?	❏ 1 ❏ 2 ❏ 3 ❏ 4 ❏ 5
Frage an das Kind: Wie stark stört Dich das Einnässen?	❏ 1 ❏ 2 ❏ 3 ❏ 4 ❏ 5

Literatur

Konsensusgruppe Kontinenzschulung (Hrsg.). Bachmann H, Steuber C: Kontinenzschulung im Kindes- und Jugendalter. Manual für die standardisierte Diagnostik, Therapie und Schulung bei Kindern und Jugendlichen mit funktioneller Harninkontinenz. Pabst Publishers, 2010.

5.1.2. Fragebogen nach Beetz, von Gontard und Lettgen

Name:		Vorname:			
Geburtsdatum:		Datum:			

Einnässen am Tag:		Ja	Nein	?
War ihr Kind tagsüber schon trocken?		❑	❑	❑
Wenn ja,	wie lange?			
	und in welchem Alter?			
Hat Ihr Kind die Wäsche	feucht?	❑	❑	❑
	nass?	❑	❑	❑
Nässt es überwiegend	nachmittags?	❑	❑	❑
	verteilt über den Tag ein?	❑	❑	❑
	abwechselnd feucht und nass?	❑	❑	❑
An wie vielen Tagen in der Woche nässt Ihr Kind ein?				
Wie oft am Tag nässt Ihr Kind ein?				
Und in welchen Situationen?				
Einnässen in der Nacht:		**Ja**	**Nein**	**?**
War Ihr Kind nachts schon mal trocken?		❑	❑	❑
Wenn ja,	wie lange?			
	und in welchem Alter?			
Ist das Bettzeug	triefend nass?	❑	❑	❑
	feucht?	❑	❑	❑
	abwechselnd feucht und nass?	❑	❑	❑
Wird Ihr Kind nachts durch Harndrang wach?		❑	❑	❑
Wird Ihr Kind im nassen Bett wach?		❑	❑	❑
Ist Ihr Kind auffällig schwer erweckbar?		❑	❑	❑
Nässte jemand aus der Verwandtschaft lange ein?		❑	❑	❑
Wenn ja, wer?				
An wie vielen Nächten in der Woche nässt Ihr Kind ein?				
Toilettengang:		**Ja**	**Nein**	**?**
Wie oft geht Ihr Kind spontan pro Tag zum Wasserlassen?				
Wenn Sie Ihr Kind längere Zeit bei sich haben (Reisen, Einkaufen usw.), nach wie vielen Stunden muss es Wasserlassen?				
Müssen Sie Ihr Kind häufiger zum Wasserlassen auffordern?		❑	❑	❑
Muss Ihr Kind während des Wasserlassens anhaltend pressen?		❑	❑	❑
Erfolgt das Wasserlassen mit Unterbrechungen?		❑	❑	❑
Ist der Harnstrahl kräftig?		❑	❑	❑
Haben Sie den Eindruck, dass sich Ihr Kind genügend Zeit zum Wasserlassen nimmt?		❑	❑	❑

Verhalten bei Harndrang:	Ja	Nein	?
Hat Ihr Kind urplötzlichen, überstarken Drang?	❏	❏	❏
Muss bei Harndrang sofort die Toilette aufgesucht werden, weil das Kind sonst einnässt?	❏	❏	❏
Benutzt Ihr Kind Haltemanöver, um den Drang zurückzuhalten, z.B. Herumhampeln, Beinezusammenpressen, Fersensitz	❏	❏	❏
Schiebt Ihr Kind das Wasserlassen möglichst lange auf und hat dann überstarken Harndrang?	❏	❏	❏
Wenn ja, in welchen Situationen?	_____		
Besonderheiten:			
Besteht ständiges Harnträufeln?	❏	❏	❏
Kommt es nach dem Gang zur Toilette zu Urinverlust?	❏	❏	❏
Nimmt das Kind das Einnässen wahr?	❏	❏	❏
Harnwegsinfektionen:			
Hatte Ihr Kind schon einmal eine Harnwegsinfektion (Blasen-, Nierenbeckenentzündung)?	❏	❏	❏
Wenn ja, wie viele?	_____		
mit Fieber?	❏	❏	❏
Stuhlverhalten:			
Neigt Ihr Kind zu Verstopfung?	❏	❏	❏
Kommt es bei Ihrem Kind zu unkontrolliertem Stuhlgang?	❏	❏	❏
Stuhlschmieren	❏	❏	❏
Einkoten	❏	❏	❏
Wenn ja, war Ihr Kind schon sauber?	❏	❏	❏
wie lange?	_____		
in welchem Alter?	_____		
An wie vielen Tagen pro Woche kotet Ihr Kind ein?	_____		
In welchen Situationen?	_____		
Verhalten:			
Falls Ihr Kind schon einmal trocken war, sehen Sie einen Zusammenhang mit einem bestimmten Auslöser für das erneute Einnässen?	❏	❏	❏
Welche(n)? _____			
Tritt das Einnässen mit Stress und Belastungssituationen häufiger auf?	❏	❏	❏
Welche? _____			
Ist Ihr Kind leicht ablenkbar?	❏	❏	❏
Ist Ihr Kind zappelig?	❏	❏	❏

Nach: Beetz R, von Gontard A, Lettgen B. Anamnesefragebogen: Einnässen/Harninkontinenz und Erläuterungen zum Anamnese-Fragebogen. In: von Gontard A, Lehmkuhl G. Leitfaden Enuresis. Hogrefe. Göttingen 2009. S. 126–128.

5.2. **Blasentagebuch der KgKS**

Vor und Nachname:	Protokoll-Datum:
Geb.-Datum:	Wochentag:

Uhrzeit	Urinmenge (ml)	Drang-symptomatik	Stottern Pressen	Einnässen feucht/nass	Trinkmenge (ml)	Stuhlschmieren(S) Einkoten(E)	Stuhlgang
Beispiel: Erläuterungen siehe Text auf folgender Seite							
7:00	180	X					
7:30					200		

Nachts Uhrzeit	Trocken	Einnässmenge = Windelgewicht (nasse Windel minus trockene Windel!)	Zur Blasenentleerung aufgestanden? geweckt?	Menge der Entleerung? (ml)

Medikamenteneinnahme während der Protokollführung:...

▶ **Erläuterungen zum Blasentagebuch**

Liebe Eltern,

um Ihr Kind optimal betreuen zu können, sind wir auf Ihre Beobachtung angewiesen.

Bitte notieren Sie deshalb an zwei aufeinander folgenden Tagen, an denen Ihr Kind nicht zur Schule (oder in den Kindergarten) geht, tagsüber und nachts jeden Toilettengang und die Einnässsituationen. Zusätzlich erbitten wir die Protokollierung der Trinkportionen (in ml).

Bitte besprechen Sie die Durchführung gemeinsam mit Ihrem Kind.

Es soll Ihnen jedes Mal Bescheid sagen, wenn es zur Toilette gehen muss (am Tag und auch evtl. in der Nacht). Die Menge des Urin (ml) sollte in einem Messgefäß oder einem Töpfchen abgemessen werden. Ihr Kind sollte, wenn möglich an diesen Tagen selbst entscheiden, wann es seine Blase entleeren möchte.

Notieren Sie dann in dem umseitigen Protokoll Uhrzeit und Urinmenge. Wenn Ihr Kind tagsüber eine feuchte oder nasse Unterhose hat oder auch die äußere Hose nass wird, kreuzen Sie dieses an. Unter "Drangsymptomatik" machen Sie ein Kreuz, wenn Ihr Kind bei plötzlichem, überfallartigem Harndrang die Beine zusammenpresst, in die Hocke geht oder mit anderen Haltemanövern den Urin zurück halten muss.

Bei "Pressen/Stottern" machen Sie bitte ein Kreuz, wenn Ihr Kind seine Blase mit Hilfe von Bauchpresse oder/und in mehreren Portionen entleert. Sind Sie nur selten bei der Blasenentleerung Ihres Kindes anwesend, bitten Sie es darauf zu achten und Ihnen seine Beobachtungen mitzuteilen.

Auch die Getränke tagsüber (evtl. auch nachts?) sollten von Ihrem Kind so gewählt werden, wie es das üblicherweise tut. Bitte notieren Sie die jeweils getrunkene Menge in der Spalte "Trinkmenge".

Ebenfalls interessiert uns, wann Ihr Kind Stuhlgang absetzt und ob es zum Verlust von kleineren Mengen Stuhlgang in die Unterhose kommt (Stuhlschmieren), oder ob eine komplette Portion Stuhlgang in die Unterhose entleert wird (Einkoten).

Falls Ihr Kind in der Nacht eine Windel trägt, bitten wir Sie, am Morgen nach dem ersten und zweiten Protokolltag diese Windel zu wiegen (das Leergewicht der Windel von der nassen Windel abziehen).

In jedem Fall sollte Ihr Kind morgens, an beiden Tagen der Protokollführung, trotz Wochenende, zu der an den Wochentagen üblichen Uhrzeit geweckt werden.

Alle Ereignisse in der Nacht bitte in die Nachtspalten eintragen (evtl. Getränke unter "Bemerkung").

Falls Ihr Kind während der Protokollführung ein Medikament einnimmt, tragen Sie dieses bitte mit Namen und Dosierung ein.

Wir wissen, dass es unter den genannten Bedingungen nicht immer einfach ist, einen typischen Tagesablauf zu protokollieren. Sprechen Sie uns an, wenn Sie den Eindruck haben, dass Ihr Kind unter alltäglichen Umständen eigentlich ganz anders trinkt oder zur Toilette geht.

Literatur

Konsensusgruppe Kontinenzschulung (Hrsg.). Bachmann H, Steuber C: Kontinenzschulung im Kindes- und Jugendalter. Manual für die standardisierte Diagnostik, Therapie und Schulung bei Kindern und Jugendlichen mit funktioneller Harninkontinenz. Pabst Publishers, 2010.

5.3. 14-Tage-Protokoll (KgKS)

Vor- und Nachname:	Protokolldatum:
Geburtsdatum:	

	Wochentag, Datum	Einnässen tagsüber	Einnässen nachts Bett/Windel	Nächtliche Blasen-entleerung auf der Toilette	Stuhl-entleerung	Stuhl-schmieren	Einkoten
1							
2							
3							
4							
5							
6							
7							
8							
9							
10							
11							
12							
13							
14							

▶ Erläuterungen zum "14-Tage-Protokoll"

Liebe Eltern!

Bitte bekommen Sie keinen Schreck! Das Ausfüllen dieses sehr wichtigen Kalenders kann ganz einfach gehandhabt werden:

An jedem Tag machen Sie bitte jedes Mal, wenn die Unterhose Ihres Kindes tagsüber nass oder feucht wird, einen einfachen Strich. Nässt Ihr Kind an einem Tag beispielsweise drei Mal ein, notieren Sie drei Striche.

Ebenso sollen die Nächte Ihres Kindes erfasst werden. Wenn Sie mehrfaches Einnässen in der Nacht beobachten, notieren Sie dieses bitte genau wie tagsüber. Vielleicht geht ihr Kind nachts zur Toilette oder Sie wecken es? Einfach notieren!

Häufig beobachten wir, dass einnässende Kinder auch ein Problem mit der Darmentleerung haben. Deshalb bitten wir Sie jedes Mal einen Strich bei "Stuhlentleerung" zu machen, wenn Ihr Kind Stuhlgang auf die Toilette absetzt.

Mit "Stuhlschmieren" ist ein Abgang von einer kleinen Portion, d.h. einem Streifen Stuhlgang in die Unterhose gemeint. Mit "Einkoten" meinen wir die Entleerung einer kompletten Stuhlportion in die Hose. Bitte notieren Sie beides ebenfalls mit einfachen Strichen.

Dieser über 14 Tage geführte Beobachtungskalender soll möglichst unbeeinflusst die aktuellen Probleme ihres Kindes aufzeigen. Bitte verhalten Sie sich daher in diesen Tagen nicht anders als sonst auch.

Literatur

Konsensusgruppe Kontinenzschulung (Hrsg.). Bachmann H, Steuber C: Kontinenzschulung im Kindes- und Jugendalter. Manual für die standardisierte Diagnostik, Therapie und Schulung bei Kindern und Jugendlichen mit funktioneller Harninkontinenz. Pabst Publishers, 2010.

5.4. Symptombezogene körperliche Untersuchung (KgKS)

Vor- und Nachname:	Protokolldatum:
Geburtsdatum:	Wochentag:

1. Allgemein	Gewicht..........kg	Größe............cm	Blutdruck...................mmHg
Entwicklungszustand	❏ orientierend o.B.	❏ auffällig:...	
Verhalten	❏ altersentsprechend	❏ auffällig:...	

2. Mittellinie/untere Wirbelsäule			
❏ o.B.	❏ auffällig:	❏ Lipom	❏ Grübchen	❏ andere.................

3. Äußeres Genitale			
❏ männlich	Tanner P..........	❏ Hodenposition rechts...................	❏ links.....................
❏ o.B.	❏ auffällig:	❏ Phimose	❏ feuchte Unterhose	❏ andere.................

Cremasterreflex (L1-L2)	❏ nicht untersucht	❏ o.B.	❏ nicht auslösbar

❏ weiblich	Tanner P..............		
❏ o.B.	❏ auffällig:	❏ Vulvitis	❏ Lichen	❏ Harnträufeln
		❏ feuchte Unterhose		❏ andere.................

4. Abdomen			
❏ o.B.	❏ auffällig:	❏ Skybala	❏ andere...................
Bauchhautreflexe (Th7-Th12)	❏ o.B.	❏ auffällig:..............................	

5. Anus				
❏ nicht untersucht	❏ o.B.	❏ auffällig:	❏ stuhlverschmiert	❏ andere....................
rectal-digital	❏ nicht untersucht	❏ o.B.	❏ auffällig:	❏ Rectum stuhlgefüllt
				❏ Willentliche Anspannung nicht möglich
				❏ andere........................
Analreflex (S4-S5)	❏ nicht untersucht	❏ o.B.	❏ nicht auslösbar	

6. Untere Extremitäten/Reflexe				
Muskulatur	❏ o.B.	❏ auffällig:	❏ Asymmetrien	❏ Fehlstellung	❏ andere...................
Gangbild	❏ o.B.	❏ auffällig:	....
Zehengang	❏ o.B.	❏ auffällig:	....
Hackengang	❏ o.B.	❏ auffällig:	....
Hackengang	❏ o.B.	❏ auffällig:	....
PSR (L2-L4)	❏ o.B.	❏ auffällig:	....
ASR (S1-S2)	❏ o.B.	❏ auffällig:	....
Sensibilität	❏ o.B.	❏ auffällig:	....
Babinski-Reflex	❏ negativ	❏ positiv	

Literatur

Konsensusgruppe Kontinenzschulung (Hrsg.). Bachmann H, Steuber C: Kontinenzschulung im Kindes- und Jugendalter. Manual für die standardisierte Diagnostik, Therapie und Schulung bei Kindern und Jugendlichen mit funktioneller Harninkontinenz. Pabst Publishers, 2010.

5.5. Diagnosestellung bei Harninkontinenz

1. Diagnosekategorie		
❑ Physiologische Harninkontinenz ❑ bis 5 Jahre ❑ >5 Jahre	❑ Funktionelle Harninkontinenz	❑ Organische Harninkontinenz

2. Verlauf	
❑ Primär	❑ Sekundär

3. Falls Funktionell: Übergeordnete Kategorie		
❑ Monosymptomatische Enuresis nocturna mit isoliertem Einnässen nachts	❑ Nicht-monosymptomatische Enuresis nocturna	❑ Blasendysfunktion mit isolierter Tagessymptomatik

4. Falls Blasendysfunktion: Form der Dysfunktion (mehrere Nennungen möglich)			
❑ Überaktive Blase und Dranginkontinenz	❑ Miktionsaufschub	❑ Dyskoordinierte Miktion	❑ andere: _____

5. Komorbidität					
❑ keine	❑ HWI mit/ohne VUR	❑ Obstipation und/oder Stuhl-inkontinenz	❑ Kinder- und jugendpsychiatrische Erkrankungen	❑ Entwick-lungsstörungen	❑ Schlaf-störungen

5.6. Diagnosestellung bei Stuhlinkontinenz

1. Diagnosekategorie		
❑ Physiologische Stuhlinkontinenz	❑ Funktionelle Stuhlinkontinenz	❑ Organische Stuhlinkontinenz

2. Verlauf	
❑ Primär	❑ Sekundär

3. Falls Funktionell	
❑ Stuhlinkontinenz plus Obstipation	❑ Stuhlinkontinenz ohne Obstipation

4. Falls organisch		
❑ Neurogen	❑ Anorectale Fehlbildungen und Erkrankungen	❑ Diarrhoe/Malabsorptionssyndrome

5. Komorbiditäten			
❑ Keine	❑ Entwicklungs-störungen	❑ Kindernephrologische (HWI, Funktionelle Harninkontinenz)	❑ Kinder-und jugend-psychiatrische

5.7. **Auswertung von Blasentagebuch (2. Tag) und 14-Tage-Protokoll**

Miktionsfrequenz	___ Miktionen

Miktionsvolumina (☞ auch Abb. 1.3)
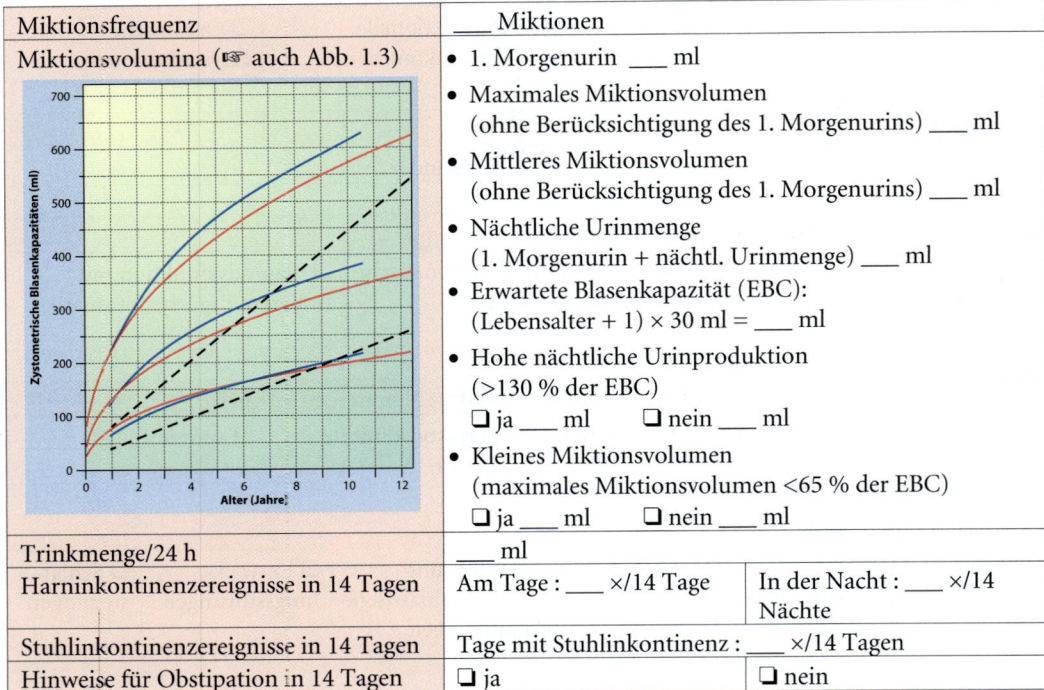
	• 1. Morgenurin ___ ml
	• Maximales Miktionsvolumen
	  (ohne Berücksichtigung des 1. Morgenurins) ___ ml
	• Mittleres Miktionsvolumen
	  (ohne Berücksichtigung des 1. Morgenurins) ___ ml
	• Nächtliche Urinmenge
	  (1. Morgenurin + nächtl. Urinmenge) ___ ml
	• Erwartete Blasenkapazität (EBC):
	  (Lebensalter + 1) × 30 ml = ___ ml
	• Hohe nächtliche Urinproduktion
	  (>130 % der EBC)
	  ❏ ja ___ ml ❏ nein ___ ml
	• Kleines Miktionsvolumen
	  (maximales Miktionsvolumen <65 % der EBC)
	  ❏ ja ___ ml ❏ nein ___ ml

Trinkmenge/24 h	___ ml
Harninkontinenzereignisse in 14 Tagen	Am Tage : ___ ×/14 Tage | In der Nacht : ___ ×/14 Nächte
Stuhlinkontinenzereignisse in 14 Tagen	Tage mit Stuhlinkontinenz : ___ ×/14 Tagen
Hinweise für Obstipation in 14 Tagen	❏ ja | ❏ nein

5.8. Fragebogen zu Stuhlentleerungsproblemen

Sehr geehrte Eltern,

um die vollständige Erfassung wichtiger Informationen zu gewährleisten und Ihnen die Möglichkeit zu geben, uns alle Aspekte der Probleme Ihres Kindes mitzuteilen, würden wir Sie bitten, den folgenden Fragebogen in Ruhe auszufüllen.

Wir werden den Fragebogen später mit Ihnen gemeinsam durchgehen. Fragen, die Sie nicht beantworten können, lassen Sie bitte offen. Alle Dinge, die nicht gut schriftlich zu vermitteln sind, besprechen wir mit Ihnen.

Vielen Dank für Ihre Mitarbeit!

Name:_____ Vorname: _____ Geburtsdatum: _____

Welche(s) der folgenden Probleme besteht/bestehen bei Ihrem Kind?	
Verstopfung	❏
Schmerzen beim Stuhlgang	❏
Seltene Stuhlentleerungen	❏
Stuhlschmieren/Einkoten (Stuhlinkontinenz)	❏
Verzögerte Sauberkeitsentwicklung	❏
Sonstiges:	_____
Wann traten die Probleme erstmalig auf?	_____
Gab es ein Ereignis, das mit dem Auftreten der Probleme zusammenfällt?	_____

Zum Stuhlverhalten			
Trägt Ihr Kind eine Windel?	❏ tagsüber	❏ nachts	❏ nein
Wie häufig hat Ihr Kind Stuhlgang?	___ × pro Woche	___ × pro Tag	
Wie groß sind die Stuhlmengen?	❏ klein	❏ mittel	❏ groß
Welche Beschaffenheit hat der Stuhl Ihres Kindes?	❏ hart	❏ weich	wässrig
	❏ wechselnd	❏ mit Blutbeimengungen	
Hat Ihr Kind Schwierigkeiten bei der Darmentleerung?	❏ nein	❏ ja	
Muss es dabei heftig pressen?	❏ nein	❏ ja	
Klagt Ihr Kind über Schmerzen beim Stuhlgang?	❏ nein	❏ ja	
Nimmt Ihr Kind den Stuhldrang wahr?	❏ nein	❏ ja	❏ unklar
Versucht Ihr Kind, den Stuhlgang zu vermeiden?	❏ nein	❏ ja	
	Beobachtungen: _____		
Nimmt sich Ihr Kind Zeit für den Toilettengang?	❏ nein	❏ ja	
Kontrollieren Sie regelmäßig den Toilettengang Ihres Kindes?	❏ nein	❏ ja	
Müssen Sie Ihr Kind zum Toilettengang auffordern?	❏ nein	❏ ja	
Wenn ja, wie reagiert es darauf?	❏ Es geht sofort	❏ Es wird wütend	❏ Es verweigert

Stuhlinkontinenz (Stuhlschmieren/Einkoten)	
Kommt es zu unwillkürlichem Stuhl-abgang?	❏ ja ❏ nein ⇒ *bitte weiter zum Punkt "Blasenentleerung"*
Wie häufig kommt es zu Schmieren/ Einkoten?	___ × pro Tag ___ × in 14 Tagen ❏ wechselnd (bitte erläutern): _____
Zu welcher Tageszeit tritt dies auf?	❏ morgens ❏ mittags ❏ nachmittags ❏ abends ❏ nachts
Wie groß sind die **nicht** auf der Toilette entleerten Stuhlmengen?	❏ nur Stuhl-schmieren ❏ große Stuhl-mengen ❏ teils Schmieren, teils größere Mengen
Wie ist die Beschaffenheit des unkontrol-liert abgehenden Stuhls?	❏ fest ❏ weich ❏ wässrig
In welchen Situationen kommt es zum unkontrollierten Stuhlabgang?	❏ ohne Anlass ❏ zu Hause ❏ im Streit ❏ unterwegs ❏ bei Sport und körp. Aktivität ❏ bei interessanter Beschäftigung und intensivem Spiel ❏ in der Schule/im Kindergarten ❏ sonstiges: _____
Kann Ihr Kind zum Beispiel im Auto den Stuhlgang zurückhalten, wenn keine Toi-lette zur Verfügung steht?	❏ nein ❏ ja wenn ja, wie lange? _____
War Ihr Kind schon einmal sauber?	❏ ja, vom ___ Lebensjahr bis zum ___ Lebensjahr
Gab es ein äußeres Ereignis, dass mit dem Wiederauftreten der Inkontinenz zusam-menfällt?	❏ nein ❏ ja, _____ _____

Wahrnehmung und Reaktion auf die Stuhlinkontinenz		
Leidet Ihr Kind unter der Stuhlinkontinenz?	❏ nein	❏ ja
Ist Ihr Kind für eine Behandlung motiviert?	❏ nein	❏ ja
Haben Sie das Kind wegen der Stuhlinkontinenz bestraft?	❏ nein	❏ ja
Welche anderen Maßnahmen haben Sie versucht, um die Stuhl-inkontinenz zu beseitigen?		
Meinen Sie, dass Ihr Kind absichtlich einkotet?	❏ nein	❏ ja
Wird Ihr Kind wegen der Inkontinenz abgelehnt? Wenn ja, von wem?	❏ nein	❏ ja
Leiden Sie unter der Stuhlinkontinenz Ihres Kindes?	❏ nein	❏ ja
Versucht Ihr Kind die Stuhlinkontinenz zu verbergen?	❏ nein	❏ ja

Blasenentleerung		
Wie häufig geht Ihr Kind auf die Toilette um Wasser zu lassen?	___ × täglich	
Nässt Ihr Kind tagsüber ein? Wenn ja, wie oft?	❏ nein ___ Tage/Woche	❏ ja
Nässt Ihr Kind nachts ein? Wenn ja, wie oft?	❏ nein ___ Tage/Woche	❏ ja

Muss Ihr Kind besonders plötzlich zur Toilette, wenn es Harndrang hat?	❏ nein	❏ ja
Bemerken Sie, dass Ihr Kind bei Harndrang den Toilettengang vermeidet?	❏ nein	❏ ja
Was bemerken Sie?	❏ Beine zusammenpressen	❏ auf der Ferse sitzen
	❏ hin und her hüpfen	❏ Sonstiges: _____
Hat Ihr Kind bereits Harnwegsinfekte gehabt?	❏ nein	❏ ja, wann zuletzt: _____

Zur weiteren Vorgeschichte		
Sonstige wesentliche **Vorerkrankungen** Ihres Kindes und **Operationen**:	_____ _____ _____ _____	
Wissen Sie noch, wann Ihr Kind **nach der Geburt** zum ersten Mal den Darm (das sogenannte "Kindspech") entleert hat?	❏ Ja, im Alter von ___ Stunden	❏ weiß ich nicht
Gab es im **Säuglingsalter** Schwierigkeiten mit der Darmentleerung?	❏ ja	❏ nein
Wurde Ihr Kind gestillt?	❏ ja	wie lange? _____
	❏ nein	wie wurde es ernährt?
Gab es bei der Nahrungsumstellung von Muttermilch auf eine andere Milch/Nahrung Probleme?	❏ nein	❏ ja
Wurde Ihr Kind wegen der Darmentleerungsproblematik bereits untersucht oder anderswo behandelt	❏ nein	❏ ja Wo? _____
Welche **Medikamente** wurden wegen der Stuhlentleerungsprobleme bereits verabreicht?	_____	
Wann? Wie lange? (Bitte mit Dosisangabe, falls erinnerlich)?	_____	

Zur Familienvorgeschichte		
Wie viele Geschwister hat Ihr Kind?	_____	
Gibt es jemand Anderen in der Familie, der mit der Darmentleerung Probleme hat?	❏ nein	❏ ja Wer? _____
Wesentliche Erkrankungen in der Familie?	❏ nein	❏ ja
Allergische Erkrankungen in der Familie?	❏ nein	❏ ja

Zur allgemeinen Entwicklung		
In welchem Alter konnte Ihr Kind laufen?	_____	
Wann hat Ihr Kind die ersten Worte gesprochen?	_____	
Waren alle Vorsorgeuntersuchungen unauffällig?	❏ nein	❏ ja
	_____	

Zum Verhalten		
Gibt es Verhaltensprobleme im Kindergarten/in der Schule?	❏ nein	❏ ja
Gibt es Schwierigkeiten in der Erziehung Ihres Kindes? (Details werden ggf. mit Ihnen durchgesprochen)	❏ nein	❏ ja

Zur Ernährung		
Wie ist der Appetit Ihres Kindes?	❏ gut ❏ mäßig	❏ schlecht
Wieviel Flüssigkeit trinkt Ihr Kind am Tag?	Menge _____	Welche? _____
Isst Ihr Kind täglich Gemüse/Rohkost?	❏ nein	❏ ja
Isst Ihr Kind täglich Obst?	❏ nein	❏ ja
Welche Art von Brot isst Ihr Kind?		_____
Viele Süßigkeiten?	❏ nein	❏ ja
Milch und Milchprodukte?	Menge _____	Welche? _____

Anmerkungen und Ergänzung

5.9. Elterninformationsblatt Verstopfung und Stuhlinkontinenz

Verstopfung und Stuhlinkontinenz – Ursachen und Behandlung

Begriffsbestimmung

Als **Verstopfung** (Obstipation) bezeichnet man folgende Probleme mit der Stuhlentleerung:

- Schmerzhafte Stuhlentleerung
- Unvermögen, trotz Stuhldrang Stuhl zu entleeren
- Unvollständige Stuhlentleerung (zu kleine Portionen; führt zu Stau im Enddarm)
- Seltene Stuhlentleerungen: 4 oder mehr Tage ohne Stuhlentleerung kann als Verstopfung angesehen werden, obwohl dies nicht bei allen Kindern zu Schmerzen führt.

Ausnahme: Gestillte Säuglinge jenseits des 2. Lebensmonats entleeren oft nur alle 7 Tage (bis maximal 14 Tage) einen (weichen!) Stuhl.

Als **Stuhlinkontinenz** (Stuhlschmieren, Enkoprese) bezeichnet man eine Darmentleerung an einem dafür nicht vorgesehenen Ort bei einem Kind jenseits eines Entwicklungsalters von 5 Jahren.

Da in den meisten Fällen eine Stuhlinkontinenz bei sonst gesunden Kindern durch eine Verstopfung ausgelöst wird, wird zunächst vor allem auf das Problem der Verstopfung eingegangen.

■ Gängige Missverständnisse bei der Definition von Verstopfung

- Harter Stuhl oder Stuhl von großem Kaliber sind als *Normalbefund* anzusehen, wenn sie nicht von Bauchschmerzen, Schmerzen am Darmausgang oder Inkontinenz begleitet sind.
- Auch ein Kind, das immer wieder kleine Stuhlportionen entleert, kann eine Verstopfung haben, wenn die ausgeschiedene Stuhlmenge kleiner als die Stuhlproduktion des Darms ist.

Häufige Ursachen für Verstopfung

- Schmerzhafte oder unangenehme Erlebnisse in Zusammenhang mit der Darmentleerung, besonders bei Kindern im Alter von 1-4 Jahren, wenn die Kontrolle über die Schließmuskel erlernt wird. Die Kinder vermeiden solche Erlebnisse und halten instinktiv den Stuhlgang zurück.
- Irritationen und Zwänge in der Lebensphase, in der die Kontrolle über die Schließmuskel erworben wird.
- Entzündungen und Einrisse (Fissuren) im Schließmuskelbereich; Streptokokkeninfektionen des Enddarms und Schließmuskels.
- Ungenügender Ballaststoffgehalt der Nahrung. Geringe Flüssigkeitszufuhr, Hitze, Reisen, wenig Bewegung.
- Hoher Anteil an Milch oder Milchprodukten in der Nahrung (Milch versorgt die Kinder mit vielen Kalorien, enthält aber keine Ballaststoffe)
- Umgebungsfaktoren (Zeitdruck, Kindergarten, Schule, Reisen)
- Kuhmilchallergien bei Kleinkindern

> **Unabhängig von der auslösenden Ursache setzt sich eine einmal entstandene Verstopfung weiter fort!**

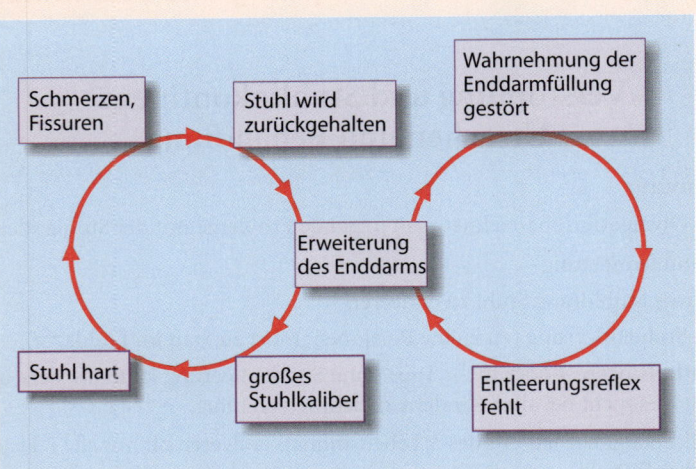

**Meist gelingt es den Kindern nicht alleine, die Teufelskreise zu unterbrechen.
Sie benötigen unsere Hilfe. Mit Strenge und Bestrafung erreicht man nichts.**

Sehr selten sind auch **organische Ursachen** für eine sehr hartnäckige Verstopfung verantwortlich (z.B. **M. Hirschsprung** = Unfähigkeit des Schließmuskels, sich zu öffnen; bedingt durch eine Störung der Nervenversorgung des Enddarms). In Verdachtsfällen oder bei Therapieversagen empfehlen wir weitergehende Untersuchungen (z.B. Druckmessung im Enddarm) zum Ausschluss derartiger Erkrankungen. Daneben muss an Kuhmilchallergien, Streptokokkeninfektionen, Störungen der Nervenbahnen im Rückenmark und Stoffwechselerkrankungen bei manchen Kindern als Ursachen gedacht werden (siehe unten).

Behandlung der Verstopfung

■ Ernährung

Die Umstellung der Ernährung auf eine ballaststoffreiche Kost stellt langfristig eine wichtige Maßnahme dar! Wir empfehlen:

- Viele Vollkornprodukte (Vollkornbrot, Müsli). Kein Toastbrot, keine weißen Brötchen.
- Viel Obst, ggf. mit Schale (speziell Pflaumen, Birnen, Äpfel, Melone, Aprikose, Feige). Auch Dörrobst ist günstig.
- Viel Gemüse (nicht nur gekochte), reichlich Salate, Rohkost.
- Milch- und Milchprodukte stark reduzieren! (viele Kalorien, keine Ballaststoffe)
  In manchen Fällen führt auch eine Kuhmilchunverträglichkeit zur Verstopfung (vor allem bei Kindern zwischen 1 und 4 Jahren), weswegen wir in einigen Fällen eine Diagnostik empfehlen, in Verdachtsfällen meist einen Versuch mit einer 3-4 wöchigen komplett kuhmilcheiweißfreien Diät.
- Keine Schokolade, wenig Süßigkeiten.
- Ihr Kind sollte reichlich kalorienfreie Getränke zu sich nehmen (Mineralwasser, Tee, verdünnte Obstsäfte). Morgens 1 Glas Saft auf nüchternen Magen zur Anregung der Darmtätigkeit.

Beachten Sie bitte: Bei einer schwergradigen Obstipation reicht eine Änderung der Ernährung nur in seltenen Fällen aus, um das Problem zu beheben. Die Ernährung spielt aber im Langzeitverlauf eine wichtige Rolle zur Vorbeugung von Rückfällen.

■ Verhaltenstraining (für Kinder jenseits des 3. Lebensjahres)

- 2 × tägl. **nach** einer Mahlzeit (Frühstück, Mittagessen, Abendessen) für 10 min auf dem Töpfchen/der Toilette sitzen, mit Kurzzeitwecker, Bilderbuch, Fußbänkchen.
- Belohnung, Lob für Erfolg. Evtl. Kalender führen lassen.

Beachten Sie bitte: Bei einer schwergradigen Obstipation, bei der die Kinder Angst vor der Darmentleerung haben, führt ein Zwang zum Toilettengang oft zu einer vermehrten Abwehr und bringt damit nicht voran. Vor allem bei häufigen Misserfolgen kann diese Maßnahme die Problematik verschlechtern. Eine begleitende medikamentöse Therapie ist meist erforderlich!

■ Biofeedbacktraining

Bei vielen Kindern kann eine unbewusste Anspannung der Beckenbodenmuskulatur zu einer unvollständigen oder erschwerten Stuhlentleerung führen. Eine Behandlung kann ab dem Alter von 6 Jahren mit der Methode des Biofeedbacktrainings erfolgen, bei dem die Anspannung und Entspannung mithilfe eines Computers den Kindern sichtbar gemacht wird.

■ Bauchmassage zur Anregung der Darmtätigkeit

Hierzu können wir Ihnen bei Bedarf weitere Informationen geben (Merkblatt) und Ihnen diese einfachen Techniken demonstrieren.

■ Medikamentöse Behandlung

In der Anfangsphase (die über Monate dauern kann!) ist fast immer eine zusätzliche medikamentöse Therapie notwendig, bis sich die Erweiterung des Enddarmes zurückgebildet hat. Abführmittel, die anregend auf die Darmmuskulatur wirken (z.B. Sennesblätterextrakte), sind abzulehnen. Im Gegensatz dazu haben die unten angeführten stuhlaufweichende Mittel auch längerfristig keinen Gewöhnungseffekt. Wenn sich die zugrundeliegende Störung (Erweiterung des Enddarms, Zurückhalten des Stuhls, Schmerzen bei der Entleerung, Unterdrücken des Entleerungsreizes) gebessert hat, können diese Medikamente ausgeschlichen werden, ohne dass die Verstopfung wieder beginnt.

- Zu Beginn Entleerung angestauter Stuhlmassen durch je ein **Klysma** (auf Sorbitbasis, z.B. Yal®) an 2-3 aufeinanderfolgenden Tagen (halbe Menge bei Kindern unter 5 Jahren bzw. 30 ml/10 kg).

Beachte: Klistiere und Zäpfchen sollten nur als Notbehelf zu Behebung akuter, mehrtägiger Verstopfung eingesetzt werden. In der Klinik wenden wir sie nur bei gleichzeitiger Gabe von Beruhigungsmitteln (die zu einer Erinnerungslücke führen) an, um ein psychisches Trauma zu vermeiden. Vermeiden Sie unbedingt Manipulationen mit Finger oder Fieberthermometer! Sie können über Verletzungen des Schließmuskels die Verstopfung verstärken.

- Seit einigen Jahren setzen wir mit sehr gutem Erfolg Polyethylenglykol (Macrogol; Präparate Movicol Junior®/aromafrei, Laxofalk®) bei den Kindern ein. Dieses Präparat bindet Wasser im Darm, wirkt nur bei ausreichender Trinkmenge, hat aber den Vorteil einer weitgehenden Geschmacksfreiheit, führt nicht zu Blähungen, nicht zu Abhängigkeit und hat nicht die Risiken des Paraffinöls (Vitamine, Aufnahme in die Lunge). Richtdosis: 0,8 g/kg und Tag
- Als *Gleitmittel und Stuhlaufweicher* **Paraffinöl** (Obstinol M®) bis zu 30 ml/10 kg. Die Dosis muss je nach Wirkung angepasst werden. Gabe 1 Stunde vor oder nach den Mahlzeiten, um Vitaminaufnahme nicht zu beeinträchtigen, ggf in Fruchtsaft.

Paraffinöl darf nicht bei Kindern unter 2 Jahren und bei Spucken und Erbrechen eingesetzt werden!

- Als *Stuhlweichmacher* **Lactulose**, ein nicht verdaubarer Zucker, mit dem bekannten Milchzucker verwandt, (Bifiteral®, Lactulose Neda®). Säuglinge 5-15 ml; Kleinkinder 10-20 ml, Schulkinder 30-90 ml in 1-2 Dosen/Tag. Alternative: Lactitol (Importal®) als Pulver mit weniger Eigengeschmack, kann in Speisen gemischt werden.

- *Lactulose ist auch in der Dauertherapie völlig unschädlich – hat einen positiven Einfluss auf die Darmflora! Die Wirkung ist von einer ausreichenden Trinkmenge abhängig! Hauptnebenwirkung können Blähungen und Bauchschmerzen sein, die bei Besserung der Verstopfung aber meist verschwinden.*

> **Wichtig ist es, die Therapie und das Training ausreichend lange und konsequent genug durchzuführen, bis Ihr Kind sich an eine normale, schmerzfreie Darmentleerung gewöhnt hat und die Weite des Enddarmes sich wieder normalisiert haben.**

■ Faustregel für die Dauer der Therapie

So lange wie die Verstopfung schon besteht, meist 6-12 Monate!!

- Die Therapiemaßnahmen sollten langsam über Wochen ausgeschlichen, nie abrupt abgesetzt werden. Auf eine ballaststoffreiche Ernährung sollte sich die gesamte Familie *auf Dauer* umstellen. Bei erneuter Verschlechterung frühzeitig mit Stuhlweichmachern reagieren, ggf. sogar ein Klysma verabreichen, um nicht wieder von vorne beginnen zu müssen.

- Der Erfolg der Behandlung muss anfangs engmaschig, später in größeren Abständen kontrolliert werden (ärztliche Kontrollen mit Prüfung der Weite des Enddarms mittels Ultraschall).

- Das Auftreten von Stuhlschmieren ist in aller Regel ein Zeichen einer Ansammlung von Stuhl im Enddarm – dann darf die Medikamentendosis **nicht** vermindert werden!

Sonderprobleme in Zusammenhang mit Verstopfung

■ Einrisse des Schließmuskels, Entzündungen im Enddarmbereich

Einrisse (Fissuren) und Entzündungen im Schließmuskelbereich führen über die schmerzhafte Stuhlentleerung regelmäßig zu einer hartnäckigen Verstopfung. Umgekehrt führt harter Stuhl häufig zu Einrissen am After. Die Behandlung ist deswegen mehrgleisig:

1. Entscheidend ist die **Behandlung der Verstopfung**, meist mit Makrogol.

2. **Behandlung der Hautveränderungen:**

- Sitzbäder mit Tannosynth® mindestens 1 × pro Tag und nach jedem Stuhlgang.
- Salbenbehandlung mit Panthenol-Salben
- Bei bakteriell bedingtem Ekzem (Streptokokken der Gruppe A) antibiotische Behandlung in Tablettenoder Saftform (Penicillin V).

■ Stuhlinkontinenz (Einkoten, Stuhlschmieren)

Bei langdauernder Verstopfung kann es durch die Kotballen zu einer Aufweitung des Enddarms, schließlich auch zu einer Verkürzung des Schließmuskels kommen. Stuhl, der teilweise durch Fäulnis zersetzt und flüssig wurde, kann unkontrolliert an den festen Stuhlballen vorbei nach außen entweichen.

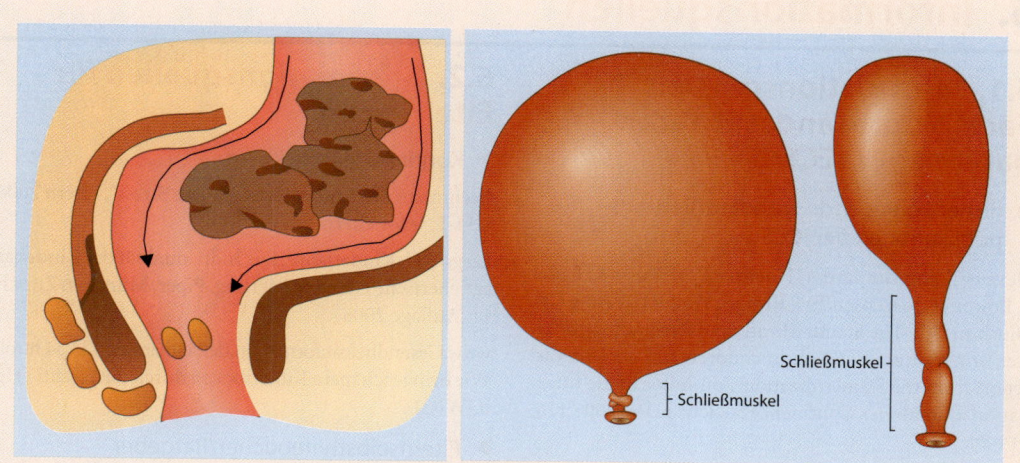

Kindern mit langdauernder Verstopfung geht häufig auch das Gefühl für die Enddarmfüllung verloren.

Die Behandlung erfolgt durch konsequente, längerfristige Therapie der Verstopfung mittels verhaltenstherapeutischen Techniken (regelmäßige Toilettensitzungen,...), unterstützt durch eine stuhlweichmachende Therapie (siehe oben). Wichtig ist besonders die anfängliche Entleerung des Enddarms mit Klysmen. Zusätzlich ist bei manchen Patienten ein Biofeedbacktraining sinnvoll.

- Regelmäßige Darmentleerung auf der Toilette verhindert das Stuhlschmieren. Schmieren kann nur bei Stuhlfüllung des Enddarms vorkommen.
- Das Wiederauftreten von Schmieren zeigt meist eine erneute Ansammlung von Stuhl im Enddarm an. Die Therapie muss dann intensiviert werden; die Medikamente dürfen nicht reduziert werden!

■ Für die Kinder sollten folgende Regeln gelten

"Ich entleere meinen Darm

- zur rechten Zeit (wenn eine Toilette in der Nähe ist, wenn ausreichend Zeit zur Verfügung steht).
- am rechten Ort (auf der Toilette, auf dem Töpfchen).
- Ich entleere ihn vollständig".

Bitte melden Sie sich (bei Ihrer Kinderärztin / Ihrem Kinderarzt oder bei uns),

- wenn die Therapie nach 2 Wochen nicht zu regelmäßiger Stuhlentleerung (möglichst täglich, maximal alle drei Tage) führt.
- wenn die Therapie zu Durchfall führt.
- wenn Ihr Kind extreme, anhaltende Schmerzen hat (dann ist eine ärztliche Untersuchung nötig).
- wenn Sie andere Sorgen oder Fragen haben.

Bitte melden Sie sich auch nach dem verabredeten Zeitraum (z.B. 4-6 Wochen), um die weitere Therapie zu besprechen. Häufig ist eine Anpassung der Behandlung an die individuellen Bedürfnisse jedes einzelnen Kindes notwendig. Kontrollen der Weite des Enddarms sind erforderlich. Langfristig wird dann versucht werden, die medikamentöse Therapie zu reduzieren und auszuschleichen.

6. Informationsquellen

6.1. Informationsquellen für Fachleute: Standardisierungspapiere der ICCS

▶ **Bisher vorliegende Standardisierungspublikationen der ICCS**

Nevéus T, von Gontard A, Hoebeke P, Hjälmås K, Bauer S, Bower W, Jørgensen TM, Rittig S, Walle JV, Yeung CK, Djurhuus JC. The Standardization of terminology of lower urinary tract function in children and adolescents: report from the Standardization Commitee of the International Children's Continence Society. J Urol 2006,176: 314-24.

Neveus T, Eggert P, Evans J, Macedo A, Rittig S, Tekgül S, Van de Walle J, Yeung CK, Robson L; International Children's Continence Society. Evaluation of and treatment for monosymptomatic enuresis: a standardization document from the International Children's Continence Society. J Urol 2010,183:441-7.

Hoebeke P, Bower W, Combs A, De Jong T, Yang S. Diagnostic evaluation of children with daytime incontinence. J Urol 2010,183:699-703.

Chase J, Austin P, Hoebeke P, McKenna P. The Management of Dysfunctional Voiding in Children: A Report From the Standardisation Committee of the International Children's Continence Society. J Urol 2010 Feb 18. [Epub ahead of print]

von Gontard A, Baeyens D, van Hoecke E, Warzak W, Bachmann C. Psychological and psychiatric issues in bladder disturbances. J Urol (im Druck).

Van Laecke E, Bower WF, Renson C, Vijverberg MAW, Bagli D, von Gontard A. Treatment of daytime incontinence. J Urol (in Vorbereitung)

▶ **In Planung**

- Urodynamic investigations in children
- Treatment of non monosymptomatic enuresis
- Management of bowel dysfunction
- Management of the neuropathic bladder
- Outcome measurements in enuresis and incontinence care

6.2. Informationsquellen für Eltern

▶ **Kontinenzentwicklung**

Bachmann H. "Sauber werden ohne Stress", Eltern 2006; 8:54-5, www.eltern.de

Largo RH. Kinderjahre. Die Individualität des Kindes als erzieherische Herausforderung. Piper, München Zürich, 11. Auflage 2006

www.Gesundheitsinformation.de/bettnaessen.133.34.html Wie bringe ich mein Kind trocken durch die Nacht? (Hg: IQWIG)

▶ **Elternselbsthilfebücher/Ratgeber**

von Gontard A. "Ratgeber Einnässen" und "Bettnässen, verstehen und behandeln"

Zuleger I. "Bettnässen, 20 Stufen Programm"

▶ **Kinderbücher zum Thema Stuhlentleerung**

Davies N, Layton N, Übers.: Gutzschhahn U-M. "Das Buch vom Machen und müssen"

Holzwarth W, Erlbruch von Hammer W. "Wer hat dem Maulwurf auf den Kopf gemacht?" (erster Kontakt für Kleinkinder)

▶ **Therapeutisch/Inkontinenz**

Blank S. "Nathalie und Stinki: Wie es Nathalie schafft ihren 'Stinki' vergnügt ins Wasser springen zu lassen" (Pappbilderbuch)

Boie K, Bauer J. "Juli und das Monster" (für Kindergartenkinder)

Eder S, Klein D, Lankes M. "Machen wie die Großen – Was Kinder und ihre Eltern über Pipi und Kacke wissen sollen" (sehr offene, unverblümte/direkte Sprache)

Eder S, Klein D, Lankes M. "Volle Hose" Einkoten bei Kindern: Prävention und Behandlung (sehr offene, unverblümte/direkte Sprache)

Stalfelt P. "So ein Kack – das Buch von eben dem"

7. Abkürzungsverzeichnis

AC	Anticholinergika
ADH	Anti-diuretisches Hormon
ADHS	Aufmerksamkeitsdefizit-Hyperaktivitäts-Syndrom
APN	Arbeitsgemeinschaft für Pädiatrische Nephrologie, jetzt: GPN
AVT	Apparative Verhaltenstherapie
AWMF	Arbeitsgemeinschaft der wissenschaftlichen medizinischen Fachgesellschaften
CBC	Zystometrische Blasenkapazität
CBCL	*Child behaviour check list*
DGKCh	Deutsche Gesellschaft für Kinderchirurgie
DGKJP	Deutsche Gesellschaft für Kinder- und Jugendpsychiatrie, Psychosomatik und Psychotherapie
DGPI	Deutsche Gesellschaft für pädiatrische Infektiologie
DGU	Deutsche Gesellschaft für Urologie
DSM-IV-TR	*Diagnostic and statistical manual of mental disorders*, Textrevision der vierten Auflage
EBC	Erwartete Blasenkapazität
ED	Einzeldosis
EEG	Elektro-Enzephalogramm
EMG	Elektromyographie
GPGE	Gesellschaft für Pädiatrische Gastroenterologie und Ernährung
GPN	Gesellschaft für Pädiatrische Nephrologie, vormals: APN
HWI	Harnwegsinfektion
ICCS	*International Children's Continence Society*
ICD-10	*International Classification of Diseases*, zehnte Version
IQ	Intelligenzquotient
KgKS	Konsensusgruppe Kontinenzschulung
LQ	Lebensqualität

MAS	Multiaxiales Klassifikationsschema
MCU	Miktionszysturethrographie
MEN	Monosymptomatische Enuresis nocturna
MMC	Myelomeningocele
MRT	Magnetresonanztomographie
NB	Neurogene Blase
NNBSD	*Non-neuropathic bladder-sphincter dysfunction*
Non-MEN	Nicht-monosymptomatische Enuresis nocturna
OSAS	Obstruktives Schlaf-Apnoe-Syndrom
PEG	Polyethylenglykol
QM	Qualitätsmanagement
RAIR	Rectoanal-inhibitorischer Reflex
SE	Schulungseinheit
VUR	Vesico-ureteraler Reflux
WHO	*World Health Organisation*
ZNS	Zentrales Nervensystem

Index

Klinische Lehrbuchreihe

... Kompetenz und Didaktik!

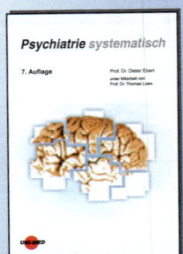

Psychiatrie systematisch

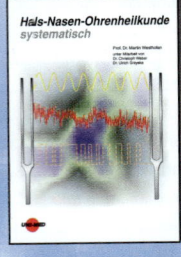

Hals-Nasen-Ohrenheilkunde systematisch

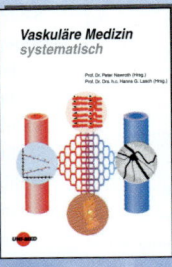

Vaskuläre Medizin systematisch

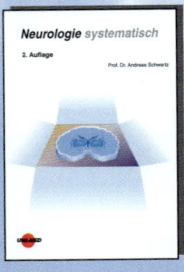

Neurologie systematisch

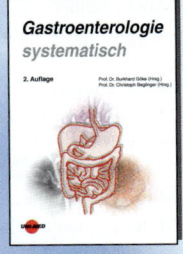

Gastroenterologie systematisch

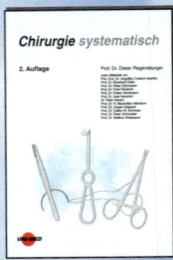

Chirurgie systematisch

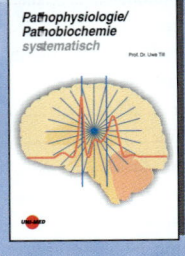

Pathophysiologie/ Pathobiochemie systematisch

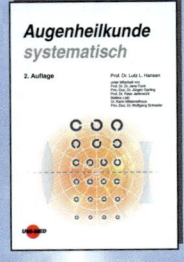

Augenheilkunde systematisch

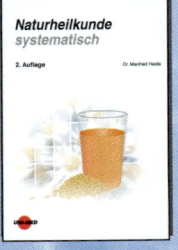

Naturheilkunde systematisch

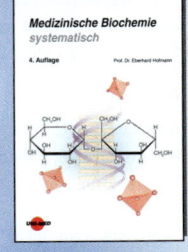

Medizinische Biochemie systematisch

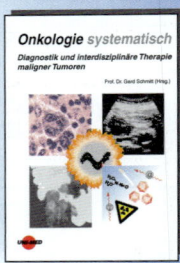

Onkologie systematisch
Diagnostik und interdisziplinäre Therapie maligner Tumoren

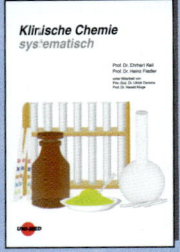

Klinische Chemie systematisch

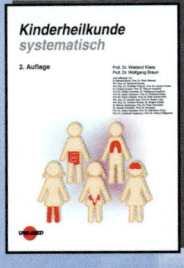

Kinderheilkunde systematisch

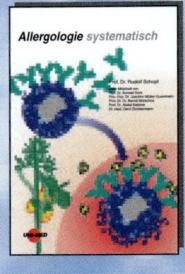

Allergologie systematisch

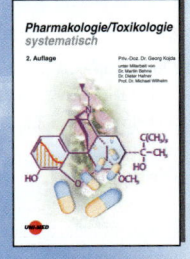

Pharmakologie/Toxikologie systematisch

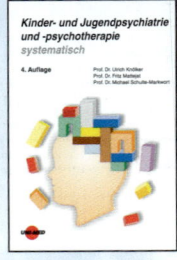

Kinder- und Jugendpsychiatrie und -psychotherapie systematisch

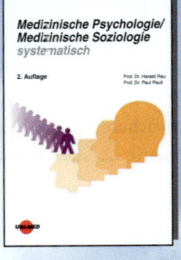

Medizinische Psychologie/ Medizinische Soziologie systematisch

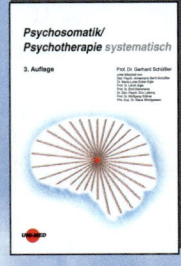

Psychosomatik/ Psychotherapie systematisch

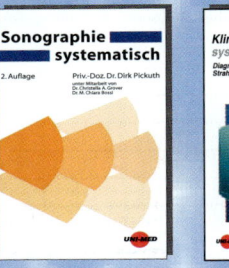

Sonographie systematisch

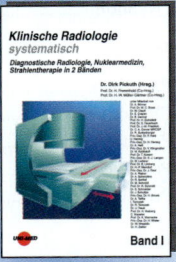

Klinische Radiologie systematisch
Diagnostische Radiologie, Nuklearmedizin, Strahlentherapie in 2 Bänden

Band I

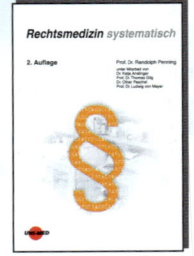

Rechtsmedizin systematisch

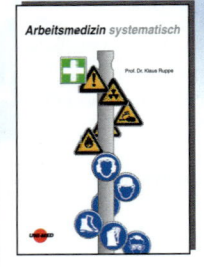

Arbeitsmedizin systematisch

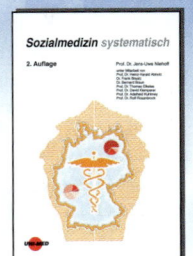

Sozialmedizin systematisch

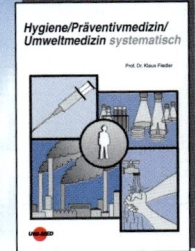

Hygiene/Präventivmedizin/ Umweltmedizin systematisch

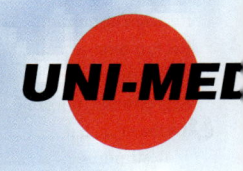

UNI-MED

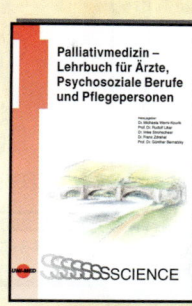
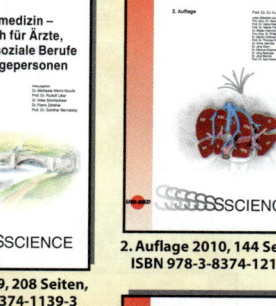
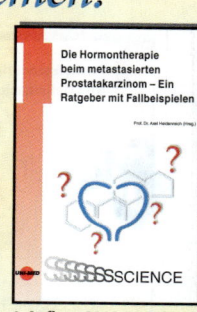
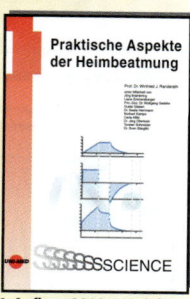
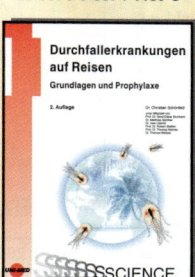
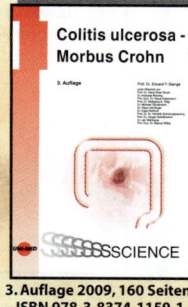
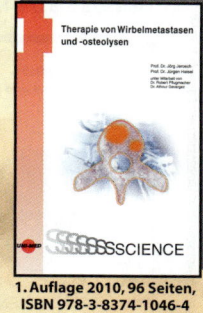
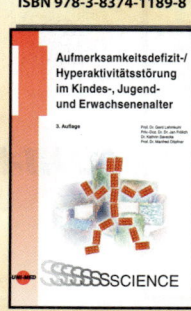
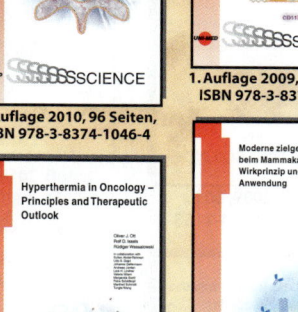
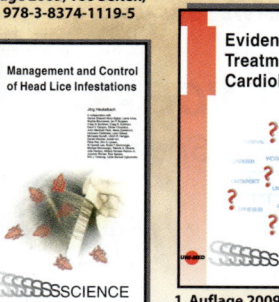
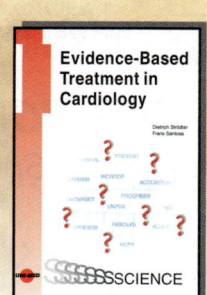
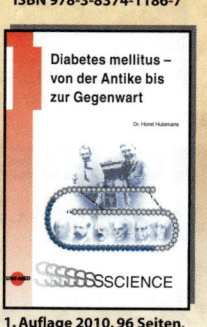
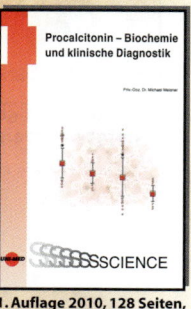

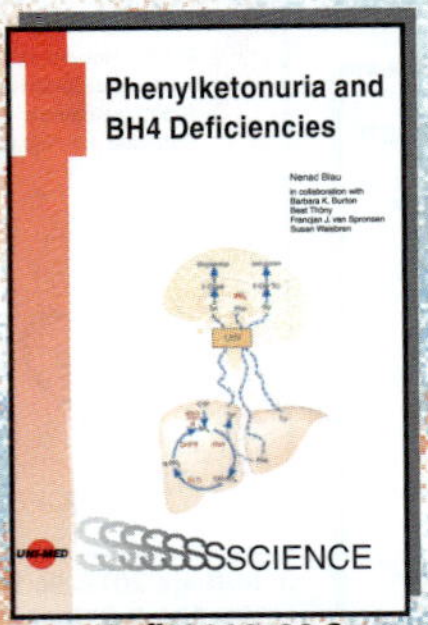

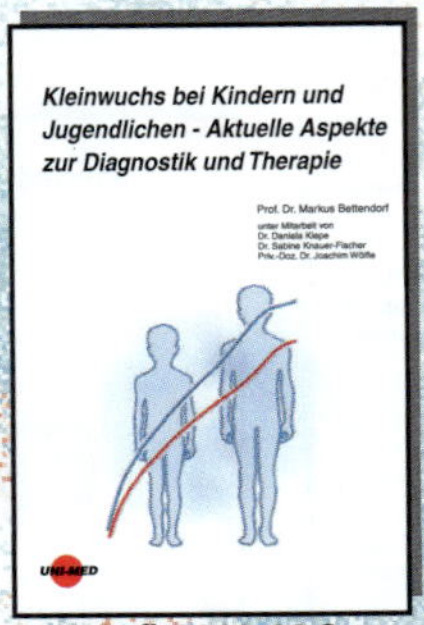

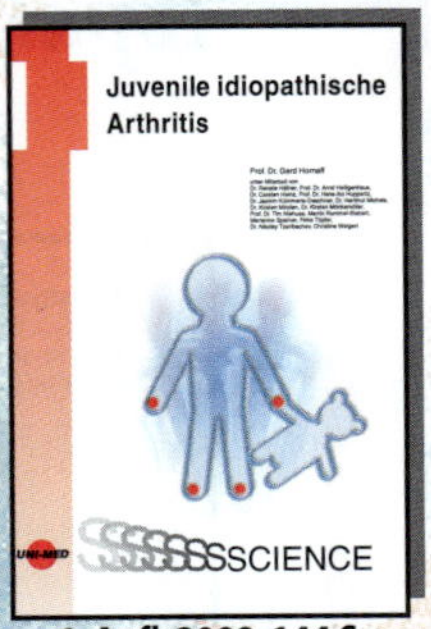

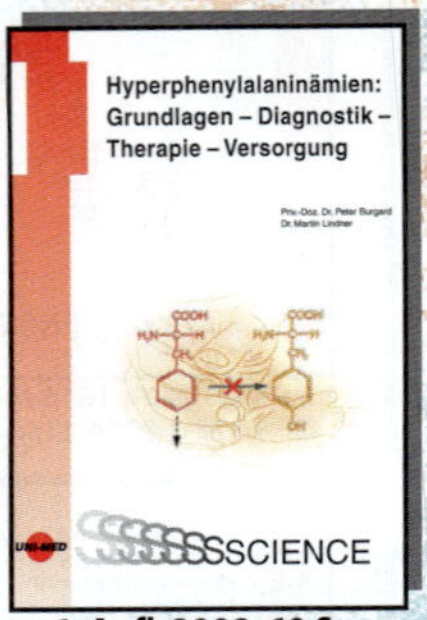

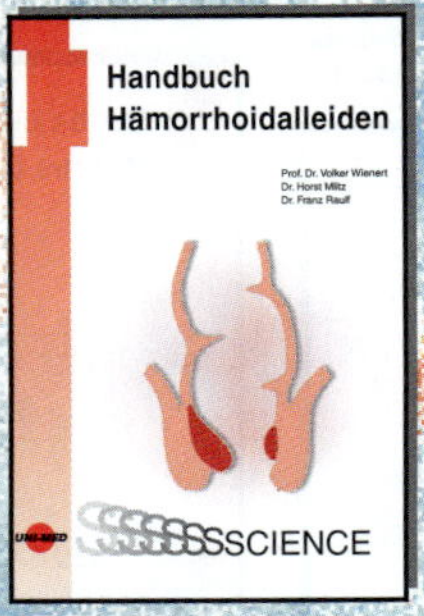

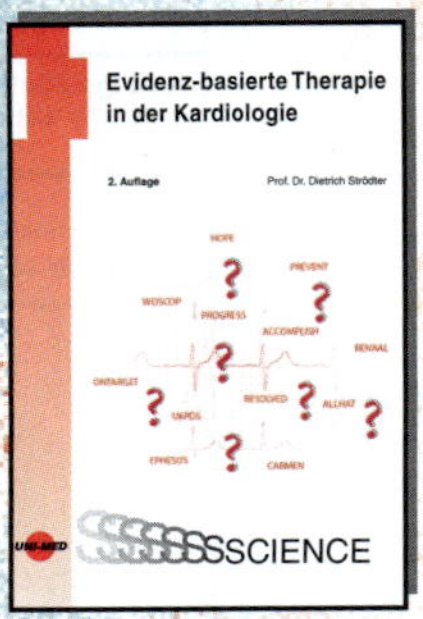

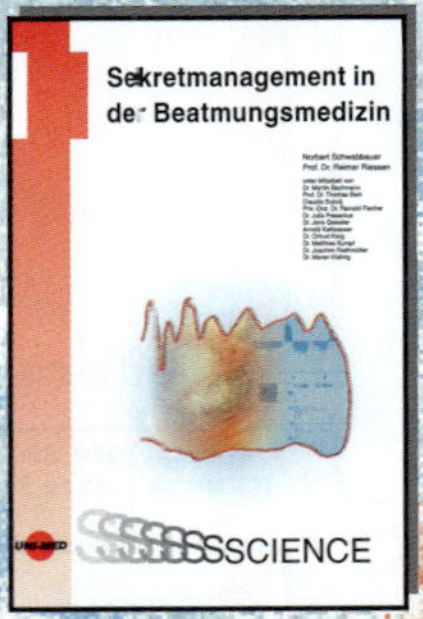

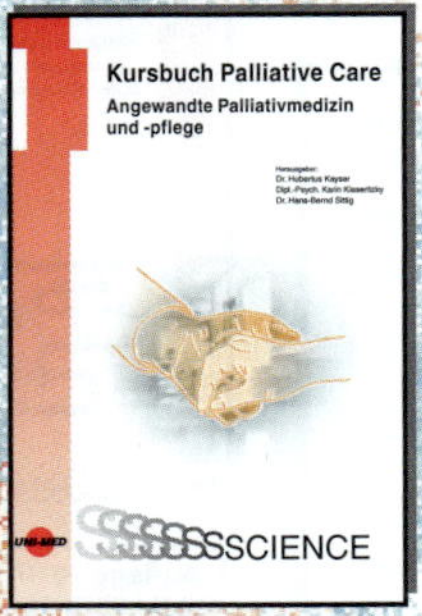

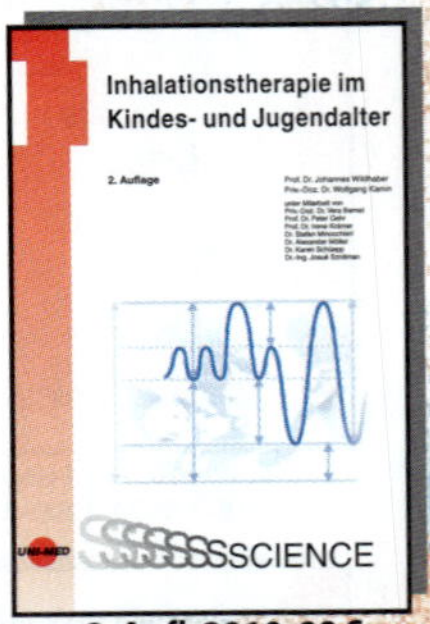

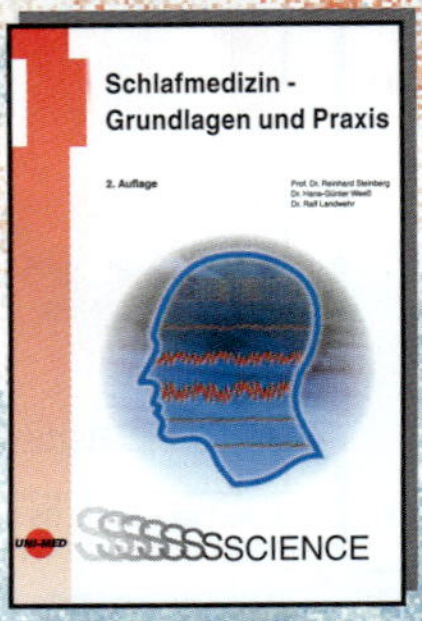

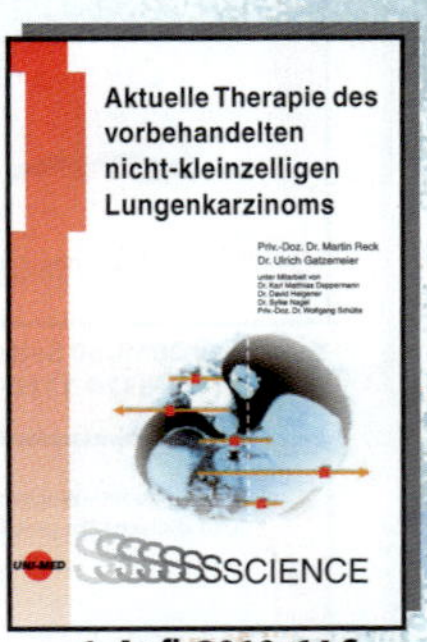

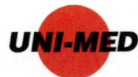